实用外科医嘱手册

（第 2 版）

主　编：梁力建　胡文杰
　　　　陈　伟

编写人员名单（以姓氏笔画为序）：

王东平　杨子波　吴小剑　张　希
陈　伟　陈　羽　陈敏英　郑朝旭
胡文杰　柯春龙　姚　陈　黄美近
戚　剑　梁力建　舒　斌　蔡永华
熊　迈

编写秘书：梁培文

中国协和医科大学出版社

图书在版编目（CIP）数据

实用外科医嘱手册／梁力建，胡文杰，陈伟主编. —2版.
—北京：中国协和医科大学出版社，2016.1

ISBN 978-7-5679-0436-1

Ⅰ.①实…　Ⅱ.①梁…②胡…③陈…　Ⅲ.①外科-疾病-医嘱-手册　Ⅳ.①R6-62

中国版本图书馆 CIP 数据核字（2015）第 252425 号

实用外科医嘱手册（第 2 版）

主　　编： 梁力建　胡文杰　陈　伟
责任编辑： 孙阳鹏

出版发行： **中国协和医科大学出版社**
（北京东单三条九号　邮编 100730　电话 65260431）
网　　址： www. pumcp. com
经　　销： 新华书店总店北京发行所
印　　刷： 中煤（北京）印务有限公司

开　　本： 787×1092　1/32
印　　张： 15.125
字　　数： 370 千字
版　　次： 2016 年 10 月第 2 版
印　　次： 2018 年 10 月第 5 次印刷
定　　价： 34.00 元

ISBN 978-7-5679-0436-1

前　言

医嘱是外科治疗的基本措施，只有对疾病的发生、发展以及诊断有充分认识的基础上，才能开出正确的医嘱给病人以合理的治疗。因此，每一个外科医生都应该重视医嘱的正确性和合理性，通过医嘱的执行给病人最合理、最经济、最准确的治疗。在医学科学飞速发展的 21 世纪，对外科各种疾病的认识和诊断治疗手段在不断提高和更新。当面对一些相对复杂的急危重病人时，一部分临床外科医生，特别是实习生、低年资的住院医生，对如何开好外科医嘱感到棘手。为此，根据本院的传统和习惯，结合一些文献和著作，我们编写了本医嘱手册。本手册偏重于实用性，希望对临床一线的外科医生能够起到方便查阅和指导作用。

本手册按照目前大多数教学医院外科各个专科的编排编写，每个专科的疾病相对集中，便于使用者按专科查阅。书中所列的疾病，均是外科常见病和多发病，在明确疾病诊断后，方能参考书上的医嘱内容，开出诊疗的医嘱。对一些短时间内不能明确诊断的病人，开外科治疗医嘱前要求先开一些常规检查医嘱以及紧急处理医嘱以便病人得到及时的处理。外科的疾病有其普遍性，也有其特殊性，因此，临床实际工作中，不应该千篇一律，应根据每个病人的具体情况，开出适合每个患者的个体化医嘱，灵活运用本医嘱手册。

参加本书编写的，均是在本科或研究生毕业后留在中山大学附属第一医院，并在临床医疗和教学第一线工作多年的有丰富临床经验的讲师、副教授、教授，他们对本院百余年来的医疗教学特色有深刻的认识和理解，其中也包含他们在长期的临床工作中总结出来各种外科疾病的处理要点反映在医嘱的处理上，对于一个外科临床医生来说，本书将对临床工作中如何开出合理正确的医嘱有一定的指导作用。

本书于2009年第一次出版后获得好评，应出版社要求于今年对其中的部分内容进行更新。第二版中主要增加一些新的诊疗手段的使用，强调了抗生素的预防应用原则，并对术后止血药的应用方面进行了修改。修改后的版本更切合目前的临床实践。我国是一个幅员辽阔的国家，本书只反映本院对开出医嘱的理解，供外科同行参考。由于各地均有不同的用药习惯和治疗经验，因此，本书难以满足全国各地方医院的临床需要，但如果能够对临床一线外科医师有所帮助，我们也感到满足和欣慰。处于当今信息快速更新的时代，尽管编者尽了很大的努力，但限于个人水平和表达方式的差异，错误缺点在所难免，对于本书的不足，希望读者能给予批评指正，使本书能够不断完善。

编　者

2016年3月于中山大学

目　录

一、胃肠外科

胃十二指肠溃疡病的外科治疗

术前医嘱

长期医嘱	临时医嘱
普通外科常规护理	血常规+血型
二级护理	尿常规、便常规
流质饮食（急性穿孔等严重并发症时需禁食）	出凝血时间
注射用奥美拉唑钠 40mg iv bid	肝功能、肾功能
	血钾、钠、钙、氯等电解质
	血糖
	乙肝两对半
	肝炎系列
	艾滋病（HIV）抗体
	梅毒血清学试验（RPR 等）
	胸部 X 线摄片
	心电图
	肝、胆、胰、脾 B 超
	胃镜
	与患者本人及家属谈话并签字
	在全麻或硬膜外麻醉下行胃大部切除术
	备皮
	术前 12 小时禁食、4 小时禁水
	查血型及交叉配血、备血 400ml
	术前当晚灌肠
	术前留置胃管
	术前留置导尿管
	苯巴比妥（鲁米那）0.1g / im
	阿托品　0.5mg / 术前 0.5 小时
	地西泮（安定）10mg im 术前晚
	0.9%氯化钠注射液 100ml / ivgtt
	头孢孟多 2g / 术前 0.5 小时

注：

1. 胃十二指肠溃疡病属于内科治疗范围，外科干预主要是针对溃疡产生的并发症（急性穿孔、大出血或瘢痕性幽门梗阻）和内科治疗无效，胃溃疡有癌变可能，外科处理相对积极。

2. 急性胃十二指肠溃疡穿孔以穿孔缝合术为主要术式，术后仍需正规的抗溃疡药物治疗。

3. 下列胃溃疡患者手术适应证要适当放宽：①内科治疗溃疡愈合后，继续用药，溃疡又复发者；②胃十二指肠复合溃疡；③直径>2.5cm 的巨大溃疡或怀疑恶变。

4. 胃十二指肠溃疡出血患者，在胃镜下明确出血部位后，可通过电凝、喷洒止血粉、上血管夹等措施止血，约10%出血患者非手术治疗无效需手术治疗。

5. 术前应用抑制胃酸分泌的药物，可选用 H_2 受体阻断剂，或质子泵抑制剂，如奥美拉唑。

术后医嘱

长期医嘱	临时医嘱
普通外科常规护理	血常规
术后常规护理	肝功能
一级护理	肾功能
禁食	凝血功能
半卧位（6 小时、血压平稳后）	血生化
留置胃管接负压瓶并计量	5%葡萄糖注射液 500ml / ivgtt 氨甲苯酸（PAMBA）0.4g
留置尿管接尿袋并计量	
注射用奥美拉唑钠 40mg iv bid	
0.9%氯化钠注射液 100ml / ivgtt bid 头孢孟多 2g	
0.5%甲硝唑 100ml ivgtt bid	
5%葡萄糖氯化钠注射液 500ml / ivgtt bid 10%氯化钾 10ml	
乳酸钠林格注射液 500ml / ivgtt qd 10%氯化钾 10ml	
10%葡萄糖注射液 500ml / ivgtt qd 维生素 C 2g	

注：

1. 目前外科治疗的主要手术方式是穿孔缝合术和胃大部切除术。

2. 胃十二指肠溃疡的主要术式是远端胃大部切除术，应切除胃远侧 2/3～3/4 并包括幽门、近胃侧部分十二指肠球部，根据术中情况选择毕Ⅰ式或毕Ⅱ式重建胃肠道，也可采用胃空肠 Roux-en-Y 术式。溃疡已恶变者，需做根治性切除。

3. 注意纠正水、电解质和酸碱平衡紊乱。

4. 预防性使用抗菌药，可选用青霉素类、头孢菌素类或氟喹诺酮类，同时可加用抗厌氧菌的药物，如甲硝唑。

5. 处理合并症，防治并发症的发生。如术后持续发热要注意有无盆腹腔积液、肺部感染、泌尿系感染及切口感染，并予引流、积极抗感染等治疗。

上消化道大出血

术前医嘱

长期医嘱	临时医嘱
普通外科常规护理	血常规+血型
一级或特级护理	出凝血时间
禁食、禁水	肝功能、肾功能、血生化
病重（或病危）	血氨、AFP、CEA
吸氧（鼻导管或面罩，2~5L/h）	乙肝两对半
平卧（上身及下肢各抬高20°）	肝炎系列
心电监护（血压、脉搏、呼吸、脉搏氧饱和度）	艾滋病（HIV）抗体
中心静脉压测定（有条件时）	梅毒血清学试验（RPR 等）
留置胃管接负压瓶	交叉配血、备血 800~1200ml
留置尿管接尿袋并计量	乳酸钠林格注射液 500ml 静脉快速滴注
冰 0.9%氯化钠注射液 200ml / 去甲肾上腺素 4~8mg / (洗胃 2~4 次/天或 0.9%氯化钠溶液+凝血酶原，按每毫升 10~100U 溶解后口服或经胃管注入 50~100ml，1 次/2~4 小时)	与患者本人及家属谈话并签字
[洗胃不作常规推荐：Am J Gastroenterol，2012，107（3）：345-360]	急诊电子胃镜检查、必要时内镜下止血
奥美拉唑 40mg iv bid	急诊选择性血管造影（必要时）
0.9%氯化钠注射液 250ml / 生长抑素 6mg / ivgtt qd (250μg/h)	在全身麻醉下行胃大部切除术（非手术治疗无效时）
10%葡萄糖溶液 500ml / 止血芳酸 0.4g / 止血敏 1.5g / 维生素 K_1 20mg / ivgtt qd	备皮
备三腔二囊管（疑食管胃底静脉曲张出血）	苯巴比妥（鲁米那）0.1g / 阿托品 0.5mg / im 术前 0.5 小时
	0.5%甲硝唑 100ml ivgtt 术前
	0.9%氯化钠注射液 100ml / 头孢曲松 2g / ivgtt 术前

注：

1. 呕血和黑便是上消化道大出血的主要症状，其常见原因为胃十二指肠溃疡、门静脉高压症、应激性溃疡或急性糜烂性胃炎、胃癌和胆道出血，根据病史体征的临床分析，诊断多可成立，处理上相对有的放矢。

2. 初步处理应迅速建立静脉补液通道，即输平衡盐溶液、查血型、交叉配血，配备足够的全血或红细胞。监测中心静脉压和尿量。

3. 如 60 分钟内已输注 2000ml 左右的平衡盐溶液血压仍不稳定，说明出血量大，此时应输入胶体如血浆、清蛋白。

4. 如病情平稳，即急诊胃镜，可明确出血病灶并局部止血，可喷洒止血药、电凝、上止血夹、套扎止血和注射硬化剂。

5. 可疑食管胃底静脉曲张破裂出血，可利用三腔二囊管压迫止血。

6. 有以下指征者，应迅速手术探查：①年龄大于 50 岁，病史较长的慢性胃溃疡；②无黄疸、腹水和肝性脑病的门静脉高压症引起的食管胃底静脉曲张破裂出血；③经过积极处理，24 小时输血 800ml 血压仍不稳定者；④胃癌出血或内科治疗不能控制的出血；⑤对于部位不明的出血，经过积极的初步处理后血压、心率仍不稳定者。

7. 注意纠正水、电解质和酸碱平衡紊乱。

术后医嘱

长期医嘱	临时医嘱
外科常规护理	血常规
全身麻醉后护理	血氨
一级或特级护理	肝功能
禁食	凝血功能
留置胃管接负压瓶	血生化
留置尿管接尿袋	血凝酶（立止血）1kU iv 即刻
腹腔引流管接持续低负压	血浆全血或红细胞 200～400ml ivgtt（必要时）
记 24 小时出入量	
奥美拉唑 40mg iv bid	
0.9%氯化钠溶液 100ml / 头孢曲松钠 2g / ivgtt bid	
0.5%甲硝唑 100ml ivgtt bid	
5%葡萄糖注射液 500ml / 维生素 K_1 30mg / PAMBA 0.4 g / ivgtt qd	
乳酸钠林格注射液 500ml / 10%氯化钾 10ml / ivgtt bid	
10%葡萄糖注射液 500ml / 维生素 C 2g / 10%氯化钾 10ml / ivgtt qd	

注：

1. 对于不明原因的上消化道出血，术中应全面仔细的探查，甚至借助电子胃镜或术中血管造影来明确出血部位。条件允许，尽可能对原发病做治愈性手术。

2. 注意纠正术后水、电解质和酸碱平衡紊乱。

3. 术后预防性使用抗菌药，可选用头孢菌素类或氟喹诺酮类，同时可加用抗厌氧菌的药物，如甲硝唑、替硝唑或奥硝唑。

4. 术后仍密切观察引流液的颜色和量，防止再出血的可能。

5. 如为门静脉高压症引起的食管胃底静脉曲张破裂出

血，术后应护肝治疗和应用维生素 K_1、清蛋白等，并监测血氨。

6. 如全身营养状况较差或不能进食时间超过 5 天者，应行肠外营养。

胃 癌

术前医嘱

长期医嘱	临时医嘱
普通外科常规护理	血常规+血型
二级护理	尿常规、便常规
半流质（梗阻患者需禁食）	便潜血×3 次
	出凝血时间
留置胃管接负压瓶（有梗阻时）	肝功能、肾功能
	血钾、钠、钙、氯等电解质
复合维生素 B 2 片 po tid	血糖
	乙肝两对半
维生素 C 0.1g po tid	肝炎系列
	艾滋病（HIV）抗体
	梅毒抗体
	血 CEA、AFP、CA19-9、CA125
	胸部 X 线摄片
	心电图
	纤维胃镜检查及内镜活检病理检查
	胸腹盆腔增强 CT
	上消化道 X 线钡餐（必要时）
	胃镜、超声检查（可选）
	腹水细胞学/穿刺细胞学检查（可选）
	B 超查肝脏、肝门区淋巴结及腹水（可选）
	上腹部磁共振检查（可选）
	与患者本人及家属谈话并签字
	在全麻或硬膜外麻醉下行胃癌根治术
	备皮
	术前 12 小时禁食、4 小时禁水
	交叉配血、备血 400~800ml
	术前当晚灌肠
	术前留置胃管
	术前留置导尿管
	苯巴比妥（鲁米那）0.1g / im 阿托品 0.5mg / 术前 0.5 小时
	地西泮（安定）10mg im 术前晚
	0.9%氯化钠注射液 100ml / ivgtt 头孢孟多 2g / 术前 0.5 小时

注：

1. 对于无远处转移的进展期胃癌，可进行术前的新辅助治疗，有望降低根治术后的复发率。施行化疗的胃癌患者应当有明确病理诊断，一般情况良好，心、肝、肾与造血功能正常，无严重并发症。

2. 患者一般均有维生素缺乏，术前予补充多种维生素。

3. 术前使用抗菌药预防感染，可选用青霉素类、头孢菌素类、氨基糖苷类或氟喹诺酮类。

4. 术前营养不良者予高热量、高蛋白质、高维生素饮食，必要时给予静脉肠外营养。

术后医嘱

长期医嘱	临时医嘱
普通外科常规护理	血常规
术后常规护理	肝功能
一级护理	肾功能
禁食	血生化
半卧位（6 小时、血压平稳后）	凝血功能
心电监护（血压、脉搏、呼吸、脉搏氧饱和度）	5%葡萄糖注射液 500ml PAMBA 0.4g / ivgtt
留置胃管接负压瓶	血浆 200~400ml ivgtt（必要时）
留置尿管接尿袋	
记 24 小时出入量	
奥美拉唑 40mg iv bid（全胃切除后不用）	
0.9%氯化钠注射液 100ml 头孢孟多 2g / ivgtt bid	
0.5%甲硝唑 100ml ivgtt bid	
5%葡萄糖氯化钠注射液 500ml 维生素 C 2g 维生素 B_6 0.1g / ivgtt qd	
10%葡萄糖注射液 1000ml 10%氯化钾 30ml / ivgtt qd	
乳酸钠林格注射液 500ml ivgtt qd	

注：

1. 外科手术是胃癌的主要治疗手段，也是目前能治愈胃癌的唯一方法。根治性手术胃切断线要求距肿瘤肉眼边缘5cm以上，远侧部癌应切除十二指肠第一部3~4cm，近侧部癌应切除食管下端3~4cm，并根据肿瘤部位清除相应的区域淋巴结，同时切除大小网膜、横结肠系膜前叶与胰腺被膜，重建消化道。胃窦部癌可选择根治性远端胃大部切除术；胃体与胃近端癌可行根治性全胃切除，消化道重建常行食管空肠 Roux-en-Y 吻合，近端胃癌也可选用根治性近端胃切除+胃食管吻合。胃癌ⅠA期（黏膜癌）可行内镜下切除（NCCN2014）或 D_0 切除（不清扫区域淋巴结）。胃癌Ⅳ期（伴远处转移）手术仅仅是姑息治疗，是主要针对胃癌导致的梗阻、出血、穿孔等并发症而做的手术。对姑息手术后、不能手术或术后复发等晚期胃癌患者采用适量化疗，能减缓肿瘤的发展速度，改善症状。

2. 胃癌的手术目标是 R_0 切除（肉眼及镜下无癌残留）。淋巴结的清除范围以D表示，可分为：D_0（未完全清除第一站淋巴结）、D_1（清除了全部第一站淋巴结）、D_2（清除了全部第二站淋巴结）和 D_3（清除了全部第三站淋巴结）。手术清扫的淋巴结站别，超越已有转移的淋巴结站别；切缘1cm内无癌细胞浸润，是A级标准的根治术。

3. 不能根治但有幽门梗阻者，可做胃空肠吻合或仅做营养性空肠造瘘。

4. 术后预防性使用抗菌药，可选用头孢菌素类或氟喹诺酮类，同时可加用抗厌氧菌的药物，如甲硝唑。

5. 术后第二天开始使用肠外营养（PN），直至胃肠功能恢复。

6. 注意纠正水、电解质和酸碱平衡紊乱。

7. 防治并发症的发生，如鼓励患者床上或床下活动，术后持续发热要注意有无盆腹腔积液、泌尿系感染及切口感染，并予引流、积极抗感染等治疗。

胃大部切除术后并发症——胃排空延迟

长期医嘱	临时医嘱
普通外科常规护理	血常规+血型
一级护理	尿常规、便常规
禁食	出凝血时间
留置胃管接负压瓶并记量	肝功能
5%葡萄糖氯化钠注射液 500ml / 10%氯化钾 10ml ivgtt bid	肾功能
	血钾、钠、钙、氯等
5%葡萄糖注射液 500ml / 红霉素 1.2g ivgtt qd	电解质
	血糖
10%葡萄糖注射液 1000ml / 10%氯化钾 20mg / 维生素 C 2g ivgtt qd	血气分析
	胸部 X 线透视或摄片
	心电图
复方氨基酸注射液 500ml ivgtt qd	X 线胃肠造影（服用泛影葡胺）
静脉营养（必要时）	

注：

1. 上腹部手术后胃排空延迟（胃排空障碍）并不少见，主要见于胃手术后和胰十二指肠切除术后。若能排除胃肠的机械性梗阻，本病的治疗原则是非手术治疗（胃肠减压、维持水和电解质平衡、营养支持）。一般在 2~4 周内胃排空能力即可恢复正常。临床研究表明甲氧氯普胺、西沙比利和红霉素能加速胃排空，对上消化道的麻痹性梗阻有效。

2. 纯胃液丢失用等量 0.45%氯化钠溶液补足，每升加 10%氯化钾 15ml。

3. 如丢失的胃液中含肠液（胆汁），则用等量乳酸钠林格液补足，每升加 10%氯化钾 15ml。

胃大部切除术后并发症——术后胃出血

术前医嘱	术后医嘱
与患者本人及家属谈话并签字	普通外科常规护理
红细胞、血红蛋白、血细胞比容、出凝血时间、血型	全身麻醉后护理
查血型及交叉配血、备血1000~2000ml	一级护理
术前留置胃管	禁食
术前留置导尿管	病危
冰0.9%氯化钠注射液200ml 去甲肾上腺素8mg 洗胃 即刻	半卧位（清醒、血压平稳后）
0.9%氯化钠注射液200ml 酚磺乙胺（止血敏）4g 氨甲苯酸（止血芳酸）0.4g ivgtt st	留置胃管接负压瓶并记量
[洗胃不作常规推荐：Am J Gastroenterol，2012，107（3）：345-360]	留置尿管接消毒瓶
新鲜冰冻血浆800ml ivgtt st	心电监护
红细胞悬液4U ivgtt st	0.9%氯化钠注射液250ml 头孢孟多2g ivgtt bid
即刻在全麻下行剖腹止血、营养性空肠造瘘术	0.5%甲硝唑100ml ivgtt bid
备空肠造瘘管	10%葡萄糖注射液1000ml 10%氯化钾30ml 维生素C 2g ivgtt qd
苯巴比妥（鲁米那）0.1g 阿托品0.5mg im 术前0.5小时	
0.9%氯化钠注射液100ml 头孢孟多2g ivgtt 术前	

注：

1. 术后24小时内，从胃管流出少量暗红色或咖啡色血性胃液，属正常现象；如流出大量鲜血，持续不止，有休克征象，多须再次手术。出血部位大多在缝合后的小弯侧胃残端内面或胃肠吻合口，切开胃体，找到出血点缝扎止血。

2. 术后第4天以后出血，为继发性出血，由炎症或缝线脱落引起，经止血药物和输血治疗后多能起效。若出血仍不停止，或出现休克现象，经治疗后不能稳定者，应再次手术止血，有条件的可应用介入血管栓塞止血。

胃大部切除术后并发症——吻合口瘘

（包括十二指肠残端破裂）

术前医嘱	术后医嘱
与患者本人及家属谈话并签字	普通外科常规护理
红细胞、血红蛋白、血细胞比容、出凝血时间、血型、血电解质	全身麻醉后护理 一级护理
查血型及交叉配血、备血 400~800ml	禁食
术前留置胃管	病危
术前留置导尿管	半卧位（清醒、血压平稳后）
亚甲基蓝溶液 20ml 胃管注入 st	留置胃管接负压瓶
B 超查腹腔游离液体	留置尿管接消毒瓶
5%葡萄糖氯化钠注射液 500ml 10%氯化钾 15ml　/ ivgtt st	心电监护 记 24 小时出入量
即刻在全麻下行剖腹探查、吻合口瘘修补、腹腔引流、营养性空肠造瘘术	测中心静脉压 1 次/8 小时
备空肠造瘘管	5%葡萄糖氯化钠注射液 250ml 头孢曲松钠 2g　/ ivgtt bid
苯巴比妥（鲁米那）0.1g 阿托品 0.5mg　/ im	0.5%甲硝唑 100ml　ivgtt bid 5%葡萄糖注射液 500ml 10%氯化钾 10ml　/ ivgtt qd
术前 0.5 小时 0.9%氯化钠注射液 100ml 头孢曲松 2g　/ ivgtt 术前	10%葡萄糖注射液 1000ml 10%氯化钾 20ml　/ ivgtt qd 复方氨基酸注射液 500ml　ivgtt qd

注：

1. 胃肠吻合口瘘较少见，发生吻合口瘘后，胃肠内容物流入腹腔，会引起严重的腹膜炎。手术之后早期发生者须立即手术进行修补；如发生较晚，已形成局限的脓肿或外瘘，则除了行引流外，还应该采用胃管持续减压和积极支持疗法。

2. 十二指肠残端破裂是很严重的并发症，一旦发生即表现右上腹部剧烈疼痛和明显的急性腹膜炎体征，须立即进行手术治疗。术后 1~2 天破裂，可试行残端重新缝合，并在十二指肠内放置 T 管负压引流减压；如十二指肠残端破裂发生在术后 3~6 天时，企图缝合破裂处是徒劳的，应从破裂口放入 T 管或蕈状导尿管，做连续负压引流，破裂残端的周围另放双腔管连续负压吸引；胃内都应留置胃管持续减压。腹腔内要冲洗干净。

3. 胃切除术后吻合口瘘或十二指肠残端破裂，都会丢失大量的体液和电解质，术前应注意水、电解质平衡，术后应注意营养的补充，多次少量输血、输多种氨基酸或脂肪乳等，逐渐从静脉营养过渡到肠内营养，并用抗生素控制感染，如有腹痛、发热等症状，应复查腹部彩超排除腹腔积液感染，必要时予穿刺置管引流。

胃大部切除术后并发症——术后梗阻

术前医嘱	术后医嘱
与患者本人及家属谈话并签字	普通外科常规护理
查：红细胞、血红蛋白；血细胞比容；出凝血时间；血型；血电解质；血清清蛋白、球蛋白；血胆红素；血清淀粉酶测定	术后常规护理
查血型及交叉配血、备血400~800ml	一级护理
术前留置胃管	禁食
术前留置导尿管	病重
纤维胃镜检查	半卧位（术后 6 小时、血压平稳后）
B 超查胃、十二指肠充盈情况	留置胃管接负压瓶并记量
腹部 X 线上消化道造影（口服 76%泛影葡胺）	留置尿管接消毒瓶
乳酸钠林格注射液 500ml 10%氯化钾 15ml 维生素 C 2g　ivgtt st	测血压、呼吸、脉搏 1 次/2 小时
在全麻或硬膜外麻醉下行剖腹探查、营养性空肠造瘘术	测中心静脉压 1 次/小时
备空肠造瘘管	0.9%氯化钠注射液 250ml 头孢孟多 2g　ivgtt bid
苯巴比妥（鲁米那）0.1g 阿托品 0.5mg　im	0.5%甲硝唑 100ml　ivgtt bid
术前 0.5 小时	5%葡萄糖注射液 500ml　ivgtt bid
0.9%氯化钠注射液 100ml 头孢孟多 2g　ivgtt 术前	10%葡萄糖注射液 1000ml 10%氯化钾 30ml 维生素 C 2g　ivgtt qd

注：胃大部切除后吻合口梗阻，一般经禁食、胃肠减压、维持水电解质平衡和营养等非手术疗法后都可以恢复，若经非手术疗法梗阻仍不能解除，胃肠道 X 线造影检查，造影剂不能通过吻合口，且患者有频繁呕吐的症状，须再次手术探查，解除梗阻，恢复胃肠道通畅。注意纠正水、电解质和酸碱平衡紊乱。

1. 吻合口梗阻有机械性梗阻和胃排空障碍两种：①机械

性梗阻是胃吻合口过小、胃壁及肠内翻太多及伴有手术引起的水肿所致，X线造影检查证实后，须再次手术扩大原吻合口，解除梗阻；②胃排空障碍多系功能性，经非手术治疗后多可治愈。

2. 输入段肠管梗阻有急性完全性梗阻和慢性不完全性梗阻两类：①急性完全性梗阻常由输入段肠段太长、扭曲、压迫和内疝引起，可导致肠坏死、穿孔等，诊断明确后须急诊手术行输入段、输出段空肠吻合或Y形吻合；②慢性不完全性梗阻如经非手术治疗不能缓解，亦应手术解除梗阻，手术方式同急性完全性梗阻。

3. 输出段肠管梗阻多系粘连、大网膜炎性水肿或坏死压迫、横结肠系膜裂孔未固定或固定不良等引起，须手术治疗解除梗阻原因，或将毕Ⅱ式手术改为毕Ⅰ式手术。

胃十二指肠溃疡瘢痕性幽门梗阻

术前医嘱

长期医嘱	临时医嘱
普通外科常规护理	查：血常规+血型
二级护理	尿常规、便常规
禁食	出凝血时间
留置胃管	肝功能、肾功能
持续胃肠减压	血钾、钠、钙、氯等电解质
0.9%氯化钠溶液 250ml 洗胃 bid	血糖 乙肝两对半
5%葡萄糖氯化钠注射液 500ml 西咪替丁 0.4g 10%氯化钾 15ml ivgtt bid	肝炎系列 艾滋病（HIV）抗体 梅毒抗体 胸腹部 X 线透视或摄片
10%葡萄糖注射液 500ml 庆大霉素 16 万 U 维生素 C 2g ivgtt qd	心电图 纤维胃镜检查（必要时取病理活检） 胃肠道钡餐检查
	与患者本人及家属谈话并签字
	在全麻或硬膜外麻醉下行胃大部切除术
	备皮
	查血型及交叉配血、备血 800ml
	术前留置导尿管
	苯巴比妥（鲁米那）0.1g 阿托品 0.5mg im 术前 0.5 小时
	0.9%氯化钠注射液 100ml 头孢孟多 2g ivgtt 术前

注：

1. 幽门梗阻常使患者发生营养障碍，造成贫血、低蛋白血症及水电解质紊乱，术前应充分准备，可给予输注全血或血浆，以纠正贫血和低蛋白血症；积极补液、补钾，纠正缺水和低氯低钾性碱中毒；加强营养，必要时可予胃肠外营养，改善患者营养状况。

2. 幽门梗阻致使胃黏膜严重水肿，潴留的食物腐败常致胃内发生黏膜充血、炎症，不利于手术，术前应留置胃管，术前2~3天每晚抽尽胃内潴留液体，用温生理盐水洗胃；梗阻严重的患者术前3~5天开始禁食，持续胃肠减压，加强胃肠外营养。

3. 幽门梗阻，可使胃酸潴留，同时潴留的食物腐败常致胃内发生黏膜充血、炎症，应给予抑制胃酸分泌的药物，如西咪替丁、奥美拉唑等均可选用。

4. 诊断不明确时，可予纤维胃镜检查及胃肠道钡餐检查。

术后医嘱

长期医嘱	临时医嘱
普通外科常规护理	血常规
硬膜外麻醉后护理	肝功能
一级护理	肾功能
禁食	凝血功能
半卧位（6小时、血压平稳后）	血生化
留置胃管接负压瓶并记量	5%葡萄糖注射液 500ml / PAMBA 0.4g ivgtt
留置尿管接消毒瓶	
0.9%氯化钠注射液 250ml / 头孢孟多 2g ivgtt bid	血浆 200~400ml ivgtt（必要时）
5%葡萄糖氯化钠注射液 500ml / 西咪替丁 0.4g ivgtt bid	
乳酸钠林格注射液 500ml / 10%氯化钾 10ml ivgtt qd	
0.5%甲硝唑 100ml ivgtt bid	
10%葡萄糖注射液 500ml / 维生素C 1g ivgtt qd	

注：

1. 十二指肠溃疡瘢痕性幽门梗阻是外科治疗的绝对适应证，手术方法是胃大部切除术。对胃酸高、疼痛剧烈的年轻患者，可做迷走神经切断加胃窦切除术。

2. 对胃酸低、全身情况差的老年患者，以做胃空肠吻合术为宜。

3. 手术较大，病情较重者术后送外科监护室（SICU）监护至循环呼吸稳定。

4. 注意纠正水、电解质和酸碱平衡紊乱，加强胃肠外营养（PN），直至胃肠功能恢复。

5. 预防性使用抗菌药，可选用第二、三代头孢菌素或氟喹诺酮类，必要时可联用氨基糖苷类，同时应加用抗肠道细菌的药物，如甲硝唑。

6. 处理合并症，防治并发症的发生。如术后持续发热要注意有无盆腹腔积液、肺部感染、泌尿系感染及切口感染，并予引流、积极抗感染等治疗。

应激性溃疡

术前医嘱

长期医嘱	临时医嘱
普通外科常规护理	查：血常规+血型
一级护理	尿常规、便常规
禁食	出凝血时间
病危	肝功能、肾功能
平卧	血钾、钠、钙、氯等电解质
测血压、呼吸、脉搏 1 次/0.5 小时	血糖
留置胃管接负压瓶并记量	乙肝两对半
冰 0.9%氯化钠注射液 200ml 去甲肾上腺素 8mg / 洗胃 2~4 次/日（必要时）	肝炎系列 艾滋病（HIV）抗体 梅毒抗体
5%葡萄糖氯化钠注射液 500ml ivgtt bid	急诊纤维胃镜检查和内镜下止血
奥美拉唑 40mg iv bid	与患者本人及家属谈话并签字
[PPI 效果优于 H2RA：Grade 2C；来源：Intensive Care Med. 2013,39(2)：165-228]	在硬膜外麻醉（或全麻）下行胃大部切除术 备皮
10%葡萄糖注射液 500~1000ml 维生素 C 2g / ivgtt qd	查血型及交叉配血、备血 400~800ml
新鲜血浆 200~400ml ivgtt qd（或 qod）	查心电图
	术前留置导尿管
	苯巴比妥（鲁米那）0.1g 阿托品 0.5mg / im 术前 0.5 小时
	0.9%氯化钠注射液 100ml 头孢孟多 2g / ivgtt 术前

注：

1. 应积极治疗引起应激性溃疡的原发病，如大面积烧伤、严重脑外伤及严重感染性疾病等。

2. 密切观察生命体征（脉搏、呼吸、血压）及周围循环状况。

3. 避免应用可以诱发应激性溃疡出血的药物，如乙酰水杨酸（阿司匹林）、糖皮质激素等。

4. 纠正水、电解质和酸碱平衡紊乱。

5. 纠正凝血机制紊乱，有胃出血者，予输新鲜血浆、胃肠减压、抽空胃液和反流的胆汁。

6. 术前应用抑制胃酸分泌的药物，可选用 H_2 受体阻断剂，如西咪替丁；或质子泵抑制剂，如奥美拉唑。

7. 经胃肠减压管灌注冰生理盐水 200ml 加去甲肾上腺素 8mg。［《黄家驷外科学（第 6 版）》，无新近指南支持］

8. 预防感染可选用头孢菌素类、氨基糖苷类或氟喹诺酮类等抗菌药。

9. 术前应用胃黏膜保护剂，如硫糖铝、氢氧化铝或前列腺素类药物（米索前列醇）等。

术后医嘱

长期医嘱	临时医嘱
普通外科常规护理	血常规
硬膜外麻醉（或全麻）后护理	肝功能
一级护理	肾功能
禁食	凝血功能
病危	血生化
半卧位（6 小时、血压平稳后）	5%葡萄糖注射液 500ml / PAMBA 0.4g ivgtt
留置胃管接负压瓶并记量	
留置尿管接消毒瓶	血浆 200~400ml ivgtt（必要时）
测血压、脉搏、呼吸 1 次/2 小时	
0.9%氯化钠注射液 250ml / 头孢孟多 2g ivgtt bid	
0.5%甲硝唑 100ml ivgtt bid	
5%葡萄糖氯化钠注射液 500ml ivgtt bid	
奥美拉唑 40mg iv bid	
10%葡萄糖注射液 500ml / 10%氯化钾 10ml ivgtt bid	
10%葡萄糖注射液 500ml / 维生素 C 2g ivgtt qd	

注：

1. 应激性溃疡出血经非手术治疗，出血仍不能控制时，应迅速采用手术疗法。溃疡位于胃近侧或十二指肠者，缝合止血后做迷走神经切断加胃空肠吻合术；溃疡位于胃远侧者，可用迷走神经切断加胃窦切除术，也可行胃大部切除术。全胃切除仅限于大片黏膜广泛出血、而第一次手术又未能止血者。

2. 注意纠正水、电解质和酸碱平衡紊乱。

3. 术后预防性使用抗菌药，可选用头孢菌素类或氟喹诺酮类，必要时可联用氨基糖苷类，同时应加用抗厌氧菌的药物，如甲硝唑。

4. 防治并发症的发生，如术后持续发热要注意有无盆腹腔积液、泌尿系感染及切口感染，并予引流、积极抗感染等治疗。

胃十二指肠溃疡大出血

术前医嘱

长期医嘱	临时医嘱
普通外科常规护理	查：血常规+血型
一级护理	尿常规、便常规
禁食	出凝血时间
病重	肝功能、肾功能
平卧（上身及下肢各抬高20°）	血钾、钠、钙、氯等电解质
心电监护	血糖
中心静脉压测定（有条件时）	乙肝两对半
留置胃管接负压瓶	肝炎系列
留置导尿管并记每小时尿量	艾滋病（HIV）抗体
冰0.9%氯化钠注射液200ml 去甲肾上腺素4~8mg / 洗胃2~4次/天	梅毒抗体 查血型及交叉配血、备血800~1200ml
[洗胃不作常规推荐：Am J Gastroenterol，2012，107（3）：345-360]	乳酸钠林格注射液500ml 静脉快速滴注即刻
奥美拉唑40mg iv bid 或	
5%葡萄糖氯化钠注射液500ml 西咪替丁0.8g / ivgtt qd	全血800~1000ml 静脉滴注即刻
5%葡萄糖注射液500ml 维生素C 2g / ivgtt qd	与患者本人及家属谈话并签字 在全身麻醉下行胃大部切除术
10%葡萄糖注射液1000ml 10%氯化钾30ml 维生素K 30mg / ivgtt qd	备皮 查血型及交叉配血、备血800ml 术前留置导尿管
5%葡萄糖注射液500ml 止血敏2~4g 止血芳酸0.4g / ivgtt qd	苯巴比妥（鲁米那）0.1g 阿托品0.5mg / im 术前0.5小时
0.9%氯化钠注射液250ml 生长抑素6mg / ivgtt qd（250μg/h）	0.9%氯化钠注射液100ml 头孢孟多2g / ivgtt 术前 0.5%甲硝唑100ml ivgtt 术前

注：

1. 密切观察生命体征（脉搏、呼吸、血压）及周围循环状况。

2. 纠正休克：立即建立可靠的静脉输液通道，快速滴注平衡液，失血量达全身总血量的20%，应输注右旋糖酐或血浆代用品6%羟乙基淀粉100~1500ml/d、佳乐施，一般1~3小时输注500~1000ml，或输注血浆代用品海脉素。出血量较大时可输注浓缩红细胞，必要时也可输全血，应保持血细胞比容不低于30%，输入液体中晶体与胶体之比为3∶1。

3. ［洗胃不作常规推荐：Am J Gastroenterol，2012，107（3）：345-360］静脉给 H_2 受体阻断剂，如西咪替丁，或质子泵抑制剂，如奥美拉唑；必要时给予生长抑素奥曲肽（善得定）0.1mg 静脉注射，6~8小时1次。

4. 急诊纤维胃镜可明确诊断和局部止血，应用云南白药、抗酸剂（氢氧化铝凝胶）、黏膜保护剂（硫糖铝）等，有条件的单位可应用介入血管栓塞止血。

5. 预防感染可选用头孢菌素类、氨基糖苷类或氟喹诺酮类等抗菌药。

6. 注意维持水、电解质和酸碱平衡紊乱。

上述处理未能止血者，应当机立断剖腹探查，行胃大部分切除。

术后医嘱

长期医嘱	临时医嘱
普通外科常规护理	血常规
全身麻醉后护理	肝功能
一级护理	肾功能
禁食	凝血功能
半卧位（6 小时、血压平稳后）	血生化
留置胃管接负压瓶并记量	5%葡萄糖注射液 500ml ⎫
留置尿管接消毒瓶	PAMBA 0.4g ⎬ ivgtt
法莫替丁（高舒达）20mg iv bid	10%氯化钾 10ml ⎭
0.9%氯化钠注射液 250ml ⎫ ivgtt	血浆 200~400ml ivgtt（必要时）
头孢孟多 2g ⎭ bid	
5%葡萄糖注射液 500ml　ivgtt bid	
乳酸钠林格注射液 500ml ⎫	
10%氯化钾 10ml ⎭ ivgtt qd	
0.5%甲硝唑 100ml ivgtt bid	
10%葡萄糖注射液 500ml ⎫	
维生素 C　2g ⎬ ivgtt qd	
维生素 K 30mg ⎭	

注：

1. 胃十二指肠溃疡大出血多数经内科治疗可止血，但下列情况应紧急手术：①出血量大，早期即出现休克；②经短期（6~8 小时）输血 600~800ml，血压仍不能稳定，或稳定后不久血压又下降，或 24 小时内输血>1000ml 才能维持血压及血细胞比容者；③有类似大出血史；④在溃疡药物治疗中出现大出血；⑤60 岁以上，伴有动脉硬化症；⑥同时存在幽门梗阻，或并发急性穿孔；⑦急诊内镜见溃疡活动性出血难以止住；⑧球后溃疡或胃小弯溃疡（附近为大血管）。

2. 应做包括溃疡在内的胃大部切除，切除溃疡有困难时，应贯穿缝扎溃疡底部的出血动脉，做溃疡旷置术。病情危重，不能耐受胃大部切除术时，可采用单纯缝扎止血。

3. 近来也有人主张，对十二指肠溃疡大出血，在贯穿缝扎出血处后，施行迷走神经切断加引流术（幽门成形或胃空肠吻合），或迷走神经切断加胃窦切除术。

4. 注意纠正水、电解质和酸碱平衡紊乱。

5. 术后预防性使用抗菌药，可选用头孢菌素类或氟喹诺酮类，必要时可联用氨基糖苷类，同时应加用抗厌氧菌的药物，如甲硝唑。

6. 防治并发症的发生，如术后持续发热要注意有无盆腹腔积液、泌尿系感染及切口感染，并予引流、积极抗感染等治疗。

胃十二指肠溃疡急性穿孔

术前医嘱

长期医嘱	临时医嘱
普通外科常规护理	血常规+血型
一级护理	尿常规
病重	便常规
禁食	出凝血时间
留置胃管	血生化
半卧位（无休克）	乙肝两对半
测血压、脉搏、呼吸 1 次/小时	肝炎系列
鼻导管吸氧 3~5L/min（必要时）	艾滋病（HIV）抗体
（奥美拉唑）40mg iv bid	梅毒抗体
0.9%氯化钠注射液 250ml	立位胸腹部 X 线透视或摄片
头孢孟多 2g　ivgtt bid	心电图
（二代以上头孢菌素）	腹腔穿刺、穿刺液常规检查
乳酸钠林格注射液 500ml	与患者本人及家属谈话并签字
维生素 C 2g　ivgtt qd	即刻在硬膜外或气管内麻醉下行
维生素 K 30mg	胃大部切除或穿孔修补术
10%葡萄糖注射液 500ml　ivgtt qd	备皮
10%氯化钾 15ml	查血型及交叉配血、备血 400ml
0.5%甲硝唑 100ml ivgtt bid	苯巴比妥（鲁米那）0.1g　im
	阿托品 0.5mg
	术前 0.5 小时
	0.9%氯化钠注射液 100ml　ivgtt
	头孢孟多 2g　术前
	0.5%甲硝唑 100ml　ivgtt 术前

注：

1. 密切观察生命体征（脉搏、呼吸、血压）及周围循环状况。

2. 溃疡急性穿孔，原则上应及早手术治疗。非手术治疗适应证是：①腹膜炎症轻、局限；②年轻患者，一般情况良好，无休克；③单纯性，无出血、梗阻或癌变；④空腹穿孔。非手术治疗主要措施是禁食、胃肠减压，配合输液和抗感染。要注意的是，若在严密观察6~8小时后症状、体征不见减轻，或反而有加重者，应立即手术治疗。

3. 溃疡穿孔后手术患者的三大危险因素：主要脏器严重疾病、术前休克和穿孔时间>24小时。

4. 由于穿孔后会发生腹膜炎，可选用头孢菌素类、氨基糖苷类或氟喹诺酮类等抗菌药。

5. 应使用抑制胃酸分泌的药物，静脉给予 H_2 受体阻断剂，如西咪替丁，或质子泵抑制剂，如奥美拉唑。

6. 如伴贫血应输血。可适当选用针灸镇痛。

术后医嘱

长期医嘱	临时医嘱
普通外科常规护理	血常规
术后常规护理	肝功能
一级护理	肾功能
禁食	凝血功能
病重（或病危）	血生化
半卧位（6小时、血压平稳后）	5%葡萄糖注射液 500ml 止血敏 2g / ivgtt
留置胃管接负压瓶并记量	血浆 200~400ml ivgtt（必要时）
留置尿管接袋	
腹腔引流管接负压瓶	
记24小时出入量	
测血压、脉搏、呼吸1次/小时	
0.9%氯化钠注射液 250ml 头孢孟多 2g / ivgtt bid	
10%葡萄糖注射液 500ml 庆大霉素 24万U 10%氯化钾 10ml / ivgtt qd	
乳酸钠林格注射液 500ml 10%氯化钾 10ml / ivgtt qd	
0.5%甲硝唑 100ml ivgtt bid	
10%葡萄糖注射液 500ml 维生素C 2g 维生素K 30mg / ivgtt qd	
10%葡萄糖注射液 500ml 10%氯化钾 10ml / ivgtt qd	

注：

1. 一期溃疡治愈性手术（胃大部切除术或高选择性迷走神经切断术）：适用于穿孔时间短、腹腔污染轻、胃肠道水肿不明显、患者体质状态好、有恶变可能（尤其是胃溃疡）、出血或幽门狭窄、多发性溃疡。另一种方法是溃疡切除，缝合胃切口，进行迷走神经切断合并幽门成形术。

2. 单纯穿孔缝合修补术：不适用于一期溃疡治愈性手术的病例，可选择单纯穿孔缝合修补术。由于十二指肠溃疡内科治疗效果的改善，目前对十二指肠溃疡穿孔也多主张做单纯穿孔缝合修补术。

3. 病情较重者术后送外科监护室（SICU）监护至呼吸循环稳定。

4. 注意纠正水、电解质和酸碱平衡紊乱。

5. 术后应加强抗感染，可选用头孢菌素类、氨基糖苷类或氟喹诺酮类，同时应加用抗厌氧菌的药物，如甲硝唑。

十二指肠损伤

术前医嘱

长期医嘱	临时医嘱
普通外科护理常规	查：血常规+血型
一级护理	尿常规、便常规
禁食	出凝血时间
病危	血细胞比容
平卧（上身及下身各抬高 20°）	肝功能、肾功能
留置胃管接负压瓶	血钾、钠、钙、氯等电解质
测脉搏、呼吸、血压 1 次/小时	血糖
5%葡萄糖氯化钠注射液 500ml / 酚磺乙胺（止血敏）2g / 氨甲苯酸（止血芳酸）0.4g ivgtt qd	乙肝两对半 肝炎系列 艾滋病（HIV）抗体
0.9%氯化钠注射液 250ml / 头孢孟多 2g ivgtt bid	梅毒抗体 诊断性腹腔穿刺
10%葡萄糖注射液 500ml / 庆大霉素 32 万 U / 10%氯化钾 10ml ivgtt qd	胸腹部 X 线平片 上腹部 CT 检查（必要时） 口服水溶性造影剂，胃、十二指肠 X 线检查（必要时）
0.5%甲硝唑 100ml ivgtt bid	
乳酸钠林格注射液 500ml / 10%氯化钾 10ml ivgtt qd	B 超查肝、胆、胰、脾 腹部 CT（必要时）
10%葡萄糖注射液 500ml / 维生素 C 2g / 10%氯化钾 10ml ivgtt qd	与患者本人及家属谈话并签字 在全麻下行剖腹探查术及十二指肠修补吻合术
	备皮
	查血型及交叉配血、备血 800ml
	留置导尿管
	0.9%氯化钠注射液 100ml / 头孢孟多 2g ivgtt 术前
	苯巴比妥（鲁米那）0.1g / 阿托品 0.5mg im 术前 0.5 小时

注：

1. 密切观察生命体征（脉搏、呼吸、血压）。

2. 有内出血者，予应用止血药物，如酚磺乙胺（止血敏）、氨甲苯酸（止血芳酸）等，及时补充血容量，纠正休克。内出血、低血压不能纠正者，立即剖腹探察。

3. 积极应用抗菌药，可联合应用青霉素类（或头孢菌素类）和氨基糖苷类抗生素，同时应用抗肠道细菌的药物，如甲硝唑。

4. 安置胃肠减压，建立胃肠外营养通道，加强全身支持治疗。

5. 诊断不明确时，可予口服水溶性造影剂胃、十二指肠X线检查及腹部CT。

术后医嘱

长期医嘱	临时医嘱
普通外科护理常规	血常规
全麻后护理	肝功能
一级护理	肾功能
禁食	凝血功能
病危	血生化
半卧位（清醒、血压平稳后）	
鼻导管吸氧 3~5L/min	
测血压、呼吸、脉搏 1次/2小时	
胃管接负压瓶	
腹腔引流管接负压瓶	
导尿管接消毒瓶	
记24小时出入量	
10%葡萄糖注射液 500ml / 酚磺乙胺（止血敏）2g / 氨甲苯酸（止血芳酸）0.4g / ivgtt qd	
乳酸钠林格注射液 500ml / 10%氯化钾 10ml / ivgtt qd	
0.9%氯化钠注射液 250ml / 头孢孟多 2g / ivgtt bid	
10%葡萄糖注射液 500ml / 10%氯化钾 15ml / ivgtt qd	
0.5%甲硝唑 100ml ivgtt bid	
10%葡萄糖注射液 500ml / 维生素C 2g / ivgtt qd	

注：

1. 十二指肠损伤一经诊断，应紧急手术剖腹探查。

2. 十二指肠损伤裂口不大时，可予以修补。

3. 损伤十二指肠周径 3/4 以上者，可行十二指肠损伤口和空肠的 Roux-en-Y 吻合术，或视情况缝闭十二指肠远段端，十二指肠近段端与空肠行端侧吻合，恢复肠道通畅。肠管内外放引流减压。术后行持续鼻胃管引流，也可在术中行高位空肠造瘘，将造瘘管逆行插入十二指肠内用于术后减压，并加用全肠外营养。

4. 十二指肠损伤手术后，应于损伤附近置管行负压引流，保持引流通畅。

5. 胃肠减压管应放至十二指肠损伤的稍上端肠管内，或在十二指肠上另外造口引流减压。

6. 保持营养供给（通常做高位空肠造瘘或全胃肠外营养）。如此可降低术后吻合口瘘的发生率，加快吻合口愈合。

7. 术后注意抗感染、抗休克及维持水与电解质平衡。

8. 处理合并症，防治并发症的发生。如术后持续发热要注意有无盆腹腔积液、肺部感染、泌尿系感染及切口感染，并予引流、积极抗感染等治疗。

十二指肠憩室

术前医嘱

长期医嘱	临时医嘱
普通外科常规护理	查：血常规+血型
三级护理	尿常规、便常规
半流质饮食（或软食）	出凝血时间
侧卧位（体位引流）	肝功能
甲氧氯普胺（胃复安）5～10mg（或多潘立酮 10mg）po tid	肾功能
	血钾、钠、钙、氯等电解质
	血糖
雷尼替丁 150mg po bid	乙肝两对半
庆大霉素片 80 万 U po tid	艾滋病（HIV）抗体
	肝炎系列
	梅毒抗体
	胸部 X 线透视或摄片
	心电图
	X 线钡餐十二指肠低张造影
	上消化道纤维内镜检查
	与患者本人及家属谈话并签字
	在全麻或硬膜外麻醉下行十二指肠憩室切除术或憩室旷置术
	备皮
	术前 12 小时禁食、4 小时禁水
	查血型及交叉配血、备血 400ml
	术前留置胃管
	术前留置导尿管
	苯巴比妥（鲁米那）0. 1g / 阿托品 0. 5mg　im 术前 0. 5 小时
	地西泮（安定）10mg　im 术前晚
	0. 9%氯化钠注射液 100ml / 头孢孟多 2g　ivgtt 术前

注：

1. 调节饮食，避免干、硬、难消化的食物，予易消化的软食。

2. 术前应用抗酸药物，可选用 H_2受体阻断剂，如西咪替丁；或质子泵抑制剂，如奥美拉唑。

3. 由于憩室内食物潴留、引流不畅而发生急性或慢性炎症，可予使用抗菌药抗炎，可选用头孢菌素类、氨基糖苷类或氟喹诺酮类等。

4. 可采用体位引流减少憩室内潴留的食物，减轻患者的症状。

5. 术前可使用胃肠动力药减轻患者的症状，胃肠动力药可选用甲氧氯普胺（胃复安）5~10mg，一天 3 次；或多潘立酮 10mg，一天 3 次。

6. 术前注意纠正水、电解质和酸碱平衡紊乱。

术后医嘱

长期医嘱	临时医嘱
普通外科常规护理	血常规
硬膜外麻醉后护理	肝功能
一级护理	肾功能
禁食	凝血功能
半卧位（6 小时、血压平稳后）	血生化
留置胃管接负压瓶并记量	5%葡萄糖注射液 500ml / PAMBA 0.4g ivgtt
留置尿管接消毒瓶	
0.9%氯化钠注射液 250ml / 头孢孟多 2g ivgtt bid	
10%葡萄糖注射液 500ml / 10%氯化钾 10ml ivgtt bid	
0.5%甲硝唑 100ml ivgtt bid	
10%葡萄糖注射液 500ml / 维生素 C 2g ivgtt qd	

注：

1. 十二指肠憩室在并发出血、梗阻、穿孔时必须行外科手术治疗。若无并发症，一般不必治疗。术中确认壶腹部极为重要。若辨认有困难，应果断切开胆总管，置入探子或导管确认。然后才开始分离切除憩室。

2. 可根据憩室部位、大小选择憩室切除缝合术或小憩室内翻缝合术；切除困难的憩室行憩室旷置术（胃大部切除加胃空肠吻合术）。

3. 十二指肠憩室合并胆、胰管梗阻时，应分别再做胆肠、胰肠吻合术。

4. 十二指肠憩室穿孔（炎症穿孔或胆总管探查时探子进入十二指肠造成）常常是致命性的。此时，应行毕氏Ⅱ式胃肠吻合和胆管切断、胆管空肠端侧 Roux-en-Y 吻合术，穿孔周围引流术。对术中发现的憩室穿孔可行修补术。

5. 术后应加强抗感染，可选用头孢菌素类、氨基糖苷类或氟喹诺酮类，同时应加用抗厌氧菌的药物，如甲硝唑。

6. 术后注意维持水、电解质和酸碱平衡紊乱。

良性十二指肠淤滞症

(肠系膜上动脉压迫综合征)

术前医嘱

长期医嘱	临时医嘱
普通外科常规护理	查：血常规+血型
二级护理	尿常规、便常规
半流质	出凝血时间
餐后俯卧位（或左侧卧位）	血细胞比容
	肝功能、肾功能
多潘立酮（吗丁啉）10mg po tid	血钾、钠、钙、氯等电解质
	血糖
	乙肝两对半
	肝炎系列
	艾滋病（HIV）抗体
	梅毒抗体
	X 线钡餐检查
	选择性肠系膜上动脉造影（必要时）
	与患者本人及家属谈话并签字
	在全麻或硬膜外麻醉下行十二指肠空肠 Roux-en-Y 吻合术或十二指肠悬肌（屈氏韧带）松解术
	备皮
	术前 12 小时禁食、4 小时禁水
	查血型及交叉配血、备血 400ml
	术前当晚灌肠
	术前留置胃管
	术前留置导尿管
	苯巴比妥（鲁米那）0.1g / 阿托品 0.5mg / im 术前 0.5 小时
	0.9%氯化钠注射液 100ml / 头孢孟多 2g / ivgtt 术前

注：

1. 发作期间应休息、禁食；插胃管胃肠减压、洗胃；静脉营养。

2. 发作期间应用胃肠解痉药物，如阿托品等减轻患者症状。

3. 患者在发作症状缓解后宜少食多餐，进容易消化稀软饮食，餐后俯卧或左侧卧位 30min。

4. 术前可应用胃肠动力药减轻患者症状，如多潘立酮（吗丁啉）10mg，一天 3 次。

5. 术前营养不良者予高热量、高蛋白质及高维生素饮食。

6. 术前诊断不明确时，可行选择性肠系膜上动脉造影。

7. 术前注意纠正水、电解质和酸碱平衡失调。

术后医嘱

长期医嘱	临时医嘱
普通外科常规护理	血常规
术后常规护理	肝功能
一级护理	肾功能
禁食	凝血功能
半卧位（6 小时、血压平稳后）	血生化
留置胃管接负压瓶并记量	5%葡萄糖注射液 500ml PAMBA 0.4g / ivgtt
留置尿管接消毒瓶	
0.9%氯化钠注射液 250ml 头孢孟多 2g / ivgtt bid	
5%葡萄糖氯化钠注射液 500ml ivgtt qd	
0.5%甲硝唑 100ml ivgtt bid	
10%葡萄糖注射液 1000ml 维生素 C 2g 10%氯化钾 30ml / ivgtt qd	

注：

1. 良性十二指肠淤滞症（肠系膜上动脉综合征）一般

采用内科治疗。内科治疗无效时可行手术治疗。常用的手术方法为十二指肠横部与空肠 Roux-en-Y 吻合术、十二指肠悬韧带（屈氏韧带）松解术或胃空肠吻合。

2. 术后抗感染，可选用头孢菌素类、氨基糖苷类或氟喹诺酮类，同时应加用抗厌氧菌的药物，如甲硝唑。

3. 术后加强患者营养，予胃肠外营养，直至胃肠功能恢复。

4. 注意维持水、电解质和酸碱平衡。

5. 防治并发症的发生。如术后持续发热要注意有无盆腹腔积液及切口感染，并予引流、积极抗感染等治疗。

（中山大学附属第六医院胃肠外科　吴小剑）

二、常见外科急腹症

急性肠系膜上动脉缺血

术前医嘱

长期医嘱	临时医嘱
普通外科常规护理	查：血常规+血型
一级或特级护理	尿常规、便常规
禁食	出凝血时间
病重或病危	肝功能
留置胃管接负压瓶并记量	肾功能
留置导尿管记录尿量	血钾、钠、钙、氯等电解质
监测生命体征（疑有休克）	血糖
	乙肝两对半
	肝炎系列抗体
	艾滋病（HIV）抗体
	梅毒抗体
	动脉血气分析
	心电图
	胸部X线摄片、腹部立、卧位X线摄片
	腹部彩超，必要时CT/CTA检查
	乳酸钠林格注射液 1000ml / 庆大霉素 24万U / 维生素C 2g　ivgtt
	与患者本人及家属谈话并签字
	立即在气管内麻醉下行剖腹探查术
	备皮
	查血型及交叉配血、备血400~1000ml
	苯巴比妥（鲁米那）0.1g / 阿托品0.5mg　im 术前0.5小时

注：

1. 急性肠系膜上动脉缺血往往在很短时间内即可发生小肠坏死，确诊后应立即进行补液、肝素化，患者即送手术室。争取在肠坏死以前解除梗阻，并积极改善全身情况。纠正水、电解质及酸碱平衡紊乱，才能挽救患者生命。对术后长期不能进食者，可给予全肠外营养（TPN）。

2. 密切监测患者生命体征。

3. 诊断不明确时，可行选择性肠系膜上动脉造影，该检查可显示其动脉近端正常，而远侧分支变细而光滑。无肠坏死、腹膜炎征，血管代偿侧支明确分布，可考虑继续保守治疗。

4. 首先纠正诱发因素，如心瓣膜病、心房纤颤、心内膜炎等。

5. 血细胞比容增高时应补给晶体、胶体溶液或输注低分子右旋糖酐。

6. 可经选择性肠系膜上动脉插管注入罂粟碱、妥拉苏林等血管扩张药物。

术后医嘱

长期医嘱	临时医嘱
普通外科常规护理	血常规
全麻后护理	肝功能
一级护理	肾功能
禁食	出、凝血功能
病重	血生化
半卧位（6 小时、血压平稳后）	
鼻导管吸氧 3~5L/min	
留置胃管接负压瓶	
留置尿管接消毒瓶	
记 24 小时出入量	
测血压、呼吸、脉搏（1 次/小时）×8 次	
哌替啶盐酸盐（度冷丁）50~100mg im 1 次/8 小时（必要时）	
低分子右旋糖酐 500ml 肝素 1.0~1.5mg/kg / ivgtt 慢 qd	
5%葡萄糖氯化钠注射液 250ml 头孢拉定 2g / ivgtt bid	
5%葡萄糖氯化钠注射液 1000ml 10%氯化钾 30ml 维生素 C 2g / ivgtt qd	
5%葡萄糖注射液 500ml ivgtt qd	
10%氯化钾 15ml 0.5%甲硝唑 100ml / ivgtt bid	

注：

1. 急性肠系膜上动脉缺血包括肠系膜上动脉栓塞和肠系膜上动脉血栓形成。

2. 肠系膜上动脉栓塞的栓子多位于动脉分叉处，常见的部位是胰十二指肠下动脉或结肠中动脉分叉处。一般在横结肠系膜下方找到肠系膜上动脉，阻断栓子近远侧动脉，用 Fogarty 管取栓。

3. 肠系膜上动脉血栓形成的患者多有动脉粥样硬化的基

础。内脏动脉造影有助于诊断，但闭塞的部位比 X 线所显示的往往要广泛得多。治疗要点是恢复肠道血液灌注。

4. 对有肠管坏死的患者应切除坏死肠管，对慢性缺血的部位也要用人造血管或自体静脉做血管再通手术。

5. 术后应积极抗休克治疗，可予补给晶体、胶体溶液或输注低分子右旋糖酐，必要时可输注血浆。

6. 术后应积极抗感染治疗，抗菌药可选用青霉素类、头孢菌素类、氨基糖苷类或氟喹诺酮类，同时应加用抗肠道细菌的药物，如甲硝唑。

7. 术后加强支持治疗，可予胃肠外营养，促使患者早日康复。

8. 注意维持水、电解质和酸碱平衡。

急性阑尾炎

术前医嘱

长期医嘱	临时医嘱
普通外科常规护理	查：血常规+血型
二级护理	尿常规、便常规
禁食	出凝血时间
卧床休息	血细胞比容
0.5% 甲硝唑 100ml	肝功能、肾功能
ivgtt bid	血钾、钠、钙、氯等电解质
5%葡萄糖氯化钠	血糖
注射液 500ml ivgtt bid	肝炎系列抗体、乙肝两对半
头孢拉定 2g	必要时血尿 HCG，血尿淀粉酶鉴别诊断
5%葡萄糖注射液	艾滋病（HIV）抗体
1000ml 维生素 C 2g ivgtt qd	梅毒抗体
10%氯化钾 30ml	胸部 X 线透视
	心电图
	右下腹 B 超
	必要时妇科检查
	与患者本人及家属谈话并签字
	在硬膜外麻醉（或全麻）下行（腹腔镜）阑尾切除术
	备皮
	术前 12 小时禁食、4 小时禁水
	苯巴比妥（鲁米那）0.1g im
	阿托品 0.5mg 术前 0.5 小时
	头孢拉定 2g 术中静滴
	0.5%甲硝唑 100ml

注：

1. 急性单纯性阑尾炎原则上应行阑尾切除术，但对发病时间短、症状体征轻、血象正常或稍高者，可采用非手术治疗。

2. 积极抗感染，可联合应用青霉素类（或头孢菌素类）

和氨基糖苷类抗生素，同时应用抗肠道细菌的药物，如甲硝唑。

3. 注意与其他急腹症鉴别。

4. 腹腔镜阑尾切除适应证与开放相同，不能耐受气腹、严重出血倾向或严重腹腔粘连为禁忌证。

术后医嘱

长期医嘱	临时医嘱
普通外科常规护理	血常规
硬膜外麻醉（或全麻）后护理	肝功能
二级护理	肾功能
禁食	凝血功能
半卧位（6 小时、血压平稳后）	血生化
测血压、呼吸、脉搏（1 次/小时）×4 次	脓液细菌培养+药敏
5%葡萄糖氯化钠注射液 250ml 氨苄西林 3g　ivgtt bid	5%葡萄糖注射液 500ml 维生素 C　2g　ivgtt
0.5%甲硝唑 100ml　ivgtt bid	
10%葡萄糖注射液 500ml　ivgtt qd	
5%葡萄糖氯化钠注射液 500ml 10%氯化钾 10ml　ivgtt qd	
5%葡萄糖注射液 500ml 10%氯化钾 10ml 维生素 C 2g　ivgtt qd	
哌替啶盐酸盐（度冷丁）50～100mg im q8h（必要时）	

注：

1. 非手术过程中如症状、体征重，应立即手术治疗。急性化脓性或坏疽性阑尾炎，应及早手术切除阑尾。

2. 阑尾周围脓肿已局限于右下腹、病情平稳者，可非手术治疗，加强抗感染；若脓肿进行性增大，症状、体征加重，则应手术切开引流，3 个月后再行二期手术。

3. 术后放置腹腔引流的指征：①局限性脓肿形成；②坏死组织及脓性分泌物不易清除干净；③阑尾基部炎性水肿，缝合后有泄漏可能；④阑尾未能切除；⑤局部感染、手术时已切开后腹膜。

4. 特殊类型阑尾炎的处理原则为：①小儿急性阑尾炎应及早手术，②妊娠期阑尾炎治疗原则同急性阑尾炎，术后适当予以镇静及安胎治疗；③老年人阑尾炎应早期手术治疗，但术前、术后应注意心、肺、肾、糖尿病等的检查和治疗；④异位阑尾炎较难诊断，可根据心、肝、盲肠的位置及症状和体征予以诊断，必要时剖腹探查。

5. 阑尾穿孔时，可用大量0.9%氯化钠注射液冲洗腹腔，至冲洗液清洁为止，最后腹腔内放入抗生素溶液关腹。

6. 术后须用抗生素抗感染，若阑尾穿孔、腹腔污染严重时，可用第三代头孢菌素或联合应用抗生素。

7. 处理合并症，防治并发症的发生。如术后持续发热要注意有无盆腹腔积液、肺部感染、泌尿系感染及切口感染，并予引流、积极抗感染等治疗。

慢性阑尾炎

术前医嘱

长期医嘱	临时医嘱
普通外科常规护理	查：血常规+血型
三级护理	尿常规、便常规
普通饮食	出凝血时间
甲硝唑片 0.4g　po tid（必要时）	肝功能
	肾功能
	血钾、钠、钙、氯等电解质
	血糖
	乙肝两对半
	肝炎系列抗体
	艾滋病（HIV）抗体
	梅毒抗体
	胸部 X 线透视
	心电图
	B 超查右下腹（包括女性的子宫及附件）
	X 线钡剂灌肠检查
	全消化道 X 线钡餐检查（必要时）
	与患者本人及家属谈话并签字
	在硬膜外麻醉（或全麻）下行（腹腔镜）阑尾切除术
	备皮
	术前 12 小时禁食、4 小时禁水
	苯巴比妥（鲁米那）0.1g / im 术前 0.5 小时
	阿托品 0.5mg
	青霉素皮试

注：

1. 注意抗感染，主要应用抗肠道细菌的抗菌药，如甲硝唑。

2. 如患者由于腹部隐痛或不适影响睡眠，可予地西泮（安定）5mg qn 或酒石酸唑吡坦片（思诺思）10mg qn，改善睡眠。

术后医嘱

长期医嘱	临时医嘱
普通外科常规护理	血常规
硬膜外麻醉后护理	肝功能
二级护理	肾功能
6 小时后少量流质饮食	凝血功能
半卧位（6 小时、血压平稳后）	血生化
测血压、呼吸、脉搏（1 次/2 小时）×4 次	5%葡萄糖注射液 500ml / PAMBA 0.4g / ivgtt
5%葡萄糖氯化钠注射液 250ml / 氨苄西林 3g / ivgtt bid	（或其他常用基本止血药）
0.5%甲硝唑 100ml ivgtt bid	
10%葡萄糖注射液 500ml ivgtt qd	
5%葡萄糖氯化钠注射液 500ml / 10%氯化钾 10ml / ivgtt qd	
5%葡萄糖注射液 500ml / 10%氯化钾 10ml / 维生素 C 2g / ivgtt qd	
5%葡萄糖注射液 500ml / 10%氯化钾 10ml / ivgtt qd	
哌替啶（度冷丁）50~100mg im q8h（必要时）	

注：

1. 无典型急性阑尾炎病史者，术前应详细检查盲肠、附件（妇女）、右侧输尿管、胃十二指肠及肠道有无病变，最后才考虑慢性阑尾炎的诊断。慢性阑尾炎的手术应慎重考虑。

2. 术中发现阑尾病变与临床症状、体征不符时，应探查附近脏器有无病变。

3. 术后注意维持水、电解质和酸碱平衡。

4. 术后患者若疼痛剧烈，可予哌替啶（度冷丁）50~100mg im q8h。

5. 术后抗感染，可选用青霉素类、头孢菌素类、氨基糖苷类或氟喹诺酮类。同时应用抗肠道细菌的药物，如甲硝唑。

腹股沟疝

术前医嘱

长期医嘱	临时医嘱
普通外科常规护理	查：血常规+血型
三级护理	尿常规、便常规
普通饮食	出凝血时间
	肝功能、肾功能
	血钾、钠、钙、氯等电解质
	血糖
	乙肝两对半
	肝炎系列抗体
	艾滋病（HIV）抗体
	梅毒抗体、胸部X线透视或摄片、腹部B超
	心电图
	与患者本人及家属谈话并签字
	在硬膜外（或全麻）麻醉下行（或腹腔镜）无张力疝修补术
	备皮
	青霉素皮试、青霉素80万U术前30分钟肌注
	术前12小时禁食、4小时禁水
	术前当晚灌肠
	苯巴比妥(鲁米那)0.1g / im 术前
	阿托品0.5mg / 0.5小时

注：

1. 术前有慢性咳嗽应给予相应的处理，有感染者应控制感染，常用青霉素、红霉素、氨基糖苷类、氟喹诺酮类、头孢菌素类等；应祛痰、镇咳，常用氯化氨合剂、溴己新，应避免应用强镇咳药，如可待因等。

2. 术前有便秘也应给予相应处理，高纤维饮食有助改善便秘，可适当应用半纤维素或亲水胶体类泻药，如欧车前子制剂和天然高分子多聚糖等。

3. 术前患者如有前列腺肥大，亦应给予处理，控制病情，可应用 α_1 受体阻断剂，如特拉唑嗪、阿夫唑嗪、坦索罗辛等；亦可用 5α 还原酶抑制剂，如非那雄胺。

4. 术前有腹水者，可服用氢氯噻嗪、螺内酯、呋塞米；若合并血清蛋白低应予补充，可输清蛋白后用呋塞米。必要时 CT 增强扫描排除腹腔恶性肿瘤。

5. 绞窄性疝应注意纠正水、电解质、酸碱平衡失调，同时给予甲硝唑和广谱抗菌药（可选用二、三代头孢菌素类或氟喹诺酮类）治疗。

术后医嘱

长期医嘱	临时医嘱
外科常规护理	血常规
硬膜外麻醉后护理	肝功能
二级护理	肾功能
半流质饮食	凝血功能
切口局部沙袋加压 6 小时（腹腔镜手术除外）	血生化

注：

1. 1 岁以内婴儿可暂不手术。年老体弱、有手术禁忌证者，可用疝带。

2. 将疝内容物还纳腹腔、疝囊高位结扎和修补腹壁缺损是腹股沟疝手术的基本原则。手术方式的选择应根据 Nyhus 腹股沟疝分型：单纯高位结扎适用于 1 型腹股沟疝（内环正常的斜疝）；高位结扎加内环缩小缝合适用于 2 型腹股沟疝（内环口扩大，但腹股沟管后壁完整，腹壁下动脉无移位的斜疝）；3 型腹股沟疝（腹股沟管后壁有缺损的斜疝、直疝和股疝）和 4 型腹股沟疝（复发疝、直疝和股疝），除高位结扎加内环缩小缝合外，还要注意修补腹股沟管后壁。

3. 对 3 型和 4 型疝，修补腹股沟管后壁的经典方法有 Bassini 法、McVay 法和 Shouldice 法。此外，尚有无张力疝修补术（Lichtenstein 法）和腹腔镜疝修补术（TEP、TAPP、

IPOM)，但这两种修补方式不适合用于小儿。

4. 嵌顿性疝原则上应做急诊疝松解术，以防肠坏死。

5. 对绞窄性疝已经发生肠坏死或渗出物多的患者，手术后切口有可能感染时，仅做疝囊高位结扎，视情况分别行肠回纳、肠局部切除术或肠段切除吻合术，一般不宜做一期疝修补术。腹外疝发生嵌顿或绞窄，其手术选择及医嘱请参考“肠梗阻”医嘱。

6. 原则上可不适用抗生素，术后预防性抗生素可选用青霉素类、氨基糖苷类、二代头孢菌素，只用 1 次。

7. 术后 3 个月内避免劳累和负重。

肠结核

术前医嘱

长期医嘱	临时医嘱
普通外科常规护理	查：血常规+血型
二级护理	尿常规、便常规
无渣半流质饮食	出凝血时间
卧床休息	肝功能
异烟肼 0.3g po qd	肾功能
对氨基水杨酸钠 2g po qid	血钾、钠、钙、氯等电解质
链霉素 0.75g im qd	血糖
甲硝唑 0.4g po tid 术前 3 日开始	乙肝两对半
链霉素 1g po tid 术前 3 日开始	肝炎系列抗体
	艾滋病（HIV）抗体
	梅毒抗体
	结核菌素试验
	红细胞沉降率
	C 反应蛋白（CRP）
	胸部 X 线摄片
	心电图
	B 超查肝、肠系膜淋巴结
	腹部立、卧位 X 线摄片（必要时）
	纤维结肠镜检查（必要时）
	胃镜或 X 线钡餐检查（必要时）
	与患者本人及家属谈话并签字
	在气管内麻醉下行（腹腔镜）剖腹探查（肠切除、右半结肠切除、腹腔引流）术
	备皮
	术前 12 小时禁食、4 小时禁水
	查血型及交叉配血、备血 400~1000ml
	术前当晚及术晨低压清洁灌肠（梗阻患者）
	无肠梗阻者术前一天无渣半流质饮食，术前晚口服泻药肠道准备
	术前（中）留置导尿管、胃管
	苯巴比妥（鲁米那）0.1g / im 术前
	阿托品 0.5mg / 0.5 小时
	青霉素皮试

注：

1. 对能进食者，可口服抗结核药物。经典治疗以链霉素、异烟肼、对氨基水杨酸为首选，疗程在1~2年。目前常用“异烟肼0.3g+利福平0.45g+乙胺丁醇0.75g，1天1次，口服，疗程为6~9个月”。

2. 腹痛可用阿托品或其他抗胆碱能药物。摄入不足或腹泻严重者应注意水、电解质与酸碱平衡。

3. 发生肠外瘘应行抗结核支持治疗，结核病稳定后再切除病变肠段。

4. 术前应用抗厌氧菌的药物，预防厌氧菌感染，可选用甲硝唑。

5. 术前应加强营养（高热量、高蛋白质、高维生素饮食），积极全身支持治疗。

6. 术前诊断不明确时，可行纤维结肠镜检查、腹部立卧位X线摄片、胃镜或X线钡餐检查。

术后医嘱

长期医嘱	临时医嘱
普通外科常规护理	血常规
气管内麻醉后护理	血肝功能
一级护理	血肾功能
禁食	凝血功能
病重	血生化
半卧位（6 小时、血压平稳后）	5%葡萄糖注射液 500ml / PAMBA 0.4g ivgtt
留置胃管接负压瓶	
留置尿管接消毒瓶	
记 24 小时出入量	
测血压、脉搏、呼吸（1 次/小时）×6 次	
哌替啶（度冷丁）50～100mg im q8h（必要时）	
链霉素 0.75g im qd	
5%葡萄糖氯化钠注射液 250ml / 氨苄西林 3g ivgtt bid	
5%葡萄糖注射液 500ml / 异烟肼 0.2～0.4g ivgtt qd	
乳酸钠林格注射液 500ml / 10%氯化钾 15ml ivgtt bid	
0.5%甲硝唑 100ml ivgtt bid	
10%葡萄糖注射液 500ml / 维生素 C 2g ivgtt qd	

注：

1. 肠结核主要采用内科抗结核治疗和全身支持疗法。手术治疗适应证为：①完全性肠梗阻；②急性肠穿孔或慢性肠穿孔引起肠外瘘者；③肠道大量出血经积极抢救不能满意止血者。

2. 小肠结核应切除病变肠段做端端吻合术。

3. 回盲部结核做右半结肠切除术，将回肠末端与横结肠做端侧或侧侧吻合，避免单纯回肠横结肠捷径侧侧吻合术。

4. 急性肠穿孔应将病变肠段切除行端端吻合，加腹腔引流术。

5. 术后应密切监测生命体征。

6. 术后患者如疼痛剧烈，可予应用哌替啶（度冷丁）50~100mg im q8h。

7. 术后继续抗结核治疗1~2年。

8. 术后应注意维持水、电解质和酸碱平衡；继续加强营养（高热量、高蛋白质、高维生素饮食）及全身支持治疗。

9. 术后抗感染，可选用青霉素类、头孢菌素类、氟喹诺酮类或氨基糖苷类，同时继续抗厌氧菌治疗。

放射性小肠炎

术前医嘱

长期医嘱	临时医嘱
普通外科常规护理	查：血常规+血型
一级（或二级）护理	尿常规、便常规
半流质饮食	出凝血时间
病重	肝功能
卧床休息	肾功能
维生素 C 0.2g po tid	血钾、钠、钙、氯等电解质
复合维生素 B 2 片 po tid	血糖
	乙肝两对半
	肝炎系列抗体
	艾滋病（HIV）抗体
	梅毒抗体
	胸部 X 线摄片
	心电图
	肺功能检查
	X 线钡剂灌肠检查
	腹部立、卧位 X 线摄片
	与患者本人及家属谈话并签字
	在硬膜外麻醉或全麻下行剖腹探查（肠切除或回肠造口）术
	备皮
	术前 12 小时禁食、4 小时禁水
	查血型及交叉配血、备血 600~1000ml
	术前留置胃管
	术前留置导尿管
	术前晚及术晨清洁灌肠
	苯巴比妥（鲁米那）0.1g / 阿托品 0.5mg / im 术前 0.5 小时
	0.9%氯化钠注射液 40ml / 三代头孢菌素 1g / 静脉注射 术前 0.5 小时

注：

1. 注意监测患者生命体征。

2. 必要时可使用抗菌药预防感染，可选用青霉素类、头孢菌素类、氨基糖苷类或氟喹诺酮类。同时应加用抗肠道细菌的药物，如甲硝唑。

3. 加强全身支持治疗，改善患者营养状况。

4. 应注意纠正水、电解质和酸碱平衡紊乱。

术后医嘱

长期医嘱	临时医嘱
普通外科常规护理	血常规
硬膜外麻醉或全麻后护理	肝功能
一级护理	肾功能
禁食	凝血功能
病危	血生化
半卧位（6 小时、血压平稳后）	5%葡萄糖 注射液 500ml / ivgtt PAMBA 0.4g /
留置胃管接负压瓶	
留置尿管接消毒瓶	
记 24 小时出入量	血浆 200 ~ 400ml ivgtt（必要时）
鼻导管吸氧 3~5L/min	
测血压、呼吸、脉搏（1 次/小时）×8 次	
哌替啶（度冷丁）50~100mg im q8h（必要时）	
5%葡萄糖氯化钠注射液 250ml / ivgtt bid 氨苄西林 3g /	
5%葡萄糖注射液 500ml / ivgtt qd（泵入，维持 24 小时）（必要时） 生长抑素 0.6~1.2mg /	
0.5%甲硝唑 100ml ivgtt bid	
5%葡萄糖注射液 500ml / 10%氯化钾 15ml / ivgtt qd 维生素 C 2g /	
5%葡萄糖注射液 500ml / ivgtt qd 10%氯化钾 15ml /	
20%脂肪乳剂 250ml ivgtt qd	
复方氨基酸注射液 250ml ivgtt qd	

注：

1. 小肠放射性肠炎又称小肠放射性损伤，分急慢性二期：急性期损伤仅当发生出血和穿孔时才需要手术处理；慢性损伤效应见于数月或数年以后，其本质是肠缺血，在切口下和回盲部等肠襻比较固定的部位损伤尤重。手术适应证是肠梗阻（胃肠减压无效者）、穿孔、脓肿、瘘和出血。由于缺血所致的纤维化瘢痕严重，手术操作极为困难。在行肠切除或肠捷径术时，要利用正常的未受放射伤的小肠做吻合。即使如此，由于肠缺血、全身营养差、肠愈合能力差，术后吻合口或切口裂口的发生率仍较高，易发生瘘或其他并发症。因此，保证吻合口愈合和术后营养支持是两个重要环节。

2. 术后注意纠正水、电解质和酸碱平衡紊乱。监测腹腔引流液的颜色和量。

3. 术后预防性使用抗菌药，可选用头孢菌素类或氟喹诺酮类，必要时可联用氨基糖苷类，同时应加用抗肠道细菌的药物，如甲硝唑。

4. 术后应加强营养支持治疗，可予胃肠外营养。

5. 术后若患者疼痛剧烈，可予哌替啶（度冷丁）50～100mg im q8h。

6. 防治并发症的发生，如术后持续发热要注意有无盆腹腔积液、泌尿系感染及切口感染，并予引流、积极抗感染等治疗。

阿米巴病肠穿孔

术前医嘱

长期医嘱	临时医嘱
普通外科常规护理	查：血常规+血型
一级（或二级）护理	尿常规、便常规
禁食	出凝血时间
病重	肝功能
半卧位（休克时例外）	肾功能
留置胃管接负压瓶	血钾、钠、钙、氯等电解质
测血压、脉搏、呼吸 1 次/小时	血糖
5%葡萄糖氯化钠注射液 250ml / 氨苄西林 3g / ivgtt bid	乙肝两对半
0.5%甲硝唑 100ml ivgtt bid	肝炎系列抗体
乳酸钠林格注射液 1000ml / 10%氯化钾 30ml / ivgtt qd	艾滋病（HIV）抗体
	梅毒抗体
	粪检阿米巴滋养体或包囊
	粪阿米巴培养（必要时）
	胸部 X 线透视或摄片
	心电图
	腹部 B 超查腹腔积液、肝、胆、胰、脾
	腹部 X 线摄片（必要时）
	青霉素皮试
	全血 200ml ivgtt st
	与患者本人及家属谈话并签字
	在硬膜外麻醉或全麻下行剖腹探查（穿孔修补、腹腔引流）术
	备皮
	查血型及交叉配血、备血 400~1000ml
	术前留置导尿管
	苯巴比妥（鲁米那）0.1g / 阿托品 0.5mg / im 术前 0.5 小时

注：

1. 单个小穿孔可行穿孔修补术；若穿孔大或成片肠壁坏死，在全身情况允许时，可做病变肠段切除，近端肠断端造口，待稳定后再做肠吻合；若全身及局部情况不允许，则将穿孔处肠外置，待病情稳定后，再做二期手术还纳外置肠段行端端吻合。

2. 术前均应予抗感染和抗阿米巴治疗，抗感染可选用青霉素类、头孢菌素类、氨基糖苷类或氟喹诺酮类。抗阿米巴治疗以甲硝唑为首选，400mg，口服，4 次/天；双碘喹啉 600mg，口服，3 次/天，疗程 5~7 天，效果亦很好。

3. 注意纠正水、电解质和酸碱平衡紊乱。

4. 密切观察生命体征（脉搏、呼吸、血压）。

5. 及时补充血容量，纠正休克。内出血、低血压不能纠正者，立即剖腹探察。

术后医嘱

长期医嘱	临时医嘱
普通外科常规护理	血常规
硬膜外麻醉或全麻后护理	肝功能
级护理	肾功能
禁食	凝血功能
病危	血生化
半卧位（6 小时、血压平稳后）	5%葡萄糖注射液 500ml PAMBA 0.4g　ivgtt
留置胃管接负压瓶	
留置尿管接消毒瓶	血浆 200ml ivgtt（必要时）
记 24 小时出入量	
鼻导管吸氧 3~5L/min	
测血压、呼吸、脉搏（1 次/小时）×8 次	
哌替啶（度冷丁）50~100mg im q8h（必要时）	
5%葡萄糖氯化钠注射液 250ml 氨苄西林 3g　ivgtt bid	
10%葡萄糖注射液 500ml　ivgtt qd	
乳酸钠林格注射液 500ml 10%氯化钾 15ml　ivgtt qd	
0.5%甲硝唑 100ml　ivgtt bid	
10%葡萄糖注射液 500ml 10%氯化钾 15ml 维生素 C　2g　ivgtt qd	
生长抑素应用（必要时）	

注：

1. 病情较重者术后送外科监护室（SICU）监护至呼吸循环稳定。

2. 无论何种手术都应放置腹腔引流，而且术后应行抗阿米巴治疗（甲硝唑为首选，400mg，口服，4 次/天，双碘喹啉 600mg，口服，3 次/天，疗程 5~7 天，效果亦很好）和全身支持治疗。

3. 术后要用大剂量抗生素，污染严重时，可用第三代头孢菌素。

4. 术后若患者疼痛剧烈，可予哌替啶（度冷丁）50~100mg im q8h。

5. 注意纠正水、电解质和酸碱平衡紊乱。

6. 防治并发症的发生，如术后持续发热要注意有无盆腹腔积液、肺部感染、泌尿系感染及切口感染，并予引流、积极抗感染等治疗。

肠道损伤

术前医嘱

长期医嘱	临时医嘱
普通外科常规护理 一级护理 禁食 病危 平卧（上身及下身抬高 20°） 测血压、脉搏、呼吸 1 次/小时 留置胃管接负压瓶 乳酸钠林格注射液 500ml / 庆大霉素 16 万 U / ivgtt bid 5%葡萄糖氯化钠注射液 500ml / 青霉素 320 万 U / ivgtt bid 5%甲硝唑 100ml ivgtt bid	查：血常规+血型 尿常规、便常规 出凝血时间 肝功能、肾功能 血钾、钠、钙、氯等电解质 血糖 乙肝两对半 肝炎系列抗体 艾滋病（HIV）抗体 梅毒抗体 诊断性腹腔穿刺、穿刺液常规检查 胸腹部 X 线摄片 B 超查肝、胆、胰、脾及腹腔游离液体 青霉素皮试 与患者本人及家属谈话并签字 在硬膜外麻醉下行剖腹探查（肠修补、肠切除吻合）术 备皮 查血型及交叉配血、备血 400~800ml 留置尿管 苯巴比妥(鲁米那)0.1g / 阿托品 0.5mg / im 术前 0.5 小时

注：

1. 密切观察生命体征（脉搏、呼吸、血压）。

2. 及时补充血容量，纠正休克。内出血、低血压不能纠正者，立即剖腹探察。

3. 积极抗感染，可联合应用青霉素类（或头孢菌素类）和氨基糖苷类抗生素，同时应用抗肠道细菌的药物，如甲硝唑。

4. 安置胃肠减压，建立胃肠外营养通道，加强全身支持治疗。

5. 诊断不明确时，可行诊断性腹腔穿刺、穿刺液常规检查，B 超查肝、胆、胰、脾及腹腔游离液体。

术后医嘱

长期医嘱	临时医嘱
普通外科常规护理	血常规
硬膜外或气管内麻醉后护理	肝功能
一级护理	肾功能
禁食	凝血功能
病危	血生化
半卧位（6 小时、血压平稳后）	5%葡萄糖注射液 500ml / PAMBA 0.4g / ivgtt
鼻导管吸氧 3~5L/min	血浆 400ml ivgtt（必要时）
留置胃管接负压瓶	
留置尿管接消毒瓶	
腹腔引流管接负压瓶	
记 24 小时出入量	
5%葡萄糖注射液 250ml / 氨苄西林 3g / ivgtt bid	
10%葡萄糖注射液 500ml / 10%氯化钾 10ml / ivgtt bid	
0.5%甲硝唑 100ml ivgtt bid	
乳酸钠林格注射液 500ml / 酚磺乙胺（止血敏）2g / 氨甲苯酸（止血芳酸）0.4g / ivgtt qd	
5%葡萄糖注射液 250ml / 10%氯化钾 10ml / ivgtt qd	
5%葡萄糖注射液 500ml / 生长抑素 0.6~1.2mg / ivgtt qd（泵入，维持 24 小时）	

注：

1. 肠破裂一旦诊断明确，应立即手术剖腹探查。腹部穿入伤、腹膜穿破者，应常规剖腹探查。

2. 小肠破裂以简单修补为主。有以下情况时，则应采用部分小肠切除对端吻合：①裂口较大或裂口边缘肠壁挫伤严重；②小段肠管有多处破裂；③肠管大部或完全断裂；④肠系膜损伤影响该段肠管血供。

3. 结肠损伤：①一般认为受伤在4~6小时内、休克时间不长、输血未超过1000ml、血流动力学紊乱不大的小的结肠伤口均可以一期修补闭合。②严重右半结肠戳伤或右半结肠钝性伤，如无休克、腹内污染不严重，可行右半结肠切除、末端回肠横结肠吻合术；否则应行末端回肠造瘘术。③由于左半结肠血供差、细菌量多，因此对严重的左半结肠损伤不主张行一期切除吻合术，而提倡行左半结肠切除、近端结肠造瘘术，等4周后病情稳定时，再次手术关闭瘘口。④横结肠损伤可视病情行一期修补、修补后横结肠襻外置或行横结肠切除造瘘术。

4. 腹膜反折以上的直肠损伤的诊断和处理与左半结肠损伤相同；腹膜反折以下、齿状线以上的直肠损伤应行直肠全层缝合修补、充分引流直肠周围加结肠造瘘，使粪便改道；齿状线以下的肛管损伤在清创后引流即可，不必常规行结肠造瘘术。

5. 术中要顺序检查整个小肠，遇到破口先用血管钳夹闭，防止在检查中有肠内容物继续外溢污染腹腔，待最后修补，一般主张用一层缝合，防止吻合后肠管狭窄。肠道损伤污染严重，手术时应彻底冲洗并放置引流物。

6. 术后要用大剂量抗生素。污染严重时，可用第三代头孢菌素。

7. 禁食时间长者，宜采用胃肠外营养。

8. 术后注意维持水、电解质和酸碱平衡。

9. 肠管损伤腹腔内肠内容物多时，损伤处理完毕后，可用大量0.9%氯化钠注射液冲洗腹腔，至冲洗液清洁为止，最后腹腔内放入抗生素溶液关腹。

10. 处理合并症，防治并发症的发生。如术后持续发热要注意有无盆腹腔积液、肺部感染、泌尿系感染及切口感染，并予引流、积极抗感染等治疗。

急性坏死性肠炎

术前医嘱

长期医嘱	临时医嘱
普通外科常规护理	查：血常规+血型
一级护理	尿常规、便常规
禁食、禁水	出凝血时间
留置尿管接袋	血细胞比容
留置胃管接负压瓶	肝功能、肾功能
半卧位（休克时例外）	血钾、钠、钙、氯等电解质
测血压、脉搏、呼吸 1 次/小时	血糖
记 24 小时出入量（必要时）	乙肝两对半
5%葡萄糖氯化钠注射液 250ml 氨苄西林 3g / ivgtt bid	丙肝抗体
乳酸钠林格注射液 500ml 庆大霉素 16 万 U / ivgtt qd	艾滋病（HIV）抗体
0.5%甲硝唑 100ml ivgtt bid	梅毒抗体
10%葡萄糖注射液 1000ml 10%氯化钾 30ml / ivgtt qd	腹部立、卧位 X 线摄片
全血（或血浆）200ml ivgtt qod	胸部 X 线透视或摄片
如合并出血：	心电图
10%葡萄糖注射液 1000ml 止血敏 2g 止血芳酸 0.4g / ivgtt	B 超查腹腔有无脓肿、肝、胆、胰、脾，必要时 CT
立止血 1kU iv	青霉素皮试
	与患者本人及家属谈话并签字
	在硬膜外麻醉或全麻下行剖腹探查（肠切除、肠造口）术
	备皮
	查血型及交叉配血、备血 600~1000ml
	苯巴比妥(鲁米那) 0.1g 阿托品 0.5mg / im 术前 0.5 小时
	0.5%甲硝唑 100ml 头孢曲松钠 2g / 术中静脉滴注

注：

1. 密切监测患者生命体征。

2. 应给予禁食，插胃管行胃肠减压。进行胃肠外营养，加强全身支持治疗。

3. 积极抗感染，抗菌药可选用青霉素类、头孢菌素类、氨基糖苷类或氟喹诺酮类。同时应加用抗肠道细菌的药物，如甲硝唑。

4. 积极进行抗休克治疗，立即建立可靠的静脉输液通道，快速滴注平衡液，失血量达全身总血量的20%，应输注右旋糖酐或血浆代用品6%羟乙基淀粉100~1500ml/d，一般1~3小时输注500~1000ml，或输注血浆代用品海脉素。出血量较大时可输注浓缩红细胞，必要时也可输全血，应保持血细胞比容不低于30%，输入液体中晶体与胶体之比为3∶1。

5. 应注意纠正水、电解质和酸碱平衡紊乱。

6. 小儿患者要注意对药物剂量和输液量进行调整。

术后医嘱

长期医嘱	临时医嘱
普通外科常规护理	血常规
硬膜外或气管内麻醉后护理	血肝功能
一级护理	血肾功能
禁食	凝血功能
半卧位（6 小时、血压平稳后）	血生化
留置胃管接负压瓶	腹腔液细菌培养+药敏
留置尿管接消毒瓶	5%葡萄糖注射液 500ml PAMBA 0.4g ivgtt
腹腔引流管接负压吸引	血浆 200 ~ 400ml ivgtt（必要时）
记 24 小时出入量	
鼻导管吸氧 3~5L/min	
测血压、呼吸、脉搏（1 次/小时）×8 次	
哌替啶（度冷丁）50~100mg im q8h（必要时）	
5%葡萄糖氯化钠注射液 250ml 头孢拉定 2g ivgtt bid	
乳酸钠林格注射液 500ml ivgtt qd	
0.5%甲硝唑 100ml ivgtt bid	
10%葡萄糖注射液 1000ml 10%氯化钾 30ml 维生素 C 2g ivgtt qd	
5%葡萄糖注射液 500ml 生长抑素 0.6~1.2mg ivgtt qd（泵入，维持 24 小时）	

手术选择：

1. 一般采用内科治疗和全身支持疗法，重点是抗感染和处理休克。当出现腹膜炎表现，疑有肠坏死或穿孔；肠道大出血；肠梗阻，且进行性加重；或非手术治疗无效时应考虑手术治疗。

2. 手术时发现病变肠段可疑坏死时，可用 0.25%普鲁卡因做系膜根部封闭；已有肠坏死、穿孔或出血时，如病变肠段较局限，可做肠切除吻合术，切除范围应达到正常肠黏膜的部位；如果全身情况严重，病变范围过于广泛，无法全部切除，则将严重病变肠段切除，并做近侧肠襻造口术，待病情稳定以后再做二期手术。

3. 术后注意纠正水、电解质和酸碱平衡紊乱。注意引流是否通畅、引流液的量和颜色。

4. 术后预防性使用抗菌药，可选用头孢菌素类或氟喹诺酮类，必要时可联用氨基糖苷类，同时应加用抗厌氧菌的药物，如甲硝唑。

5. 防治并发症的发生，如术后持续发热要注意有无盆腹腔积液、泌尿系感染及切口感染，并予引流、加强抗感染等治疗。

伤寒肠穿孔

术前医嘱

长期医嘱	临时医嘱
普通外科常规护理	查：血常规+血型
一级护理	尿常规、便常规
禁食	出凝血时间
病重	肝功能
半卧位（休克时例外）	肾功能
留置胃管接负压瓶	血钾、钠、钙、氯等电解质
测血压、脉搏、呼吸 1 次/小时	血糖
记 24 小时出入量	乙肝两对半
5%葡萄糖氯化钠注射液 250ml 氯霉素 1~1.5g　ivgtt qd	肝炎系列抗体 艾滋病（HIV）抗体
乳酸钠林格注射液 500ml 10%氯化钾 15ml　ivgtt bid	梅毒抗体 血、尿、粪伤寒杆菌培养及
0.5%甲硝唑 100ml　ivgtt bid	药敏试验
10%葡萄糖注射液 500ml 10%氯化钾 15ml　ivgtt qd	骨髓伤寒杆菌培养及药敏试验（必要时）
	肥达试验
	胸部 X 线透视或摄片
	腹部 X 线摄片（必要时）
	心电图
	B 超查肝、胆、胰、脾
	青霉素皮试
	与患者本人及家属谈话并签字
	在硬膜外麻醉下行剖腹探查（穿孔修补、腹腔引流）术
	备皮
	查血型及交叉配血、备血 400~600ml
	术前留置导尿管
	苯巴比妥(鲁米那) 0.1g 阿托品 0.5mg　im 术前 0.5 小时
	0.5%甲硝唑 100ml 头孢曲松钠 2g　术中 ivgtt

注：

1. 密切观察生命体征（脉搏、呼吸、血压）。急诊剖腹探查。

2. 及时补充血容量，纠正休克。内出血、低血压不能纠正者，立即剖腹探察。

3. 积极抗感染，可联合应用青霉素类、头孢菌素类、氟喹诺酮类或氨基糖苷类抗菌药，同时应用抗厌氧菌的抗菌药，如甲硝唑。

4. 安置胃肠减压，建立胃肠外营养通道，加强全身支持治疗。

5. 注意纠正水、电解质和酸碱平衡紊乱。

6. 诊断未明确时，可行骨髓伤寒杆菌培养及药敏试验及腹部X线摄片。

术后医嘱

长期医嘱	临时医嘱
普通外科常规护理	血常规
硬膜外或气管内麻醉后护理	血肝功能
一级护理	血肾功能
禁食	凝血功能
半卧位（6小时、血压平稳后）	血生化
留置胃管接负压瓶	5%葡萄糖注射液 500ml PAMBA 0.4g 维生素 K_1 30mg　ivgtt
留置尿管接消毒瓶	血浆 200ml ivgtt（必要时）
记24小时出入量	
鼻导管吸氧 3~5L/min	
测血压、呼吸、脉搏（1次/小时）×8次	
哌替啶（度冷丁）50~100mg im q8h（必要时）	
5%葡萄糖氯化钠注射液 250ml 氨苄西林 3g　ivgtt bid	
10%葡萄糖注射液 500ml 氯霉素 1~1.5g　ivgtt qd	
乳酸钠林格注射液 500ml 10%氯化钾 15ml　ivgtt bid	
0.5%甲硝唑 100ml ivgtt bid	
10%葡萄糖注射液 1000ml 10%氯化钾 15ml 维生素C　2g　ivgtt qd	

注：

1. 伤寒肠穿孔患者诊断明确后应及时手术治疗，因伤寒患者身体虚弱，肠穿孔的治疗原则是行穿孔修补术，但对肠壁很薄接近穿孔的其他病变处，也应做浆肌层缝合，以免术后再度穿孔。腹腔内应放置烟卷引流。

2. 病情较重者术后送外科监护室（SICU）监护至呼吸循环稳定。

3. 术后要用大剂量抗生素，污染严重时，可用第三代头孢菌素或联合用药。

4. 在患者能进食后，氯霉素应改为0.25~0.5g，口服，每天4次。体温正常且稳定3天，剂量减半，总疗程2~3周。使用氯霉素时，应每隔1~2天查白细胞计数和分类，如白细胞$<3\times10^9/L$应更换抗生素。

5. 禁食时间长者，宜采用胃肠外营养，加强全身支持治疗。

6. 肠管损伤腹腔内肠内容物多时，损伤处理完毕后，可用大量0.9%氯化钠注射液冲洗腹腔，至冲洗液清洁为止，最后腹腔内放入抗生素溶液并关腹。

7. 术后若患者疼痛剧烈，可予哌替啶盐酸盐（度冷丁）50~100mg im q8h。

8. 处理合并症，防治并发症的发生。如术后持续发热要注意有无盆腹腔积液、肺部感染、泌尿系感染及切口感染，并予引流、积极抗感染等治疗。

肠梗阻

术前医嘱

长期医嘱	临时医嘱
普通外科常规护理	查：血常规+血型
一级护理	尿常规、便常规
禁食、禁水	出凝血时间
半卧位	血细胞比容
留置胃管接负压瓶	肝功能、肾功能
记录 24 小时出入量	血生化
测量腹围 qd	血糖
乳酸钠林格注射液 1000ml 维生素 C 1g　　ivgtt qd	乙肝两对半 肝炎系列抗体
0.5%甲硝唑 100ml ivgtt bid	艾滋病（HIV）抗体
5%葡萄糖氯化钠注射液 250ml 三代头孢菌素 2g　　ivgtt bid	梅毒抗体 动脉血气分析
5%葡萄糖注射液 1000ml 10%氯化钾 20ml　　ivgtt qd	心电图 胸部 X 线透视或摄片
10%葡萄糖注射液 500ml 10%氯化钾 10ml　　ivgtt qd	腹部立、卧位 X 线摄片 结肠 X 线充气造影（必要时）
制酸药应用	急诊 B 超或 CT 查腹部有无实质性包块
生长抑素应用	与患者本人及家属谈话并签字
解痉药应用	在硬膜外麻醉（或全麻）下行剖腹探查术（粘连松解、肠切除、扭转复位等）
	备皮
	查血型及交叉配血、备血 400~1000ml
	术前留置导尿管
	苯巴比妥（鲁米那）0.1g 阿托品 0.5mg　　im 术前 0.5 小时

注：

1. 准确记录出入量，如病情严重签署病危或病重通知书。

2. 肠梗阻的病理变化复杂，如绞窄性肠梗阻往往在很短时间内即可发生小肠坏死，治疗上应争取时间，在肠坏死以前解除梗阻，并积极改善全身情况，才能挽救患者生命。

3. 注意脱水程度、电解质及酸碱平衡紊乱，常用静脉输注葡萄糖、等渗盐水加以纠正；如梗阻已存在数天，也需补钾。输液所需容量和种类须根据呕吐情况、缺水体征、血液浓缩程度、尿排出量和比重，并结合血清钾、钠、氯和血气分析监测结果而定。

4. 须通过持续胃肠减压吸出胃肠道内的气体和液体，可以减轻腹胀，降低肠腔内压力，减少肠腔内的细菌和毒素，改善肠壁血循环，有利于改善局部病变和全身情况。

5. 积极防治感染和中毒，应用抗肠道细菌（包括抗厌氧菌）的抗生素，从而减少毒素的产生。可以中医中药低压灌肠以排泄毒素。

6. 患者烦躁或疼痛剧烈时，可适当应用镇静剂（如地西泮），亦可应用解痉剂（如阿托品），慎用哌替啶、吗啡等强烈镇痛药，以免掩盖病情变化。中药如吴茱萸或四黄水蜜腹部外敷减少水肿。

术后医嘱

长期医嘱	临时医嘱
普通外科常规护理	血常规
硬膜外麻醉（或全麻）后护理	肝功能
一级或特级护理	肾功能
禁食	凝血功能
鼻导管吸氧 3~5L/min、心电监护	血生化
半卧位（6 小时、血压平稳后）	输血浆 200~400ml（必要时）
腹腔引流管持续低负压吸引	止血药应用（必要时）
留置胃管接负压瓶	清蛋白输注（必要时）
留置尿管接消毒瓶	
记 24 小时出入量	
测血压、呼吸、脉搏（1 次/小时）×8 次，监测 CVP	
哌替啶（度冷丁）50~100mg im q8h（必要时）	
术后镇痛管护理（如需放置）	
5%葡萄糖氯化钠注射液 250ml 与术前相同抗生素种类 / ivgtt bid	
乳酸钠林格注射液 1000ml 10%氯化钾 20ml 维生素 C 2g / ivgtt qd	
5%葡萄糖注射液 500ml 10%氯化钾 10ml / ivgtt qd	
5%葡萄糖注射液 500ml ivgtt qd	
0.5%甲硝唑 100ml ivgtt bid	
5%碳酸氢钠 125ml ivgtt qd	
制酸药、生长抑素、解痉药应用同术前	

注：

1. 急性肠梗阻剖腹探查适应证如下：①机械性肠梗阻经保守治疗未能缓解；②绞窄性肠梗阻；③疑有肠管血循环障碍；④诊断尚不清但有外科急腹症的手术指征。

2. 单纯粘连性不完全肠梗阻和麻痹性肠梗阻，采用非手术疗法可以缓解；而对完全性机械性肠梗阻、绞窄性肠梗阻、肿瘤及先天畸形引起的肠梗阻，以及非手术治疗无效或反复频繁发作的不完全性肠梗阻，都应手术治疗。由于引起肠梗阻病理性质及病变程度各异，因此手术治疗多针对引起梗阻的原因：①由肠粘连、肠套叠、肠扭转、粘连索带压迫或肠道内异物等引起的肠梗阻，若肠管尚未发生血运障碍，可采取松解粘连、复位套入或扭转的肠段、切除粘连索带以及切开肠管取出异物等方法除去引起肠梗阻的原因。②对因肿瘤压迫浸润、急慢性炎症等引起的肠管狭窄梗阻或肠襻因扭转绞窄而缺血坏死等形成的肠梗阻，都应做肠切除吻合术。③如果肠梗阻的原因无法解除（晚期肿瘤浸润固定、炎性包块与周围重要脏器粘着，无法分离时），可将梗阻近端肠管和远端肠管做短路吻合或造口术，以恢复肠道通畅。若梗阻的原因是良性病变，则可考虑在 3 个月后再做二期手术，切除病灶。④梗阻部位肠道病变复杂，患者高龄或全身情况差，不能耐受时间长而复杂的手术时，可做肠造口术（或外置术），待二期手术切除梗阻病变。⑤小儿肠套叠的早期，可用空气灌肠复位，如病程较长，疑有肠坏死时，或成人肠套叠都应及时手术治疗。蛔虫引起的肠梗阻，并发肠扭转或出现腹膜刺激征时，应及时手术治疗。

3. 手术原则：①去除病因：松解粘连、解除疝环压迫、扭转复位、取蛔虫、切除病变肠管（肿瘤、坏死、狭窄）；②排尽梗阻近侧肠道内的积气积液，减少毒物吸收；③恢复肠道通畅，修补腹壁缺损；④腹腔清洗、引流；⑤对肠切除后可能发生短肠综合征的患者，可将“坏死”的肠管放入腹腔，待 24 小时再次探查，此时往往有部分“坏死”的肠管恢复了活力。

4. 术后保持引流管通畅，注意引流液的量和颜色等。

5. 对术后长期不能进食者，可给予全肠外营养（TPN）。

6. 术后患者如果疼痛剧烈，可予哌替啶（度冷丁）50~100mg im q8h。

7. 术后应加强抗感染，预防并发症，可选用头孢菌素类、氨基糖苷类或氟喹诺酮类，同时应加用抗厌氧菌的药物，如甲硝唑、奥硝唑等。

急性弥漫性腹膜炎

术前医嘱

长期医嘱	临时医嘱
普通外科常规护理	查：血常规+血型、尿常规
一级或特级护理	便常规
病重（必要时）	出凝血时间
禁食、禁水	血生化、肝功能、肾功能
留置胃管接负压瓶	乙肝两对半
半卧位（无休克）	肝炎系列抗体
测血压、脉搏、呼吸 1 次/小时，心电监护	艾滋病（HIV）抗体、梅毒抗体
	立位胸腹部 X 线透视或摄片
鼻导管或面罩吸氧 3~5L/min（必要时）	心电图
	腹腔穿刺、穿刺液常规检查
记录 24 小时出入量	细菌培养加药物敏感试验
5%葡萄糖氯化钠注射液 250ml / 氨苄西林 3g　ivgtt bid	血气分析
	青霉素皮试
	与患者本人及家属谈话并签字
乳酸钠林格注射液 500ml / 庆大霉素 24 万 U　ivgtt qd	即刻在硬膜外或气管内麻醉下行剖腹探查
	备皮
10%葡萄糖注射液 1000ml / 10%氯化钾 30ml / 维生素 C　2g　ivgtt qd	查血型及交叉配血、备血 600ml
	苯巴比妥（鲁米那）0.1g / 阿托品 0.5mg　im 术前 0.5 小时
0.5%甲硝唑 100ml ivgtt bid	氨苄西林 3g，0.5%甲硝唑 100ml 术中 ivgtt

注：

1. 急性弥漫性腹膜炎多为继发性，常见的原因为腹腔内器官破裂穿孔和脏器炎症的扩散，须急诊手术治疗。

2. 术前应纠正水、电解质和酸碱平衡紊乱。

3. 因为急性腹膜炎的高代谢率（为正常人的 140%），要补充足够的热量和营养支持，补充清蛋白、氨基酸和脂肪乳等，长期不能进食的患者应用静脉高营养。

4. 抗菌药应针对主要为大肠杆菌、肠球菌和厌氧菌引起的混合感染。世界卫生组织推荐基本用药方案为氨苄西林加庆大霉素再加甲硝唑，药敏结果明确后改用更有效的抗菌药。

5. 对于病情轻，症状和体征有缓解趋势的病例可采用非手术疗法。手术疗法注意以下情况：①经非手术治疗 6~8 小时后腹膜炎症加重者；②脏器穿孔破裂引起的腹膜炎；③出现严重的肠麻痹或中毒症状，甚至休克者；④腹膜炎病因未明，无局限趋势者。

6. 手术的原则为处理原发病、彻底清理腹腔和充分引流。

术后医嘱

长期医嘱	临时医嘱
普通外科常规护理	血常规
硬膜外或全麻后护理	肝功能
一级或特级护理	肾功能
禁食	凝血功能
病重（或病危）、吸氧	血生化
半卧位（6 小时、血压平稳后）、心电监护	腹腔引流液细菌培养加药物敏感试验
留置胃管接负压瓶并记量	5%葡萄糖注射液 500ml ivgtt
留置尿管接袋	血浆 200 ~ 400ml ivgtt（必要时）
腹腔引流管接负压瓶	
记 24 小时出入量	
测血压、脉搏、呼吸 1 次/小时	
5%葡萄糖氯化钠注射液 250ml / 与术前相同抗生素 / 10%葡萄糖注射液 500ml ivgtt bid	
建议应用制酸药预防应急性溃疡 / 10%氯化钾 10ml ivgtt qd	
乳酸钠林格注射液 500ml / 10%氯化钾 15ml ivgtt qd	
0. 5%甲硝唑 100ml ivgtt bid	
10%葡萄糖注射液 500ml / 维生素 C 2g / 维生素 K 30mg ivgtt qd	
10%葡萄糖注射液 500ml / 10%氯化钾 15ml ivgtt qd	

注：

1. 术后根据病因做相应处理，应重视改善全身状况，如水、电解质和酸碱平衡紊乱。

2. 术后仍加强抗感染，可以联合用药，原则上应根据细菌培养结果调整抗生素。

3. 补充足够的热量和营养支持，输注葡萄糖的同时输注脂肪乳、氨基酸和支链氨基酸。长期不能进食的患者尽早予静脉高营养；手术已做空肠造口的患者，可用肠内营养。

4. 保证引流管通畅。

5. 注意术后并发肝或肾功能衰竭、呼吸衰竭和弥散性血管内凝血，并做相应处理。

6. 术后可用哌替啶、吗啡等强镇痛药。

7. 术中发现已形成局限脓肿者，可放置双腔管充分引流，并定期冲洗。

急性胰腺炎

术前医嘱

长期医嘱	临时医嘱
普通外科常规护理	血、尿常规+血型、便常规、出凝血时间
一级或特级护理	肝功能、黄疸常规、C-反应蛋白
禁食	肾功能
病重（重症胰腺炎）	血钾、钠、钙、氯等电解质
卧床（重症胰腺炎）	血糖、血尿淀粉酶、血钙
监测心率、血压、呼吸1次/15分钟或30分钟	乙肝两对半
鼻导管或面罩吸氧3~5L/min、监测血氧饱和度	肝炎系列抗体
留置胃管接负压瓶	艾滋病（HIV）抗体
留置尿管接袋	梅毒抗体
记录24小时出入量	胸部X线透视
奥美拉唑 40mg iv qd 或 bid	心电图
乌司他丁 15万U	血气分析
0.9%葡萄糖氯化钠注射液 100ml / ivgtt bid	必要时腹部超声与胰腺薄层CT了解胆道与胰腺情况
5%葡萄糖氯化钠注射液 500ml 生长抑素应用 / ivgtt qd	诊断性腹腔穿刺，穿刺液常规检查、淀粉酶、细菌培养
0.5%甲硝唑 100ml ivgtt bid	与患者本人及家属谈话并签字
5%葡萄糖氯化钠注射液 500ml 环丙沙星 0.4g / ivgtt bid	在气管内麻醉下行剖腹探查、腹腔引流术
5%葡萄糖注射液 500ml 维生素C 2g 山莨菪碱（654-2）10mg / ivgtt qd	备皮
10%葡萄糖注射液 1000ml 10%氯化钾 30ml 胰岛素 16~20U / ivgtt qd	交叉配血 1000ml
	术前12小时禁食、4小时禁水
	苯巴比妥（鲁米那）0.1g 阿托品 0.5mg / im 术前0.5小时
	与长期医嘱相同类抗生素 5%葡萄糖注射液 500ml 0.5%甲硝唑 100ml / 术中 ivgtt

注：

1. 急性胰腺炎分为水肿型和出血坏死型胰腺炎，又称为轻型和重型。水肿型采用非手术疗法可以治愈，急性重症胰腺炎目前都主张采用非手术疗法，但非手术疗法无效、合并感染、胰腺周围脓肿、腹腔脓肿和胆源性胰腺炎时应手术治疗。

2. 非手术疗法包括禁食、胃肠减压、有效的抗生素、全胃肠外营养和纠正水、电解质、酸碱平衡紊乱。应严格禁食、应用静脉营养 5~7 天。

3. 监测血钙和血糖，以决定是否补钙和应用胰岛素及用量。

4. 重症胰腺炎治疗中，抑制胃酸分泌的药物应用如雷尼替丁、法莫替丁、奥美拉唑等。抑制胰酶分泌的药物还有生长抑素（八肽和十四肽）等。

5. 注意重症胰腺炎合并症休克、ARDS、急性化脓性感染等的防治。

术后医嘱

长期医嘱	临时医嘱
普通外科常规护理	血常规
全麻后护理	肝功能
一级或特级护理	肾功能
禁食	凝血功能
病重	血生化
半卧位（6 小时、血压平稳后），心电监护	血尿淀粉酶
留置胃管接负压瓶并记量	腹腔液淀粉酶和细菌培养
留置尿管接袋	
腹腔引流管接负压瓶	血浆 200~400ml ivgtt（必要时）
记 24 小时出入量	
测血压、脉搏、呼吸 1 次/小时	清蛋白 50~100ml ivgtt（必要时）
监测中心静脉压 1 次/小时	
鼻导管或面罩吸氧 3~5ml/min	止血药应用
奥美拉唑 40mg iv qd 或 bid	
乌司他丁 15 万 U 0.9%氯化钠注射液 100ml / ivgtt bid	
5%葡萄糖氯化钠注射液 500ml ivgtt qd	
0.5%甲硝唑 100ml ivgtt bid	
5%葡萄糖氯化钠注射液 500ml 与术前相同抗生素 / ivgtt bid	
10%葡萄糖注射液 500ml 胰岛素 12~20U 10%氯化钾 15ml 多种微量元素注射液Ⅱ（安达美）10ml 注射用水溶性维生素（水乐维他）10ml / ivgtt qd	
10%葡萄糖注射液 500ml 维生素 C 2g 维生素 K 30mg / ivgtt qd	
脂肪乳液、复合氨基酸三升袋全营养液输注	
生长抑素应用	

注：

1. 病情较重者送外科监护室监护至呼吸循环稳定。

2. 术后监测血糖和淀粉酶，适时应用胰岛素。注意水、电解质和酸碱平衡。

3. 注意术后并发症如腹腔脓肿、肝肾功能衰竭、ARDS等的防治。

4. 保持腹腔引流通畅，并进行腹腔盥洗，盥洗时可用甲硝唑、庆大霉素等。

5. 术后加强抗感染，使用容易透过血-胰屏障的药物如甲硝唑、三代头孢菌素等。

6. 术后第二天开始应用胃肠外静脉高营养，至胃肠功能恢复后逐渐过渡为正常饮食。

7. 如为胆源性胰腺炎，术中应解决胆管情况，术后注意胆管引流液的颜色和量。

溃疡性结肠炎

术前医嘱

长期医嘱	临时医嘱
普通外科常规护理	查：血常规+血型
一级（或二级）护理	尿常规、便常规
半流质饮食	出凝血时间
病重	血细胞比容
卧床休息	肝功能、肾功能
柳氮磺吡啶（水杨酸偶氮磺胺吡啶）1.0～1.5g po qid	血钾、钠、钙、氯等电解质
地芬诺酯（苯乙哌啶）2.5mg po bid	血糖
泼尼松 10mg po tid（或苯丙酸诺龙 25mg im q2w）	乙肝两对半
维生素 C 0.2g po tid	丙肝抗体
复合维生素 B 2 片 po tid	艾滋病（HIV）抗体
甲硝唑 0.4g po tid（术前 3 日开始）	梅毒抗体
链霉素 1g po bid（术前 3 日开始）	粪阿米巴原虫
肥皂水灌肠 1 次/晚（必要时）	粪细菌培养及药敏试验
	结核菌素试验
	免疫功能检查
	胸部 X 线透视
	心电图
	纤维结肠镜检查（必要时）
	X 线钡剂灌肠检查（必要时）
	腹部立、卧位 X 线摄片（必要时）
	与患者本人及家属谈话并签字
	在硬膜外麻醉下行剖腹探查（肠切除、全结肠或直肠切除、回肠造口）术
	备皮
	术前 12 小时禁食、4 小时禁水
	查血型及交叉配血、备血 400～800ml
	术前留置胃管
	术前留置导尿管
	术前晚及术晨清洁灌肠
	苯巴比妥（鲁米那）0.1g / 阿托品 0.5mg / im 术前 0.5 小时
	0.9%氯化钠注射液 40ml / 头孢曲松钠 1g / ivgtt 术前 0.5 小时
	青霉素皮试

注：

1. 由于患者大多有营养不良，应给予高营养低渣饮食，适当给予叶酸、维生素 B_{12} 等多种维生素和微量元素。如患者有严重营养不良、肠瘘及短肠综合征者，可予完全胃肠外营养，应用时间不宜太长。

2. 如患者腹痛剧烈，可酌情给予抗胆碱药，如阿托品 0.5mg prn im。

3. 患者如有腹泻，可酌情给予止泻药，如洛哌丁胺 4mg qd 或蒙脱石散 1 包 qd~tid。

4. 患者若合并感染，可静脉给予广谱抗菌药，可选用青霉素类、头孢菌素类、氟喹诺酮类或氨基糖苷类，同时继续抗厌氧菌治疗。

5. 糖皮质激素是目前控制病情活动最有效的药物，适用于本病活动期，主张初始要足量、疗程偏长、维持因人而异。剂量为泼尼松 30~40mg/d，重者可达 60mg/d，病情缓解后一般以每周递减 5mg 的速度将剂量逐渐减少至停用。氨基水杨酸制剂是治疗本病的常用药物，对控制轻、中型患者的活动性有一定疗效，主要适用于病变局限在结肠者，可用柳氮磺吡啶 1g qid，用药 3~4 周，病情缓解后可减量使用 3~4 周，然后改为维持量 1g bid，维持 1~2 年。免疫抑制剂适用于对糖皮质激素治疗效果不佳或糖皮质激素依赖的慢性活动性病例，可用硫唑嘌呤 2mg/(kg·d) 或巯嘌呤 1.5mg/(kg·d)，该类药显效时间需 3~6 个月，维持用药一般 1~2 年。

6. 如患者睡眠较差，可予加用地西泮（安定）5mg qn。

7. 本病如出现梗阻、腹膜炎、大出血，可参阅有关疾病的医嘱执行。

8. 病变在直、乙状结肠者，可用 5-氨基水杨酸 1~2 克，灌肠，1 次/天。近来用肠外营养加环孢素治疗，疗效好。

9. 注意纠正水、电解质和酸碱平衡紊乱。

术后医嘱

长期医嘱	临时医嘱
普通外科常规护理	血常规
硬膜外麻醉后护理	肝功能
一级护理	肾功能
禁食	凝血功能
病危（或病重）	血生化
半卧位（6 小时、血压平稳后）	5%葡萄糖注射液 500ml PAMBA 0.4g ivgtt
鼻导管吸氧 3~5L/min	
留置胃管接负压瓶	
留置尿管接消毒瓶、腹腔引流管记量	血浆 200~400ml ivgtt（必要时）
记 24 小时出入量	
测血压、呼吸、脉搏（1 次/小时）×8 次	
哌替啶（度冷丁）50~100mg im q8h（必要时）	
5%葡萄糖氯化钠注射液 250ml 与术前相同抗生素 ivgtt bid	
乳酸钠林格注射液 500ml 10%氯化钾 15ml 维生素 C 2g ivgtt qd	
5%葡萄糖注射液 500ml 10%氯化钾 15ml ivgtt bid	
5%葡萄糖注射液 500ml ivgtt bid	
0.5%甲硝唑 100ml ivgtt bid	

注：

1. 溃疡性结肠炎主要是内科治疗，但在下列情况时应手术治疗：①急性肠穿孔；②肠道大出血；③急性中毒性结肠扩张；④癌变或可疑癌变；⑤脓肿瘘管形成；⑥内科治疗无效。

2. 病变局限者，可做病变肠段切除；如病变广泛，累及全部结肠和直肠，标准术式是全结肠切除加回肠造瘘术。其他术式有：全结肠切除、回肠直肠吻合术、全直肠结肠切除加可控回肠袋造瘘术，以及直肠结肠切除、直肠远端黏膜剥除加回肠袋肛管吻合术。患者情况差，不能一次耐受根治手术时，可采用分次手术切除。

3. 中毒性巨结肠结肠穿孔后死亡率将从原来的4%骤增至24%，应做回肠、横结肠或乙状结肠造口减压术。待病情好转后，再做二期手术切除病变肠段。

4. 术后应密切监测生命体征。

5. 术后患者如疼痛剧烈，可予应用哌替啶（度冷丁）50~100mg im q8h。

6. 术后应注意维持水、电解质和酸碱平衡；继续加强营养（高热量、高蛋白质、高维生素饮食）及全身支持治疗。

7. 术后抗感染，可选用青霉素类、头孢菌素类、氟喹诺酮类或氨基糖苷类，同时继续抗厌氧菌治疗。

克罗恩病

术前医嘱

长期医嘱	临时医嘱
普通外科常规护理	查：血常规+血型
一级（或二级）护理	尿常规、便常规
半流质饮食	出凝血时间、红细胞沉降率、C-反应蛋白
卧床休息	血细胞比容
泼尼松 10mg po tid（必要时）	肝功能、肾功能、血生化
5-氨基水杨酸制剂 1.0g po qid（必要时）	血糖
	乙肝两对半
	丙肝抗体
	艾滋病（HIV）抗体
	梅毒抗体
	粪细菌培养及药敏试验
	结核菌素试验
	免疫功能检查
	胸部X线透视
	心电图
	B超查腹腔有无脓肿或包块
	CT小肠造影（CTE）了解病变肠段与范围
	纤维结肠镜检查（必要时）
	X线钡剂灌肠检查（必要时）
	腹部立、卧位X线摄片（必要时）
	与患者本人及家属谈话并签字
	全麻下行剖腹探查（肠切除、脓肿切开引流、腹腔引流）术
	备皮
	术前12小时禁食、4小时禁水
	查血型及交叉配血、备血200~400ml
	术前留置胃管
	术前留置导尿管
	术前晚清洁灌肠
	苯巴比妥（鲁米那）0.1g / 阿托品0.5mg / im 术前0.5小时
	0.9%氯化钠注射液 40ml / 头孢菌素类抗生素 / ivgtt 术前0.5小时

注：

1. 由于患者大多有营养不良，应给予高营养低渣饮食，适当给予叶酸、维生素 B_{12} 等多种维生素和微量元素。如患者有严重营养不良、肠瘘及短肠综合征者，可予完全胃肠外营养，应用时间不宜太长。

2. 如患者腹痛剧烈，可酌情给予抗胆碱药，如阿托品 0.5mg prn im。

3. 患者如有腹泻，可酌情给予止泻药，如洛哌丁胺 4mg qd 或蒙脱石散 1 包 qd～tid。

4. 患者若合并感染，可静脉给予广谱抗菌药，可选用青霉素类、头孢菌素类、氟喹诺酮类或氨基糖苷类，同时继续抗厌氧菌治疗。

5. 糖皮质激素是目前控制病情活动最有效的药物，适用于本病活动期，主张初始要足量、疗程偏长、因人而异。剂量为泼尼松 30～40mg/d，重者可达 60mg/d，病情缓解后一般以每周递减 5mg 的速度将剂量逐渐减少至停用。5-氨基水杨酸制剂对控制轻、中型患者的活动性有一定疗效，主要适用于病变局限在结肠者，可用 5-氨基水杨酸制剂 1g qid，用药 3～4 周，病情缓解后可减量使用 3～4 周，然后改为维持量 1g tid，维持 1～2 年。免疫抑制剂适用于对糖皮质激素治疗效果不佳或糖皮质激素依赖的慢性活动性病例，可用硫唑嘌呤 2mg/(kg·d) 或巯嘌呤 1.5mg/(kg·d)，该类药显效时间需 3～6 月，维持用药一般 1～2 年。

6. 某些抗菌药物对本病有一定疗效，如甲硝唑（对肛周瘘管者疗效好）、环丙沙星等。

7. 如患者睡眠较差，可予加用地西泮（安定）5mg qn。

8. 本病如出现梗阻、腹膜炎、大出血，可参阅有关疾病的医嘱执行。

9. 病变在直肠、乙状结肠者，可用 5-氨基水杨酸 1～2g，灌肠，1 次/天。近来用肠外营养加环孢素治疗，疗效好。

10. 注意纠正水、电解质和酸碱平衡紊乱。

术后医嘱

长期医嘱	临时医嘱
普通外科常规护理	血常规
一级护理	肝功能
禁食	肾功能
半卧位（6 小时、血压平稳后）	凝血功能
留置胃管接负压瓶	血生化
留置尿管接袋	5%葡萄糖注射液 500ml 止血药 ivgtt
记 24 小时出入量、腹腔引流管记量	血浆 200～400ml ivgtt（必要时）
测血压、呼吸、脉搏（1 次/小时）×8 次	哌替啶（度冷丁）50～100mg im q8h（必要时）
5%葡萄糖氯化钠注射液 250ml 头孢菌素类抗生素 ivgtt bid	清蛋白（必要时）
乳酸钠林格注射液 1000ml 10%氯化钾 30ml ivgtt qd	
10%葡萄糖注射液 500ml 维生素 C 2g ivgtt qd	
完全胃肠外静脉营养制剂	
0.5%甲硝唑 100ml ivgtt bid	
生长抑素（必要时）	

注：

1. 克罗恩病一般采用内科治疗，外科治疗适应证是：①内科治疗效果不佳；②梗阻；③慢性穿孔后形成腹腔脓肿、肠内（外）瘘；④大出血；⑤中毒性巨结肠；⑥急性穿孔；⑦严重肛周病变；⑧癌变。

2. 手术应切除病变肠管，选择肉眼正常的肠段做肠端端吻合。如局部粘连严重、无法分离，则在病变近侧 3cm 处切断正常肠管，内翻关闭远端，以近侧肠管与横结肠做端侧吻合。3～6 个月后二期手术切除病变肠段。

3. 术后应密切监测生命体征。

4. 术后患者如疼痛剧烈，可予应用哌替啶（度冷丁）50～100mg im q8h。

5. 术后应注意维持水、电解质和酸碱平衡；继续加强营养（高热量、高蛋白质、高维生素饮食）及全身支持治疗。

6. 术后抗感染，可选用青霉素类、头孢菌素类、氟喹诺酮类或氨基糖苷类，同时继续抗厌氧菌治疗。

结肠癌

术前医嘱

长期医嘱	临时医嘱
普通外科常规护理 二级护理 无渣半流质饮食 肥皂水灌肠 1 次/晚（必要时） 维生素 K_1 10mg im bid	查：血常规+血型 尿常规、便常规 出凝血时间 肝功能 肾功能 血钾、钠、钙、氯等电解质 血糖 乙肝两对半 肝炎系列抗体 艾滋病（HIV）抗体 梅毒抗体 癌胚抗原（CEA）、胃肠肿瘤相关标志物 胸部 X 线摄片 B 超肝脏造影 心电图 纤维结肠镜检查 X 线钡剂灌肠检查 胸腹增强 CT 与患者本人及家属谈话并签字 在全麻下行（腹腔镜）右半结肠（或左半结肠、横结肠、乙状结肠）根治性切除术 备皮 术前 12 小时禁食、4 小时禁水 查血型及交叉配血、备血 400~1000ml 术前留置胃管 术前留置导尿管 复方聚乙二醇电解质溶液 2000~3000ml 如效果不佳则术晨加灌肠 1 次 苯巴比妥（鲁米那）0.1g / im 术前 0.5 小时 阿托品 0.5mg / im 术前 0.5 小时

注：

1. 术前使用抗菌药预防感染，可选用青霉素类、头孢菌素类、氨基糖苷类或氟喹诺酮类。同时应加用抗肠道细菌的药物，如甲硝唑。

2. 对术前诊断不明确者，可行肠镜检查加病理检查。

3. 建立胃肠外营养通道，加强全身支持治疗。

4. 如患者睡眠较差，可予加用安定 5mg qn。

5. 术前营养不良者予高热量、高蛋白质、高维生素饮食。

术后医嘱

长期医嘱	临时医嘱
普通外科常规护理	血常规
硬膜外麻醉后护理	肝功能
一级护理	肾功能
禁食	血生化
病危（或病重），心电监护，吸氧	凝血功能
半卧位（6 小时、血压平稳后）	5%葡萄糖注射液 500ml / 止血药 / ivgtt
留置胃管接负压瓶	
留置尿管接袋	血浆 200 ~ 400ml ivgtt（必要时）
记 24 小时出入量，腹腔引流量	
测血压、呼吸、脉搏（1 次/小时）×8 次	
哌替啶（度冷丁）50 ~ 100mg im q8h（必要时）	
5%葡萄糖氯化钠注射液 250ml / 抗生素应用同术前 / ivgtt bid	
乳酸钠林格注射液 1000ml / 10%氯化钾 30ml / 维生素 C 2g / ivgtt qd	
5%葡萄糖注射液 500ml ivgtt bid	
0.5%甲硝唑 100ml ivgtt bid	
生长抑素（必要时）	

注：

1. 结肠癌根治术应切除包括癌肿在内的肠襻及其系膜和淋巴结：盲肠、升结肠、结肠肝曲肿瘤，应行右半结肠切除（包括升结肠、右半横结肠、盲肠和15cm回肠）；横结肠癌则应切除全部横结肠，包括肝曲和脾曲；脾曲和降结肠癌，切除左半横结肠和降结肠，或部分乙状结肠；乙状结肠癌，切除全部乙状结肠或部分降结肠和部分直肠。

2. 右侧结肠癌并发急性肠梗阻时，可做右半结肠切除、一期回肠横结肠吻合术；如患者情况不允许，则先做盲肠造口解除梗阻，二期手术再根治切除。左侧结肠癌并发急性梗阻时，首选肿瘤根治切除、横结肠造口术，在肠道充分准备后，二期手术恢复肠道通畅。若肿瘤已不能切除，则在癌肿的近端行姑息性结肠造口术。

3. 放疗对结肠癌无效，进展期结肠癌根治切除后均配合术后辅助化疗，进展期结肠癌一线化疗方案：①FOLFOX6，奥沙利铂+CF+5-FU；②XELOX，奥沙利铂+卡培他滨；③MAYO，CF+5-FU。

4. 术后预防性使用抗菌药，可选用头孢菌素类或氟喹诺酮类，必要时可联用氨基糖苷类，同时应加用抗肠道细菌的药物，如甲硝唑。

5. 术后第二天开始使用胃肠外营养（PN），直至胃肠功能恢复。

6. 注意纠正水、电解质和酸碱平衡紊乱。

7. 术后患者如疼痛剧烈，可酌情给予非甾体抗炎药或哌替啶（度冷丁）50~100mg im q8h。

8. 防治并发症的发生，如术后持续发热要注意有无盆腹腔积液、泌尿系感染及切口感染，并予引流、积极抗感染等治疗。

直肠癌

术前医嘱

长期医嘱	临时医嘱
普通外科常规护理	查：血常规+血型
二级护理	尿常规、便常规
无渣半流质饮食	出凝血时间
	肝功能
	肾功能
	血钾、钠、钙、氯等电解质
	血糖
	乙肝两对半
	肝炎系列抗体
	艾滋病（HIV）抗体
	梅毒抗体
	癌胚抗原（CEA）、CA19-9、CA125
	甲胎蛋白（AFP）
	胸部 X 线摄片
	心电图
	B 超查肝脏超声造影
	X 线钡剂灌肠检查
	纤维结肠镜检查
	腹部立、卧位 X 线摄片（合并急性肠梗阻时）
	CT 查胸部、腹部、盆腔（必要时）
	与患者本人及家属谈话并签字
	在全麻下行（腹腔镜）直肠癌根治术
	备皮、青霉素皮试
	查血型及交叉配血、备血 400～1000ml
	术前 12 小时禁食、4 小时禁水
	术前留置胃管、尿管
	术前复方聚乙二醇电解质溶液清洁灌肠 2000ml
	苯巴比妥（鲁米那）0. 1g / 阿托品 0. 5mg / im 术前 0. 5 小时
	盆腔 MRI、经直肠彩超、肛门直肠测压

注：

1. 术前使用抗菌药预防感染，可选用青霉素类、头孢菌素类、氨基糖苷类或氟喹诺酮类。同时应加用抗肠道细菌的药物，如甲硝唑。

2. 对术前诊断不明确者，可行直肠镜或乙状结肠镜检查加病理检查。

3. 建立胃肠外营养通道，加强全身支持治疗。

4. 患者由于便血而常有贫血，可酌情输注浓缩红细胞或全血。

5. 术前营养不良者予高热量、高蛋白质、高维生素饮食。

术后医嘱

长期医嘱	临时医嘱
普通外科常规护理	血常规
硬膜外麻醉后护理	肝功能
一级护理	肾功能
禁食	血生化
病危（或病重），心电监护，吸氧	凝血功能
半卧位（6 小时、血压平稳后）	5%葡萄糖注射液 500ml / 止血药 / ivgtt
留置胃管接负压瓶，腹腔引流管记量	
留置尿管接消毒瓶	
记 24 小时出入量	血浆 200～400ml ivgtt（必要时）
测血压、呼吸、脉搏（1 次/小时）×8 次	
哌替啶（度冷丁）50～100mg im q8h（必要时）	
5%葡萄糖氯化钠注射液 250ml / 广谱抗生素同术前 / ivgtt bid	
乳酸钠林格注射液 1000ml / 10%氯化钾 30ml / 维生素 C 2g / ivgtt qd	
5%葡萄糖注射液 500ml / 制酸药 / ivgtt qd	
0.5%甲硝唑 100ml　ivgtt bid	

注：

1. 根治性直肠癌切除术是直肠癌的主要治疗方法。凡能切除的直肠癌及无禁忌证者，应尽早施行直肠癌根治术。癌肿局限于直肠壁，仅有局部淋巴结转移者，都适宜于根治切除，如癌肿已侵犯子宫、阴道壁，可同时切除。对有孤立性肝转移者，亦可同时行肝叶肝段切除或肝楔形切除。

2. 手术方法及切除范围：①腹会阴联合直肠癌根治术(Miles 手术)。适用于距肛缘 5cm 以内的直肠癌，切除范围应为直肠全部、乙状结肠下端及其系膜、肠系膜下动脉和周围淋巴结、肛门及周围 3cm 以内的全部组织。乙状结肠下端在左腹壁做永久性造瘘。有条件单位可行术前辅助治疗降低后提高保肛率，最低为齿状线上 2cm。②经腹腔直肠癌切除术（Dixon 手术)。适用于距肛缘 6cm 以上的直肠癌，癌肿切除后有足够的直肠在盆腔内与乙状结肠行对端吻合。对距肛缘 6~9cm 的直肠癌，则需要借助闭合器和吻合器才能完成 Dixon 手术。③乙状结肠造口术。适用于直肠癌并发急性肠梗阻时的一期减压手术，或晚期直肠癌不宜行根治切除，以及年老体弱不能耐受较大手术者的姑息性手术。

3. 进展期直肠癌一线化疗方案：①FOLFOX6，奥沙利铂+CF+5-FU；②XELOX，奥沙利铂+卡培他滨；③MAYO，CF+5-FU。

4. 与术后单纯放疗相比，术后放化疗结合，可明显降低 T_3 以上和 N_1 以上的患者的局部复发率，延长生存时间。对 T_3N_0 以上的患者术后可追加盆腔放疗（45.0~50.4Gy)。

5. 术后预防性使用抗菌药，可选用头孢菌素类或氟喹诺酮类，必要时可联用氨基糖苷类，同时应加用抗肠道细菌的药物，如甲硝唑。

6. 术后第二天开始使用胃肠外营养（PN)，直至胃肠功能恢复。

7. 注意纠正水、电解质和酸碱平衡紊乱。

8. 防治并发症的发生，如术后持续发热要注意有无盆腹腔积液、泌尿系感染及切口感染，并予引流、积极抗感染等治疗。

9. 齿状线上 2~5cm 低位直肠癌用盆腔 MRI 评估，$T_{3\sim4}$ N_1 以上新辅助后可以保肛，要预防回肠造口。

直肠肛管周围脓肿

术前医嘱

长期医嘱	临时医嘱
普通外科常规护理	查：血常规+血型
二级（或三级）护理	尿常规、便常规
无渣半流质饮食	出凝血时间
	肝功能
	肾功能
	血钾、钠、钙、氯等电解质
	血糖
	乙肝两对半
	肝炎系列抗体
	艾滋病（HIV）抗体
	梅毒抗体
	胸部 X 线透视
	心电图
	超声检查或 CT 检查（深部脓肿时），直肠肛管 MRI
	纤维结肠镜检查（必要时）
	与患者本人及家属谈话并签字
	在局部麻醉或硬膜外麻醉下行脓肿切开引流术
	备皮
	查血型及交叉配血、备血 400~1000ml
	术前 12 小时禁食
	术前清洁灌肠（必要时）
	苯巴比妥（鲁米那）0.1g / im 术前 0.5 小时
	阿托品 0.5mg / im 术前 0.5 小时
	青霉素皮试

注：

1. 积极抗生素治疗，联合选用 2~3 种对革兰阴性杆菌有效的抗生素，可选用青霉素类、头孢菌素类或氨基糖苷类抗生素。

2. 可予温水坐浴及局部理疗，以促进局部血液循环。

3. 口服缓泻剂或石蜡油以减轻排便时疼痛。

术后医嘱

长期医嘱	临时医嘱
普通外科常规护理	血常规
局部麻醉（或硬膜外麻醉）后护理	血生化
二级护理	
无渣半流质饮食	
平卧	
测血压、呼吸、脉搏（1次/2小时）×3次（硬膜外麻醉或鞍麻后）	
甲硝唑片 0.4g po tid	
庆大霉素 8万U im bid	
液体石蜡 20~30ml po qn	
温水坐浴（肤阴洁或1‰高锰酸钾溶液）2次/天	
哌替啶（度冷丁）50~100mg im q8h（必要时）	

注：

1. 浅表脓肿做肛周放射状切开引流。

2. 坐骨肛管间隙脓肿、骨盆直肠间隙脓肿应在穿刺定位下距肛缘3~5cm，做前后方向略偏后的弧形切口，逐层切开直达脓腔，通畅引流。

3. 向直肠突出的骨盆直肠后间隙脓肿、直肠壁脓肿、括约肌间脓肿、直肠后间隙脓肿可经直肠切开引流。

4. 所有直肠肛管脓肿确诊后都应立即切开引流，等其出现波动或自行穿破往往需要时间，在此期间，脓肿会突破更多组织扩散，形成复杂肛瘘，甚至发生便失禁。

5. 表浅的直肠肛管周围脓肿确诊后可在局麻下切开引流，不必住院。深部脓肿都应在硬膜外麻醉或全身麻醉下切开引流，切开应够大，切开后置管引流，以保证引流通畅，避免遗留肛门瘘管的后遗症。若为括约肌间脓肿可以切开引流一期挂线治愈。

6. 注意维持水、电解质和酸碱平衡。

7. 术后继续温水坐浴。

8. 术后患者若疼痛剧烈，可给予哌替啶（度冷丁）50~100mg im q8h。

9. 切开引流时取脓液送培养及药敏试验，选用敏感的抗菌药物。

直肠脱垂

术前医嘱

长期医嘱	临时医嘱
普通外科常规护理	血常规+血型
三级护理	尿常规、便常规
无渣半流质饮食	出凝血时间
	肝功能
	肾功能
	血钾、钠、钙、氯等电解质
	血糖
	乙肝两对半
	肝炎系列抗体
	艾滋病（HIV）抗体
	梅毒抗体
	胸部X线透视，排粪造影了解黏膜脱垂
	心电图、肛门直肠测压（有条件单位）
	结肠镜检查（必要时）
	与患者本人及家属谈话并签字
	在硬膜外麻醉下行肛门环缩或全麻下行腹腔镜直肠悬吊术
	备皮
	查血型及交叉配血、备血200ml（必要时）
	术前12小时禁食、4小时禁水
	术前复方聚乙二醇电解质溶液清洁灌肠2000ml
	苯巴比妥（鲁米那）0.1g / im 术前0.5小时
	阿托品0.5mg / （硬膜外麻醉时）
	术前使用预防性抗生素

注：

1. 术前有慢性咳嗽应给予相应的处理，有感染者应控制感染，常用青霉素、红霉素、氨基糖苷类、氟喹诺酮类、头孢菌素类等；应祛痰、镇咳，常用氯化铵合剂、溴己新，应避免应用强镇咳药，如可待因等。

2. 术前有便秘也应给予相应处理，高纤维饮食有助于改善便秘，可适当应用半纤维素或亲水胶体类泻药，如欧车前子制剂和天然高分子多聚糖等。

3. 术前患者如有前列腺肥大，亦应给予处理，控制病情，可应用 α_1 受体阻断剂，如特拉唑嗪、阿夫唑嗪、坦索罗辛等；亦可用 5α 还原酶抑制剂，如非那雄胺。

4. 术前有腹水者，可服用氢氯噻嗪、螺内酯、呋塞米；若合并血清蛋白低应予补充，可输清蛋白后用呋塞米。

5. 加强营养，改善患者全身情况。

6. 注意纠正水、电解质、酸碱平衡失调。

术后医嘱

长期医嘱	临时医嘱
普通外科常规护理	血常规
局部麻醉（或硬膜外麻醉）后护理	肝功能
二级护理	肾功能
无渣半流质饮食	凝血功能
平卧	血生化
测血压、呼吸、脉搏（1 次/2 小时）×4 次（硬膜外麻醉后）	
1‰高锰酸钾溶液温热坐浴 2 次/天	
液体石蜡 20~30ml 口服 1 次/晚	
甲硝唑 0. 4g po tid	
庆大霉素 8 万 U im bid	
哌替啶（度冷丁）50~100mg im q8h（必要时）	

注：

1. 幼儿直肠脱垂有自愈的可能，应注意缩短排便时间，便后立即将脱出直肠复位，取俯卧位，用胶布固定双臀。

2. 儿童或体弱者的轻度黏膜脱垂或年迈不能耐受手术者，可采用黏膜下硬化剂注射疗法。黏膜有急性感染、溃疡或坏死者忌用。

3. 老年人肛门松弛，或会阴部肌肉神经功能紊乱者，可行肛门环缩术。轻度的直肠脱垂可用硬化剂注射疗法。

4. 原发性直肠全层脱垂或原发性直肠、乙状结肠脱垂，应行直肠悬吊固定术。

5. 术后抗感染，可选用青霉素类、头孢菌素类或氨基糖苷类抗生素。

6. 注意维持水、电解质和酸碱平衡。

直肠息肉

术前医嘱

长期医嘱	临时医嘱
普通外科常规护理	查：血常规+血型
二级护理	尿常规、便常规
无渣半流质饮食	出凝血时间
复方聚乙二醇电解质溶液 2000ml	肝功能
	肾功能
	血钾、钠、钙、氯等电解质
	血糖
	乙肝两对半
	肝炎系列抗体
	艾滋病（HIV）抗体
	梅毒抗体
	癌胚抗原（CEA）
	甲胎蛋白（AFP）
	胸部 X 线摄片
	心电图
	肝脏 B 超
	X 线钡剂灌肠检查
	纤维结肠镜检查、直肠 MRI
	与患者本人及家属谈话并签字
	在硬膜外麻醉下经肛息肉切除术
	或经腹直肠节段切除术
	备皮
	查血型及交叉配血、备血 200ml
	术前晚复方聚乙二醇电解质溶液
	肠道准备
	术晨清洁灌肠
	苯巴比妥（鲁米那）0. 1g / im 术前
	阿托品 0. 5mg / 0. 5 小时

注：

1. 术前使用抗菌药预防感染，可选用青霉素类、头孢菌素类、氨基糖苷类或氟喹诺酮类。同时应加用抗肠道细菌的药物，如甲硝唑。

2. 对术前诊断不明确者，可行直肠镜或乙状结肠镜检查加病理检查。

3. 为预防术后大量出血，术前可使用维生素 K_1 10mg im bid。

术后医嘱

长期医嘱	临时医嘱
普通外科常规护理	血常规
硬膜外麻醉后护理	血生化
二级护理	
流质饮食	
平卧	
测血压、呼吸、脉搏（1 次/小时）×4 次	
甲硝唑 0.4g po tid	
庆大霉素 8 万 U im bid	

注：

1. 电灼切除：息肉位置较高，无法自肛门切除者，可通过直肠镜、乙状结肠镜或纤维结肠镜显露息肉，有蒂息肉可经窥镜用圈套器套住蒂部予以电灼。广基的息肉电灼不安全。

2. 经肛门切除：适用于直肠下段息肉。广基息肉，应切除包括息肉四周的部分黏膜，缝合创面；若属绒毛状腺瘤，切线距肉眼所见腺瘤缘不少于 1cm。

3. 肛门镜下显微手术切除（TEM）：适用于直肠上段的腺瘤和早期直肠癌的局部切除术。

4. 开腹手术：高位息肉无法经肛门切除者，须经腹切开直肠前壁切除息肉。有癌变的直肠息肉要按直肠癌治疗。

5. 多发的家族性息肉病，应根据息肉的分布决定直肠

（或结肠）切除的范围。

6. 炎性息肉以治疗原发病为主；增生性息肉，症状不明显，不需特殊治疗。

7. 术后抗感染，可选用青霉素类、头孢菌素类或氨基糖苷类抗生素。

8. 注意维持水、电解质和酸碱平衡。

痔

术前医嘱

普通外科常规护理	查：血常规+血型
三级护理	尿常规、便常规
无渣半流质饮食	出凝血时间
止血药口服（必要时）	肝功能
消肿药口服（必要时）	肾功能
	血钾、钠、钙、氯等电解质
	血糖
	乙肝两对半
	肝炎系列抗体
	艾滋病（HIV）抗体
	梅毒抗体
	胸部X线透视
	心电图
	纤维结肠镜检查（必要时）
	与患者本人及家属谈话并签字
	在局部麻醉或骶管麻醉下行PPH、外剥内扎、痔胶圈套扎术
	备皮
	术前12小时禁食
	术晨清洁灌肠或复方聚乙二醇电解质溶液口服
	苯巴比妥(鲁米那) 0.1g / im 术前0.5小时
	阿托品 0.5mg / （骶管麻醉时）

注：

1. 保持排便通畅，养成定时排便的习惯，多吃蔬菜和富含维生素的食物。

2. 便秘时可用石蜡油或缓泻剂。

3. 应用1∶5000高锰酸钾温水坐浴，保持肛门口清洁。

4. 可在肛管内注入含吲哚美辛药物的油膏或栓剂，起抗炎、润滑作用。

5. 及时治疗直肠炎症性疾病。

6. 术前使用抗菌药预防感染，可选用青霉素类、头孢菌素类、氨基糖苷类或氟喹诺酮类。同时应加用抗肠道细菌的药物，如甲硝唑。

术后医嘱

长期医嘱	临时医嘱
普通外科常规护理	血常规
局部麻醉（或骶管麻醉）后护理	血生化
二级护理	
无渣半流质饮食	
平卧	
测血压、呼吸、脉搏（1 次/小时）×4 次（骶管麻醉或鞍麻后）	
温水坐浴（肤阴洁或 1‰高锰酸钾溶液）2 次/天（必要时）	
哌替啶（度冷丁）50～100mg im q8h（必要时）	

注：

1. Ⅰ期或Ⅱ期合并出血的、较小的痔块，可用注射硬化疗法、胶圈套扎或微波热凝，无须住院。更大的孤立痔块，可行痔梭形切除术；严重的环形痔，应行痔环形切除术。疼痛严重的血栓性外痔，可行外痔血栓剥离术。血栓性外痔若未手术，1～3 周或血栓可消退，症状缓解。

2. 术后抗感染可选用青霉素类、头孢菌素类或氨基糖苷类抗生素。

3. 术后继续保持排便通畅。

4. 术后继续用 1∶5000 高锰酸钾温水坐浴。

5. 注意维持水、电解质和酸碱平衡。

6. 术后患者如果疼痛剧烈，可给予哌替啶（度冷丁）50～100mg im q8h。

肛裂

术前医嘱

长期医嘱	临时医嘱
普通外科常规护理	血常规+血型
三级护理	尿常规、便常规
无渣半流质饮食	出凝血时间
甲硝唑片 0.4g po tid（术前3天开始）	肝功能
会阴部清洗 1 次/天（术前1天）	肾功能
	血钾、钠、钙、氯等电解质
	血糖
	乙肝两对半
	肝炎系列抗体
	艾滋病（HIV）抗体
	梅毒抗体
	胸部 X 线透视
	心电图
	纤维结肠镜检查
	与患者本人及家属谈话并签字
	在局部麻醉或骶管麻醉下行肛裂切除术
	备皮
	术前 12 小时禁食
	术前晚及术晨清洁灌肠或口服复方聚乙二醇电解质溶液
	苯巴比妥（鲁米那）0.1g 阿托品 0.5mg im 术前 0.5 小时（骶管麻醉时）

注：

1. 保持排便通畅，多吃蔬菜等富含纤维素的食物。

2. 溃疡局部涂麻醉油膏或用 10%～20%硝酸银溶液烧灼溃疡面，促进伤口愈合。

3. 排便前后用 1∶5000 高锰酸钾温水坐浴，保持局部清洁，解除括约肌痉挛。

4. 口服缓泻剂或石蜡油，使大便松软、润滑。

5. 增加饮水和多纤维食物，以纠正便秘，保持排便通畅。

6. 防治感染可用抗肠道细菌的抗菌药，如甲硝唑。

术后医嘱

长期医嘱	临时医嘱
普通外科常规护理	血常规
局部麻醉（或骶管麻醉）后护理	血生化
二级护理	
无渣半流质饮食	
平卧（骶管麻醉后）	
测血压、呼吸、脉搏（1 次/2 小时）×4 次（骶管麻醉后）	
庆大霉素 8 万 U po bid	
液体石蜡 20~30ml 口服 1 次/晚	
温水坐浴 2 次/天	
镇痛药（必要时）	
消肿药	

注：

1. 轻症患者可用非手术方法，经久不愈反复发作、保守治疗无效且持续疼痛症状较重者可采用手术治疗。

2. 扩肛术：扩肛可解除括约肌痉挛，溃疡基底部纤维组织被裂开，扩大创面，有利于肉芽组织新生，促进裂口愈合。肛裂局部麻醉后，使患者侧卧位，先用示指扩肛后，逐渐伸入两中指，维持扩张 5 分钟。

3. 肛门括约肌切断术：切断肛裂基底部外括约肌皮下部或切开部分肛门内括约肌，以消除肛门括约肌痉挛，促进溃疡愈合。

4. 肛裂切除术：切除肛裂及上端肥大的肛乳头、下端皮垂、外痔等，切断创面底部的外括约肌皮下部，必要时切断部分痉挛的内括约肌，创面引流换药，直至愈合。

5. 术后抗感染可选用青霉素类、头孢菌素类或氨基糖苷类抗生素。

6. 术后继续保持排便通畅。

7. 术后继续用 1∶5000 高锰酸钾温水坐浴。

肛瘘

术前医嘱

长期医嘱	临时医嘱
普通外科常规护理	血常规+血型
三级护理	尿常规、便常规
无渣半流质饮食	出凝血时间
会阴部清洗 1 次/天（术前 3 天开始）	肝功能
	肾功能
	血钾、钠、钙、氯等电解质
	血糖
	乙肝两对半
	肝炎系列抗体
	艾滋病（HIV）抗体
	梅毒抗体
	胸部 X 线透视、心电图
	直肠肛管 MRI 了解瘘管数量与走向
	纤维结肠镜检查（必要时）
	与患者本人及家属谈话并签字
	在局部麻醉或骶管麻醉下行瘘管切除或挂线术
	备皮
	术前 12 小时禁食
	术晨清洁灌肠或口服复方聚乙二醇电解质溶液
	苯巴比妥（鲁米那）0.1g 阿托品 0.5mg ｜ im 术前 0.5 小时（骶管麻醉时）

注：

1. 保持排便通畅，多吃蔬菜等富含纤维素的食物。
2. 排便后用 1 ∶ 5000 高锰酸钾温水坐浴，保持局部清洁。

3. 抗感染治疗，抗菌药可选用青霉素类、头孢菌素类、氨基糖苷类或氟喹诺酮类，同时应加用抗肠道细菌的药物，如甲硝唑。

术后医嘱

长期医嘱	临时医嘱
普通外科常规护理	血常规
局部麻醉（或骶管麻醉）后护理	血生化
二级护理	
无渣半流质饮食	
平卧	
测血压、呼吸、脉搏（1 次/小时）×4 次（骶管麻醉或鞍麻后）	
温水坐浴（肤阴洁或 1‰高锰酸钾溶液）bid	
甲硝唑片 0.4g　po bid	
庆大霉素 8 万 U im bid	
双醋酚丁 5～10mg（或液体石蜡 20～30ml）po qn	
哌替啶（度冷丁）50～100mg im q8h（必要时）	

注：

1. 低位单纯性肛瘘和复杂瘘的皮下支可行瘘管切开术，要求创口呈“V”形敞开，术中应先确定内口位置和瘘管行经方向，再行切开或切除术。对大而深的伤口可一期缝合一部分，以缩短愈合时间。

2. 高位单纯性瘘和复杂性瘘可用挂线疗法；复杂性高位瘘管往往须分次手术，两次挂线的间隔时间应在 3～6 个月，观察肛门部瘢痕的形成和括约肌的功能，据此，考虑下一步治疗。肛门瘘管除复杂者外，一般可在门诊治疗。

3. 结核性肛瘘先行抗结核治疗再行手术治疗。

4. 术后发生尿潴留较常见，可对症处理。伤口应每天早晨及便后用高锰酸钾溶液坐浴及换药，使伤口从基底向上逐渐愈合，否则肛瘘易复发。

5. 术后患者如果疼痛剧烈，可给予哌替啶（度冷丁）50~100mg im q8h。

先天性肥厚性幽门狭窄

术前医嘱

长期医嘱	临时医嘱
新生儿常规护理	查：血常规+血型
一级护理	尿常规、便常规
母乳喂养	出凝血时间
阿托品 1∶4000 新鲜注射液	肝功能
1~6 滴口服授乳前 20min	肾功能
维生素 K_1 5mg im qd	血钾、钠、钙、氯等电解质
静脉补液（必要时）	血糖
	乙肝两对半
	肝炎系列抗体
	艾滋病（HIV）抗体
	梅毒抗体
	X 线钡餐检查、心电图
	B 超查幽门肌厚度、幽门管长度
	与患儿家长谈话并签字
	在全麻下行黏膜外幽门环肌切开术
	备皮
	查血型及交叉配血、备血 100ml
	术前 12 小时禁食、4 小时禁水
	术前留置胃管
	术前留置尿管
	苯巴比妥（鲁米那）1.5~2.5mg/kg / im 术前 0.5 小时
	阿托品 0.01~0.02mg/kg / im 术前 0.5 小时
	0.9%氯化钠注射液 20ml / ivgtt 术前 1 小时
	头孢曲松钠 25mg/kg / ivgtt 术前 1 小时

注：

1. 由于梗阻、呕吐，患儿常有营养不良、脱水、碱中毒和电解质紊乱，术前应积极纠正水、电解质和酸碱平衡紊乱，补充钾盐，要求血碳酸氢盐低于 28mmol/L，或血氯高于

92mmol/L，才能手术。

2. 必要时采用静脉内营养，改善患儿营养状况。无小儿外科的医院，术前、术后可会同儿科医生处理。

3. 前述“长期医嘱”中的阿托品 1∶4000 新鲜注射液是将阿托品 0.5mg（1ml）用注射用水稀释成2ml 而成。用量应逐滴增加至患儿面部皮肤潮红为止。

4. 一般于术后 24 小时即可全量口服进食，并且可以出院。若术中有黏膜穿破，应推迟进食。

5. 凝血功能有障碍或有出血倾向者使用维生素 K_1 或输血浆。

6. 术前诊断不明确时，可予 B 超查幽门肌厚度、幽门管长度，必要时可行钡餐检查。

术后医嘱

长期医嘱	临时医嘱
新生儿常规护理	血常规
全麻后护理	肝功能
一级护理、吸氧	肾功能
留置尿管接袋	凝血功能
禁食（12 小时后可饮葡萄糖水 5ml 1 次/2 小时；24 小时后喂奶 5ml 1 次/2 小时，逐次增加 5ml；48 小时后正常喂奶）	血生化 动脉血气分析（必要时）
测体温、心率、呼吸（1 次/小时）×6 次	
5%葡萄糖注射液 500ml 10%氯化钠 10ml / 混合后按 80~120ml/kg ivgtt qd	
0.9%氯化钠注射液 20ml 头孢曲松钠 25mg/kg / ivgtt qd	

注：

1. 本病确诊后经 3~5 天术前准备，可做 Ramstedt 黏膜外幽门环肌切开术。

2. 病情较重的患儿术后送外科监护室（SICU）监护至循环呼吸稳定。

3. 术后密切监测患儿生命体征。

4. 术后预防性使用抗生素，选用二、三代头孢菌素。

5. 术后注意纠正水、电解质和酸碱平衡紊乱。

6. 术后加强患儿营养，促使患儿早日恢复。

7. 术后加强护理，防治并发症的发生，如术后持续发热要注意有无盆腹腔积液、肺部感染、泌尿系感染及切口感染，并予引流、积极抗感染等治疗。

先天性肠旋转不良

术前医嘱

长期医嘱	临时医嘱
小儿外科常规护理	查：血常规+血型
一级护理	尿常规、便常规
禁食	出凝血时间
病重（或病危）	肝功能
留置胃管接负压瓶	肾功能
记 24 小时出入量	血钾、钠、钙、氯等电解质
面罩吸氧 3～5L/min（必要时）	血糖
10%葡萄糖注射液 300ml / 10%氯化钠 6ml / 10%氯化钾 3ml / ivgtt qd	乙肝两对半
	肝炎系列抗体
	艾滋病（HIV）抗体
	梅毒抗体
	动脉血气分析
	胸部 X 线透视
	腹部立、卧位 X 线摄片
	心电图
	X 线钡剂灌肠检查
	B 超查肝、脾位置
	与患儿家长谈话并签字
	在全麻下行剖腹探查（梗阻松解或肠切除加端端吻合）术
	备皮
	术前 12 小时禁食、4 小时禁水
	查血型及交叉配血、备血 200ml
	术前留置胃管
	术前留置导尿管
	苯巴比妥（鲁米那）2mg/kg / 阿托品 0.02mg/kg / im 术前 0.5 小时
	0.5%甲硝唑 7.5mg/kg ivgtt 术前 1 小时
	青霉素皮试

注：

1. 1岁以内小儿液体补充，每天每千克体重按110～120ml计算。累积损伤的补充，用1/3～1/2张液体；生理需要量的补充，用1/5～1/4张液体。有休克时，全血或血浆每天每千克体重按10ml计算；手术中额外损伤的量照加。

2. 注意补钾，维持酸碱平衡。

3. 长期不能进食者应采用全胃肠外营养（TPN）治疗。

4. 无小儿外科专业的医院，婴幼儿手术前后的治疗，最好请儿科医生协助。术后处理并不复杂，由于远端肠段的废用性变细，因而胃肠功能恢复缓慢，需要的是耐心。最好能进行静脉营养支持。胃肠减压不仅有利于吻合口愈合，还可防止消化液误吸入肺内。

术后医嘱

长期医嘱	临时医嘱
小儿外科常规护理	血常规
全麻后护理	肝功能
一级护理	肾功能
禁食	血生化
病危	凝血功能
面罩吸氧3～5L/min	动脉血气分析（必要时）
留置胃管接负压瓶	
留置尿管接消毒瓶	
记24小时出入量	
测血压、呼吸、脉搏（1次/0.5小时）×8次	
10%葡萄糖注射液 500ml 10%氯化钠 10ml 10%氯化钾 5ml 氨苄西林 2～3g　　ivgtt qd	
0.5%甲硝唑 7.5mg/kg ivgtt q8h	

注：

1. 单纯性肠旋转不良用Ladd术式：松解纤维性索带，

解除对十二指肠的压迫，显露全部十二指肠；将盲肠置于右上腹，十二指肠置于右侧腹部；检查腹内其他脏器有无先天异常（如十二指肠隔膜）。

2. 肠旋转不良伴肠扭转的手术：先按逆时针方向将扭转的中肠复位，然后检查小肠的活力，确定坏死范围；若坏死范围小，可切除之，然后用Ladd术式处理，若中肠坏死范围大，则不应切除太多肠段，可将扭转之小肠复位后放入腹腔，缝合腹腔，待24小时后再次手术进腹。如此可发现边缘区有部分组织存活，从而减少切除范围。

3. 术后注意监测生命体征。

4. 术后预防性使用抗生素，可选用青霉素类或头孢菌素类，同时加用抗肠道细菌的抗菌药，如甲硝唑。

5. 术后注意维持水、电解质和酸碱平衡。

6. 术后加强营养支持治疗，采用全胃肠外营养。

7. 患儿如有呼吸困难、口唇发绀等缺氧症状时，可进行动脉血气分析，以了解患儿血氧情况。

8. 术后加强护理，防治并发症的发生，如术后持续发热要注意有无盆腹腔积液、泌尿系感染及切口感染，并予引流、积极抗感染等治疗。

先天性肠闭锁和肠狭窄

术前医嘱

长期医嘱	临时医嘱
小儿外科常规护理	查血常规+血型
一级护理	尿常规、便常规
禁食	出凝血时间
病重（或病危）	肝功能
留置胃管接负压瓶（必要时）	肾功能
记 24 小时出入量	血钾、钠、钙、氯等电解质
面罩吸氧 3~5L/min（必要时）	血糖
10%葡萄糖注射液 300ml / 10%氯化钠 6ml / 10%氯化钾 3ml　ivgtt qd	乙肝两对半
	肝炎系列抗体
	艾滋病（HIV）抗体
	梅毒抗体
	动脉血气分析
	胸部 X 线透视
	腹部 X 线摄片
	心电图
	X 线钡剂灌肠检查
	全消化道 X 线钡餐检查
	与患儿家长谈话并签字
	在全麻下行十二指肠空肠吻合术或肠切除加肠端端吻合术
	备皮
	查血型及交叉配血、备血 200ml
	术前留置导尿管
	苯巴比妥（鲁米那）2mg/kg / 阿托品 0.02mg/kg　im 术前 0.5 小时
	0.5%甲硝唑 7.5mg/kg　ivgtt 术前 1 小时
	青霉素皮试

注：

1. 1岁以内小儿液体补充，每天每千克体重按110~120ml计算。晶体液的补充，应根据每天体液丢失总量，用1/5~1/3张液体补充之。有休克时，全血或血浆每天每千克体重按10ml计算；手术中额外损失的量照加。

2. 注意补钾，维持酸碱平衡。

3. 长期不能进食者应采用全胃肠外营养（TPN）治疗。

4. 无小儿外科专业的医院，婴幼儿手术前后的治疗，最好请儿科医生协助。术后处理并不复杂，由于远端肠段的废用性变细，因而胃肠功能恢复缓慢，需要的是耐心。最好能进行静脉营养支持。胃肠减压不仅有利于吻合口愈合，还可防止消化液误吸入肺内。

术后医嘱

长期医嘱	临时医嘱
小儿外科常规护理	血常规
全麻后护理	肝功能
禁食	肾功能
病危	血生化
面罩吸氧3~5L/min（必要时）	凝血功能
留置胃管接负压瓶	动脉血气分析（必要时）
留置尿管接消毒瓶	
记24小时出入量	
测血压、呼吸、脉搏（1次/0.5~1小时）×8次	
10%葡萄糖注射液 300ml 10%氯化钠 6ml 10%氯化钾 3ml 氨苄西林 2~3g　ivgtt qd	
0.5%甲硝唑 7.5mg/kg ivgtt q8h	

注：

1. 本病常伴有其他严重的先天异常，术前必须排除肠旋转不良，因为肠旋转不良不允许花长时间做术前准备。先天性肠狭窄或闭锁诊断明确后都须手术治疗，重建一个通畅的胃肠道。

2. 十二指肠狭窄或闭锁时，可做十二指肠-空肠吻合术；若有十二指肠隔膜，可在此处切开十二指肠，切去隔膜，然后缝闭十二指肠。但术中应查清壶腹开口位置，因为开口也位于隔膜的系膜侧。若有环状胰腺，术中应注意勿伤及胰腺，千万不要将环状胰腺切开，环状胰腺切断后的死亡率极高，环状胰腺合并梗阻的处理方法是行十二指肠侧侧吻合，或胃空肠吻合形成旁路。

3. 空回肠狭窄或闭锁，行肠切除端端吻合术；结肠狭窄或闭锁，行结肠切除加近端结肠造口术，待以后视情况行二期手术。由于近侧肠襻扩张，远侧肠襻失用性变细，对端吻合有一定困难。此时可采用侧侧吻合；也可将远侧肠管口的对系膜缘切开，使该口扩大，以便端端吻合。

4. 术后注意监测生命体征。

5. 术后预防性使用抗生素，可选用青霉素类或头孢菌素类，同时加用抗肠道细菌的抗菌药，如甲硝唑。

6. 术后注意维持水、电解质和酸碱平衡。

7. 术后加强营养支持治疗，采用全胃肠外营养。

8. 患儿如有呼吸困难、口唇发绀等缺氧症状时，可进行动脉血气分析，以了解患儿血氧情况。

9. 术后加强护理，防治并发症的发生，如术后持续发热要注意有无盆腹腔积液、泌尿系感染及切口感染，并予引流、积极抗感染等治疗。

先天性巨结肠

术前医嘱

长期医嘱	临时医嘱
小儿外科常规护理	查：血常规+血型
一级护理	尿常规、便常规
流质或无渣半流质饮食	出凝血时间
温盐水灌肠 1 次/晚	肝功能
10%葡萄糖注射液 300ml ⎫	肾功能
10%氯化钠 5ml ⎬ ivgtt qd	血钾、钠、钙、氯等电解质
10%氯化钾 3ml ⎭	血糖
甲硝唑肛栓 0.3g 肛塞 1 次/晚（术前 3 天开始）	乙肝两对半
	肝炎系列抗体
	艾滋病（HIV）抗体
	梅毒抗体
	胸部 X 线透视
	腹部 X 线摄片
	直肠括约肌测压（必要时）
	直肠镜检查加活检（必要时）
	与患儿家长谈话并签字
	在全麻下行 Soave（直肠后结肠拖出术）或 Duhamel（直肠肌鞘内拖出术）术
	备皮
	术前 12 小时禁食、4 小时禁水
	查血型及交叉配血、备血 200ml
	术前留置胃管
	术前留置导尿管
	苯巴比妥（鲁米那）2mg/kg ⎫ im 术前 0.5 小时
	阿托品 0.02mg/kg ⎭
	0.5%甲硝唑 7.5mg/kg ivgtt 术前 1 小时
	青霉素皮试

注：

1. 决定手术治疗的患儿，手术前应充分准备，每天扩肛及温盐水灌肠，开塞露塞肛，补充营养，维持水、电解质平衡。手术后应定时扩肛锻炼排便。

2. 1岁以内小儿液体补充，每天每千克体重按110~120ml计算。稍大小儿每天维持液需要量一般按下表计算。例如，15kg小儿日需水计算：第一个10kg［100ml/(kg·d)×10］为1000ml/d，加第二个5kg［50ml/(kg·d)×5］为250ml/d，合计为1250ml/d。注意，这种计算方法仅供参考，输液时必须密切观察患者的体征，及时发现容量的缺失或过多。晶体液的补充，应根据每天体液丢失的总量，用1/5~1/3张液体补充之。有休克时，全血或血浆每天每千克体重按10ml计算；手术中额外损失的量照加。

体重区段	液体需求量
0~10kg	100ml/(kg·d) A
10~20kg	50ml/(kg·d) B
>20kg	20ml/(kg·d) C

维持液需求量=A+B+C

3. 长期不能进食者应采用全胃肠外营养（TPN）治疗。

4. 胃肠减压不仅有利于吻合口愈合，还可防止消化液误吸入肺内。

术后医嘱

长期医嘱	临时医嘱
小儿外科常规护理	血常规
全麻后护理	肝功能
一级护理	肾功能
禁食	血生化
病危（或病重）	凝血功能
面罩吸氧3~5L/min	动脉血气分析（必要时）
留置胃管接负压瓶	
留置尿管接袋	
记24小时出入量	
测血压、呼吸、脉搏1次/0.5小时	
10%葡萄糖注射液500ml 10%氯化钠15ml 10氯化钾10ml 氨苄西林2~3g / ivgtt qd	
0.5%甲硝唑7.5mg/kg ivgtt q8h	

注：

1. 诊断已经明确的先天性巨结肠症应行手术治疗。手术要求切除狭窄的病变肠段和明显扩张肥厚的部分结肠，以达到正常排便的功能。手术的方式很多，可根据病变情况及医生的经验选择。对必须手术而病情过重者，可先行结肠造口术以改善病情，以后再行根治术。

2. 术后注意监测生命体征。

3. 术后预防性使用抗生素，可选用青霉素类或头孢菌素类，同时加用抗肠道细菌的抗菌药，如甲硝唑。

4. 术后注意维持水、电解质和酸碱平衡。

5. 术后加强营养支持治疗，采用全胃肠外营养。

6. 患儿如有呼吸困难、口唇发绀等缺氧症状时，可进行动脉血气分析，以了解患儿血氧情况。

7. 术后加强护理，防治并发症的发生，如术后持续发热要注意有无盆腹腔积液、泌尿系感染及切口感染，并予引流、积极抗感染等治疗。

先天性直肠肛管畸形

术前医嘱

长期医嘱	临时医嘱
小儿外科常规护理	查：血常规+血型
一级护理	尿常规、便常规
禁食	出凝血时间
病重	肝功能
记24小时出入量	肾功能
面罩吸氧3~5L/min（必要时）	血钾、钠、钙、氯等电解质
10%葡萄糖注射液300ml 10%氯化钠5ml 10%氯化钾3ml ivgtt qd	血糖 乙肝两对半 肝炎系列抗体
	艾滋病（HIV）抗体
	梅毒抗体
	胸部X线透视
	腹部X线摄片或倒悬位腹部X线摄片
	瘘管造影（必要时）
	与患儿家长谈话并签字
	在全麻下行肛膜切除或肛管直肠成形术
	备皮
	查血型及交叉配血、备血200ml
	术前留置胃管
	术前留置导尿管
	苯巴比妥（鲁米那）2mg/kg 阿托品0.02mg/kg im 术前0.5小时
	0.5%甲硝唑7.5mg/kg ivgtt 术前1小时
	青霉素皮试

注：

1. 1岁以内小儿液体补充，每天每千克体重按110～120ml计算。累积损失的补充，用1/3～1/2张液体；生理需要量的补充，用1/5～1/4张液体。有休克时，全血或血浆每天每千克体重按10ml计算；手术中额外损失的量照加。

2. 长期不能进食者应采用全胃肠外营养（TPN）治疗。

3. 注意维持水、电解质和酸碱平衡。

4. 无小儿外科专业的医院，婴幼儿手术前后的治疗，最好请儿科医生协助。

术后医嘱

长期医嘱		临时医嘱
小儿外科常规护理		血常规
全麻后护理		肝功能
一级护理		肾功能
禁食		血生化
病危（或病重）		凝血功能
面罩吸氧3～5L/min		动脉血气分析（必要时）
留置胃管接负压瓶		
留置尿管接消毒瓶		
记24小时出入量		
测血压、呼吸、脉搏1次/0.5小时		
10%葡萄糖注射液300ml	ivgtt qd	
10%氯化钠6ml		
10%氯化钾3ml		
氨苄西林2～3g		
0.5%甲硝唑7.5mg/kg ivgtt q8h		

注：

1. 肛管直肠闭锁均须手术治疗。单纯肛膜闭锁仅需切除肛膜；低位直肠闭锁可经会阴游离直肠盲端，自肛门拖出行肛管成形术；高位直肠闭锁则做结肠造口，以后行二期手术。

2. 术后处理并不复杂，由于远端肠段的失用性变细，胃肠功能恢复缓慢，临床上需要的是耐心。最后能进行静脉营养支持。胃肠减压不仅有利于吻合口愈合，还可防止消化液误吸入肺内。

3. 术后注意监测生命体征。

4. 术后预防性使用抗生素，可选用青霉素类或头孢菌素类，同时加用抗肠道细菌的抗菌药，如甲硝唑。

5. 术后注意维持水、电解质和酸碱平衡。

6. 术后加强营养支持治疗，采用全胃肠外营养。

7. 患儿如有呼吸困难、口唇发绀等缺氧症状时，可进行动脉血气分析，以了解患儿血氧情况。

8. 术后加强护理，防治并发症的发生，如术后持续发热要注意有无盆腹腔积液、泌尿系感染及切口感染，并予引流、积极抗感染等治疗。

（中山大学附属第六医院　蔡永华　黄美近）

三、颈部外科

甲亢

术前医嘱

长期医嘱	临时医嘱
按甲亢术前外科常规护理	血常规+血型
二级护理	尿常规
普食	肾功能
Lugol 液　10gtt　tid	肝功能
普萘洛尔片　10mg　tid	凝血功能
	血生化电解质
	术前筛查组合（梅毒抗体、艾滋病抗体、肝炎组合）
	甲状腺功能组合、抗甲状腺抗体组合、甲状腺球蛋白
	心电图
	胸透（或胸片）
	甲状腺 B 超
	声带检查

注：

1. 患者已在门诊服用抗甲状腺药物，使基础代谢率和甲状腺功能在正常范围。

2. 术前准备应在手术前 10~14 天开始服用 Lugol 液 10gtt tid，普萘洛尔片 10mg tid。

3. 如甲状腺较大或有气管压迫症状，应拍颈部正侧位片，了解气管受压、移位情况。

4. 必要时行 CT 检查了解有无胸骨后甲状腺肿。

术后医嘱

长期医嘱	临时医嘱
按气管内麻醉下甲状腺双叶次全切除术后常规护理	5%GS 500ml / 维生素 C 2.0g / ivgtt
一级护理	5%GNS 500ml ivgtt
禁食	乳酸钠林格注射液 500ml ivgtt
常规喷喉 bid	床边备气管切开包
颈部引流管接袋记量	
Lugol 液 10gtt tid	
普萘洛尔片 10mg tid	

注:

1. 术后预防甲状腺危象可予 Lugol 液和普萘洛尔片，连续服用 5~7 天。

2. 术后第 1 天可予半流质饮食，第 2 天可予普食。

3. 术后咳嗽、咳痰可予铵远合剂 10ml tid，沐舒坦 30mg bid 口服。

结节性甲状腺肿

术前医嘱

长期医嘱	临时医嘱
按结节性甲状腺肿术前外科常规护理	血常规+血型
二级护理	尿常规
普食	肾功能
	肝功能
	凝血功能
	血生化电解质
	术前筛查组合（梅毒抗体、艾滋病抗体、肝炎组合）
	甲状腺功能组合、抗甲状腺抗体组合、甲状腺球蛋白
	心电图
	胸透（或胸片）
	甲状腺 B 超
	声带检查

注：

1. 如甲状腺较大或有气管压迫症状，应拍颈部正侧位片，了解气管受压、移位情况。

2. 必要时行 CT 检查了解有无胸骨后甲状腺肿。

术后医嘱

长期医嘱	临时医嘱
按气管内麻醉下甲状腺双叶次全切除术后常规护理	5%GS 500ml / 维生素 C 2.0g / ivgtt
一级护理	5%GNS 500ml ivgtt
禁食	乳酸钠林格注射液 500ml ivgtt
常规喷喉 bid	床边备气管切开包
颈部引流管接袋记量	

注：

1. 术后第1天可予半流质饮食，第2天可予普食。

2. 术后咳嗽、咳痰可予铵远合剂 10ml tid，沐舒坦 30mg bid 口服。

3. 出院时予优甲乐片 50μg qd 口服。

甲状腺癌

术前医嘱

长期医嘱	临时医嘱
按甲状腺癌术前外科常规护理	血常规+血型
二级护理	尿常规
普食	肾功能
	肝功能
	凝血功能
	血生化电解质
	术前筛查组合（梅毒抗体、艾滋病抗体、肝炎组合）
	甲状腺功能组合、抗甲状腺抗体组合、甲状腺球蛋白
	心电图
	胸片
	甲状腺 B 超
	声带检查

注：

1. 如甲状腺较大或有气管压迫症状，应拍颈部正侧位片，了解气管受压、移位情况。

2. 必要时行 CT 检查了解有无胸骨后甲状腺肿。

3. 甲状腺 B 超应包括颈部淋巴结检查，了解有无颈淋巴结肿大。

术后医嘱

长期医嘱	临时医嘱
按气管内麻醉下甲状腺右叶全切、左叶次全切除术后常规护理	5%GS 500ml / 维生素 C 2.0g ivgtt
一级护理	5%GNS 500ml ivgtt
禁食	乳酸钠林格注射液 500ml ivgtt
常规喷喉 bid	床边备气管切开包
颈部引流管接袋记量	

注：

1. 术后第 1 天可予半流质饮食，第 2 天可予普食。

2. 术后咳嗽、咳痰可予铵远合剂 10ml tid，沐舒坦 30mg bid 口服。

3. 出院时予优甲乐片 50μg bid 或 tid 口服。

4. 术后 1 个月应返院复诊，根据甲状腺功能调整优甲乐用量（TSH 抑制治疗）。

（中山大学附属第一医院血管外科　姚　陈）

四、乳腺外科

乳腺癌

术前医嘱

长期医嘱	临时医嘱
按乳腺癌术前外科常规护理	血常规+血型
二级护理	尿常规
普食	肾功能
	肝功能
	凝血功能
	血生化电解质
	术前筛查组合（梅毒抗体、艾滋病抗体、肝炎组合）
	乳腺肿瘤组合
	心电图
	胸片
	乳腺 B 超
	肝胆胰脾 B 超
	钼靶/MR（必要时）

注：

1. 乳腺 B 超应包括双侧乳腺及腋窝淋巴结。

2. 对术前诊断不明者，根据医院条件行穿刺活检，或在手术当天根治术前先行肿物切除，送病理冰冻检测。

3. 对于某些适合的患者，可先行术前新辅助化疗，再手术治疗。

术后医嘱

长期医嘱	临时医嘱
按气管内麻醉下左乳腺癌根治术后常规护理	5%GS 500ml / 维生素 C 2.0g / ivgtt
一级护理	5%GNS 500ml / PAMBA 0.4g / ivgtt
禁食	乳酸钠林格注射液 500ml ivgtt
常规喷喉 bid	
腋窝引流管接持续负压吸引记量	
胸壁引流管接持续负压吸引记量	

注：

1. 术后第 1 天可予半流质饮食，第 2 天可予普食。

2. 注意术侧上肢有无肿胀或缺血表现，及时处理。如肿胀、疼痛明显，宜行血管彩色多普勒检查，排除静脉血栓形成。

（中山大学附属第一医院血管外科　姚　陈）

五、血管外科

腹主动脉瘤/主动脉夹层

术前医嘱

长期医嘱	临时医嘱
按腹主动脉瘤/主动脉夹层术前外科常规护理	血常规+血型
二级护理	尿常规
普食	肾功能
测血压 bid（必要时）	肝功能
	凝血功能
	血生化电解质
	术前筛查组合（梅毒抗体、艾滋病抗体、肝炎组合）
	心电图
	胸片
	超声心动图
	肺功能检测（必要时）
	腹主动脉彩色多普勒检查（必要时）
	胸/腹部 CTA 或 MRA 检查
	腹主动脉造影（必要时）

注：

1. 术前如有血压高者，应予相应降压药物控制血压。

2. 术前严重贫血、血小板降低应予相应成分输血纠正。

3. 术前应完善相关检查，对于高危患者应注意心肺功能的评估。

4. 对术前有腹痛、腰痛者，高度怀疑动脉瘤濒临破裂，应简化相关检查尽快手术治疗。

术后医嘱（人工血管置换术）

长期医嘱	临时医嘱
按气管内麻醉下腹主动脉瘤切除、人工血管置换术/胸主动脉夹层杂交手术后常规护理	血常规
一级护理	肾功能
禁食	肝功能
常规喷喉 bid	血生化电解质
右锁骨下静脉穿刺护理	凝血功能
测 CVP bid（必要时）	动脉血气分析（必要时）
胃管接一次性负压吸引记量	低流量给氧
尿管接袋记量	心电血氧监测
盆腔双腔引流管接持续负压吸引记量	5%GS 500ml / 维生素 C 2.0g / ivgtt
胸腔引流管接负压水封瓶（必要时）	5%GNS 500ml ivgtt
记 24 小时出入量	佳乐施 500ml ivgtt（必要时）
奥美拉唑 40mg iv bid	
生理盐水 20ml / 头孢曲松钠 1.0g / iv q12h	

术后医嘱（腔内修复术）

长期医嘱	临时医嘱
按气管内麻醉下腹主动脉瘤/主动脉夹层腔内隔绝术后常规护理	血常规
一级护理	肾功能
禁食	肝功能
常规喷喉 bid	血生化电解质
右锁骨下静脉穿刺护理	凝血功能
测 CVP bid（必要时）	动脉血气分析（必要时）
尿管接袋记量	低流量给氧
胃管接一次性负压吸引记量（必要时）	心电血氧监测
奥美拉唑 40mg iv bid	5%GS 500ml / 维生素 C 2.0g / ivgtt
生理盐水 20ml / 头孢曲松钠 1.0g / iv q12h	5%GNS 500ml ivgtt
	佳乐施 500ml ivgtt（必要时）

注：

1. 手术后宜送外科重症监护室（SICU）监护至循环呼吸稳定。

2. 预防性抗生素可选用二、三代头孢菌素。

3. 如血压偏低、心率快、CVP 低，注意补充血容量；如血压偏高，注意控制血压。

4. 注意双下肢血供情况，如有缺血表现及时处理。

5. 监测肾功能变化；注意纠正水、电解质和酸碱平衡紊乱。

6. 注意患者基础疾病的治疗。

下肢静脉功能不全

术前医嘱

长期医嘱	临时医嘱
按下肢静脉功能不全术前外科常规护理	血常规+血型
二级护理	尿常规
普食	肾功能
	肝功能
	凝血功能
	血生化电解质
	术前筛查组合（梅毒抗体、艾滋病抗体、肝炎组合）
	心电图
	胸片
	下肢静脉彩色多普勒检查
	下肢静脉造影（必要时）

注：

1. 彩色多普勒检查了解深静脉瓣膜功能，有无反流及反流程度，明确诊断是下肢深静脉瓣膜功能不全还是单纯性静脉曲张，以决定是否行深静脉瓣膜修复成形术。若同时存在交通静脉扩张时，应行交通静脉结扎术。

2. 小腿明显曲张的浅静脉，应于术前划线定位。

术后医嘱

（1）下肢深静脉瓣膜功能不全

长期医嘱	临时医嘱
按硬膜外麻醉下左股浅静脉瓣膜修复成形、大隐静脉高位结扎抽剥、小腿曲张静脉刨吸术后常规护理	5%GS 500ml / 维生素 C 2.0g ivgtt 5%GNS 500ml ivgtt
一级护理	
禁食	
去枕平卧 6 小时	
地奥司明片 0.5g po bid	

（2）下肢静脉曲张

长期医嘱	临时医嘱
按硬膜外麻醉下左大隐静脉高位结扎抽剥、小腿曲张静脉刨吸/硬化剂注射、SEPS术后常规护理	5%GS 500ml / 维生素C 2.0g / ivgtt 5%CNS 500ml ivgtt
一级护理	
禁食	
去枕平卧6小时	
地奥司明片0.5g po bid	

注：

1. 手术当天晚上可予半流质饮食，术后第1天可予普食。

2. 术后患肢宜予抬高，减轻水肿。

3. 如下肢明显肿胀、疼痛，应行下肢静脉彩色多普勒检查，排除深静脉血栓形成。

4. 术后注意观察患肢运动、感觉情况。如有异常，考虑缝扎过深误伤神经，及时拆除相应部位缝扎线。

5. 术后可酌情给予抗凝药物，预防静脉血栓形成。

6. 术后患肢应弹力绷带加压包扎，拆除绷带后应继续穿着弹力袜。

下肢动脉硬化闭塞症

术前医嘱

长期医嘱	临时医嘱
按下肢动脉硬化闭塞症术前外科常规护理	血常规+血型
二级护理	尿常规
普食	肾功能
测血压 bid（必要时）	肝功能
测四段血糖（必要时）	凝血功能
拜阿司匹林 0.1g po qd	血生化电解质
波立维 75mg po qd	术前筛查组合（梅毒抗体、艾滋病抗体、肝炎组合）
立普妥 10mg po qn（必要时）	心电图
	胸片
	肺功能检查（必要时）
	超声心动图
	双下肢动脉彩超
	双髂动脉+双大腿+双小腿 CTA
	双下肢 ABI

注：

1. 注意患者基础疾病的治疗，如高血压、糖尿病等。

2. 术前应完善相关检查，对于高危患者应注意心肺等功能的评估。

术后医嘱

长期医嘱	临时医嘱
按局麻下左下肢动脉腔内成形术后常规护理	5%GS 500ml / 维生素 C 2.0g ivgtt
一级护理	5%GNS 500ml ivgtt
普食	乳酸钠林格注射液 500ml ivgtt
测血压 bid（必要时）	双下肢 ABI
测四段血糖（必要时）	
拜阿司匹林 0.1g po qd	
波立维 75mg po qd	
立普妥 10mg po qn（必要时）	

注：

1. 腔内治疗术后应注意长期抗血小板治疗（两种抗血小板药物同时使用）。

2. 注意基础疾病的治疗。

3. 术后3个月应返院复查。

颈动脉硬化闭塞症

术前医嘱

长期医嘱	临时医嘱
按颈动脉硬化闭塞症术前外科常规护理	血常规+血型
二级护理	尿常规
普食	肾功能
测双上肢血压 bid（必要时）	肝功能
测四段血糖（必要时）	凝血功能
拜阿司匹林 0.1g po qd	血生化电解质
波立维 75mg po qd	术前筛查组合（梅毒抗体、艾滋病抗体、肝炎组合）
立普妥 10mg po qn（必要时）	心电图
	胸片
	肺功能检查（必要时）
	超声心动图
	双侧颈动脉彩超
	颈动脉 CTA

注：

1. 注意患者基础疾病的治疗，如高血压、糖尿病等。

2. 术前应完善相关检查，对于高危患者应注意心肺等功能的评估。

3. 术前颈动脉彩超了解双侧颈内动脉及椎动脉情况，哪一侧为优势动脉。

术后医嘱

长期医嘱	临时医嘱
按气管内麻醉下颈动脉内膜剥脱术/腔内成形术后常规护理	5%GS 500ml / 维生素 C 2.0g / ivgtt
一级护理	5%GNS 500ml ivgtt
禁食	乳酸钠林格注射液 500ml ivgtt
常规喷喉 bid	
测双上肢血压 bid（必要时）	
测四段血糖（必要时）	
拜阿司匹林 0.1g po qd	
波立维 75mg po qd	
立普妥 10mg po qn（必要时）	

注：

1. 术后应注意患者意识状态的观察，防止脑梗的发生。
2. 术后第 1 天可予半流质饮食，第 2 天可予普食。
3. 腔内治疗术后应注意长期抗血小板治疗（两种抗血小板药物同时使用）。
4. 注意基础疾病的治疗。

颈动脉体瘤

术前医嘱

长期医嘱	临时医嘱
按颈动脉体瘤术前外科常规护理	血常规+血型
二级护理	尿常规
普食	肾功能
	肝功能
	凝血功能
	血生化电解质
	术前筛查组合（梅毒抗体、艾滋病抗体、肝炎组合）
	心电图
	胸片
	肺功能检查（必要时）
	超声心动图（必要时）
	颈部 CT 平扫+增强+三维

注：

1. 注意评估颈动脉受累情况。
2. 注意患者基础疾病的治疗。

术后医嘱

长期医嘱	临时医嘱
按气管内麻醉下颈动脉体瘤切除术后常规护理	5%GS 500ml / 维生素 C 2.0g ivgtt
一级护理	5%GNS 500ml ivgtt
禁食	乳酸钠林格注射液 500ml ivgtt
常规喷喉 bid	
颈引流管接袋记量	

注：

1. 术后第一天可予半流质饮食，第二天可予普食。
2. 术后应注意患者意识状态的观察，防止脑梗的发生。

（中山大学附属第一医院血管外科　姚　陈）

六、肝胆胰脾外科

原发性肝癌

术前医嘱

长期医嘱	临时医嘱
按原发性肝癌术前外科常规护理	血常规、血型
二或三级护理	尿常规
普食或半流质饮食	便常规
	血生化组合（含肾功能、电解质、血糖等）
	肝功能
	凝血功能
	乙肝两对半
	肝炎系列
	乙肝 DNA（HBV~DNA、乙肝患者）
	艾滋病（HIV）抗体
	甲胎蛋白（AFP）
	糖蛋白 19-9（CA19-9）
	葡萄糖耐量试验（OGTT）或吲哚氰绿清除试验 ICGR（15）
	心电图
	胸片
	上腹部 B 型超声、超声造影
	上腹部增强 CT 或增强 MRI（鉴别诊断困难者可考虑普美显 MRI）
	选择性肝动脉造影（必要时）

注：

1. 术前有腹水者，可服用氢氯噻嗪、螺内酯、呋塞米。需监测腹围变化，记 24 小时尿量。

2. 术前血清蛋白低应予补充，合并有腹水者使用白蛋白后用呋塞米利尿。

3. 凝血功能有障碍或有出血倾向者使用维生素 K_1 或输血浆。

4. 有癌性发热或疼痛者加用吲哚美辛 25mg 或其他非甾

体类抗炎药，每天 1~3 次。

5. 对术前诊断不明确者，根据医院条件作特殊项目检查，如肝穿刺活组织检查。

6. 术前营养不良者予高热量、高蛋白质、高维生素及低脂饮食。

术后医嘱

长期医嘱	临时医嘱
按气管内麻醉下肝癌切除术后	血常规
常规护理	血生化组合
一级护理	肝功能
禁食	凝血功能
吸氧（低氧血症时）	动脉血气分析（必要时）
常规喷喉 q12h	乳酸钠林格注射液 500ml ivgtt
右颈内静脉穿刺护理	10%葡萄糖注射液 500ml / ivgtt
测 CVP bid（必要时）	维生素 C　2.0g
胃管接一次性负压吸引瓶	人工代血浆 500ml ivgtt（必要时）
尿管接引流袋	二代头孢菌素（手术时间>4 小时者）
腹腔引流管接引流袋，记量	
记 24 小时出入量	
护肝药物（根据病情选择）	
抑制胃酸分泌药物（根据病情选择）	

注：

1. 手术较大，病情较重者术后送外科监护室（SICU）监护至循环呼吸稳定。

2. 若血压偏低、心率快、CVP 低，注意补充血容量。

3. 注意纠正水、电解质和酸碱平衡紊乱，监测血糖水平。

4. 术后第 1 天开始使用胃肠外营养（PN），直至胃肠功能恢复（一般为 5~7 天）。

5. 预防性抗生素应选用二代头孢菌素，麻醉后、手术开始前使用 1 次，如手术时间>3 小时，术后追加 1 次。最长不超过2天。

6. 监测肝功能变化，肝功能较差，有肝性脑病倾向者加用精氨酸或谷氨酸钠，并改用支链氨基酸，监测血氨水平。术后应予补充清蛋白。

7. 处理合并症，防治并发症。如术后持续发热要注意有无膈下积液、肺部感染、泌尿系感染及切口感染，并予引流、积极抗感染等处理。

肝囊肿

术前医嘱

长期医嘱	临时医嘱
按肝囊肿术前外科常规护理	血常规、血型
二或三级护理	尿常规
普食或半流质饮食	便常规
	血生化组合（含肾功能、电解质、血糖等）
	肝功能
	凝血功能
	乙肝两对半
	肝炎系列
	艾滋病（HIV）抗体
	心电图
	胸片
	上腹部 B 型超声
	上腹部 CT 或磁共振成像

注：

1. 肝囊肿直径小于 5cm 而又无临床症状的囊肿不需手术治疗；直径在 5~10cm 者根据有无症状，决定是否处理；直径>10cm 者应予以手术治疗。一般采取肝囊肿开窗术。

2. 有症状者，如周围器官压迫、囊内感染或出血，明确后可手术治疗。

3. 凝血功能有障碍或有出血倾向者使用维生素 K_1 或输血浆。

4. 囊肿巨大需要行肝叶切除术时，术前可行 OGTT 或 ICGR（15）。

5. 疑为肝包虫囊肿时，病灶严禁诊断性穿刺。手术中注意防止囊液外溢。

6. 鉴别诊断有困难者应进一步行超声造影或增强 CT/MRI 检查。

术后医嘱

长期医嘱	临时医嘱
按气管内麻醉下肝囊肿开窗（切除）术后常规护理	血常规
一级护理	血生化组合
禁食	肝功能
吸氧（低氧血症时）	凝血功能
常规喷喉 q12h	乳酸钠林格注射液 500ml ivgtt
右颈内静脉穿刺护理	10%葡萄糖注射液 500ml / 维生素 C 2.0g / ivgtt
胃管接一次性负压吸引瓶	二代头孢菌素（手术时间>4 小时者）
尿管接引流袋	
腹腔引流管接引流袋，记量	
记 24 小时出入量	
护肝药物（根据病情选择）	
抑制胃酸分泌药物（根据病情选择）	

注：

1. 注意纠正水、电解质和酸碱平衡紊乱。

2. 凝血功能有障碍或有出血倾向者使用维生素 K_1 或输血浆。

3. 预防性抗生素应选用二代头孢菌素，麻醉后、手术开始前使用 1 次，如手术时间>3 小时，术后追加 1 次。最长不超过 2 天。

4. 监测肝功能变化，低白蛋白血症时应予补充白蛋白。

5. 处理合并症，防治并发症。

细菌性肝脓肿

术前医嘱

长期医嘱	临时医嘱
按细菌性肝脓肿术前外科常规护理	血常规、血型
二或三级护理	尿常规
普食或半流质饮食	便常规
生理盐水 20ml / 头孢曲松钠 1.0g / iv q12h	血生化组合（含肾功能、电解质、血糖等）
0.5%甲硝唑 100ml ivgtt bid	肝功能
	凝血功能
	乙肝两对半
	肝炎系列
	艾滋病（HIV）抗体
	血培养+药敏（寒战、高热时）
	心电图
	穿刺（脓液培养+药敏），置管引流
	胸片
	上腹部 B 型超声
	上腹部 CT 或磁共振成像

注：

1. 术前营养不良者予全身支持治疗，改善患者一般情况。

2. 对尚未液化病灶，鉴别诊断有困难者应进一步行超声造影或增强 CT/MRI 检查，必要时穿刺活检。

3. 致病菌未能确定前先应用广谱抗生素，待细菌培养及抗生素敏感试验结果再决定是否调整抗生素。

4. 较大的单个脓肿可行脓肿置管引流或切开引流术，慢性厚壁脓肿可行肝叶切除术。

5. 注意防治膈下脓肿、脓胸及化脓性心包炎、脓毒败血症等危及生命的并发症。

术后医嘱

长期医嘱	临时医嘱
按B超引导下肝脓肿置管引流术后常规护理	血常规
一级护理	乳酸钠林格注射液 500ml ivgtt
禁食	10%葡萄糖注射液 500ml / 维生素C 2.0g / ivgtt
脓腔引流管接引流袋、记量	血浆 200~400ml ivgtt（必要时）
生理盐水 20ml / 头孢曲松钠 1.0g / iv q12h	
0.5%甲硝唑 100ml ivgtt bid	

注：

1. 继续给予全身支持治疗，改善患者一般情况。

2. 注意纠正水、电解质和酸碱平衡紊乱。

3. 根据细菌培养及药敏结果应用广谱抗菌药，可用三代头孢菌素或氟喹诺酮类+甲硝唑。

4. 凝血功能有障碍或有出血倾向者使用维生素 K_1 或输血浆。

5. 注意处理合并症，防治并发症发生。

肝血管瘤

术前医嘱

长期医嘱	临时医嘱
按肝血管瘤术前外科常规护理	血常规、血型
二或三级护理	尿常规
普食或半流质饮食	便常规
	血生化组合（含肾功能、电解质、血糖等）
	肝功能
	凝血功能
	乙肝两对半
	肝炎系列
	艾滋病（HIV）抗体
	甲胎蛋白（AFP）
	心电图
	OGTT 或 ICGR（15）
	胸片
	上腹部 B 型超声、超声造影
	上腹部增强 CT 或磁共振成像

注：

1. 肿瘤直径>10cm；有症状；或动态观察，肿瘤进行性增大者。可行肝叶或肝段切除术或行肝血管瘤剥脱术。

2. 对术前诊断不明确者，可行肝穿刺活组织检查。

3. 肝血管瘤巨大，出现凝血功能障碍或有出血倾向者使用维生素 K_1 或输血浆。

术后医嘱

长期医嘱	临时医嘱
按气管内麻醉下肝血管瘤切除	血常规
术后常规护理	血生化组合
一级护理	肝功能
禁食	凝血功能
吸氧（低氧血症时）	动脉血气分析（必要时）
常规喷喉　q12h	乳酸钠林格注射液 500ml　ivgtt
右颈内静脉穿刺护理	10%葡萄糖注射液 500ml / 维生素 C　2.0g / ivgtt
测 CVP　bid（必要时）	
胃管接一次性负压吸引瓶	人工代血浆　500ml　ivgtt（必要时）
尿管接引流袋	
腹腔引流管接持续低负压吸引	二代头孢菌素（手术时间>4 小时者）
记 24 小时出入量	
护肝药物（根据病情选择）	
抑制胃酸分泌药物（根据病情选择）	

注：

1. 手术较大，病情较重者术后送外科监护室（SICU）监护至循环呼吸稳定。

2. 注意纠正水、电解质和酸碱平衡紊乱，注意补充血容量。

3. 预防性抗生素应选用二代头孢菌素，麻醉后、手术开始前使用 1 次，如手术时间>3 小时，术后追加 1 次。最长不超过 2 天。

4. 术后第 1 天开始使用胃肠外营养（PN），直至胃肠功能恢复（一般为 5~7 天）。

5. 监测肝功能变化，术后应予补充清蛋白。

6. 处理合并症，防治并发症。

肝外伤

术前医嘱

长期医嘱	临时医嘱
按肝外伤术前外科常规护理	急查血常规、血型
一级护理	急查凝血功能
禁食	急查肾功能
24 小时心电监护	急查胸腹平片
病重通知	急查上腹部 B 型超声
	右下腹腔穿刺（必要时）
	乳酸钠林格注射液 500ml ivgtt
	人工代血浆　500ml ivgtt（必要时）
	血浆　200～400ml　ivgtt（必要时）
	配输同型血 200～400ml ivgtt（必要时）
	尿常规
	便常规
	肝功能
	心电图
	上腹部 CT 或磁共振成像检查（必要时）
	选择性肝动脉造影（必要时）

注：

1. 若血压偏低，心率快，CVP 低有休克表现，注意快速输液输血，补充血容量。

2. 有明显内出血和休克的患者，在抗休克同时作手术前准备。

3. 凝血功能有障碍或有出血倾向者使用维生素 K_1 或输血浆。

4. 急诊手术处理原则：彻底止血、清创、引流。

术后医嘱

长期医嘱	临时医嘱
按气管内麻醉下肝部分切除术后常规护理	血常规
一级护理	肾功能
禁食	肝功能
吸氧（低氧血症时）	凝血功能
常规喷喉 q12h	动脉血气分析（必要时）
右锁骨下静脉穿刺护理	乳酸钠林格注射液 500ml ivgtt
测 CVP bid（必要时）	10%葡萄糖注射液 500ml PAMBA 0.4g / ivgtt
胃管接一次性负压吸引瓶	10%葡萄糖注射液 500ml 维生素 C 2.0g / ivgtt
尿管接引流袋	人工代血浆 500ml ivgtt（必要时）
腹腔双腔引流管接持续低负压吸引	血浆 200~400ml ivgtt（必要时）
记 24 小时出入量	
护肝药物（根据病情选择）	
抑制胃酸分泌药物（根据病情选择）	

注：

1. 术后病情较重者送外科监护室（SICU）监护至循环呼吸稳定。

2. 注意监测生命体征、凝血机制、血糖水平。

3. 注意纠正水、电解质和酸碱平衡紊乱。

4. 术后第 1 天开始使用胃肠外营养（PN），直至胃肠功能恢复（一般为 5~7 天）。

5. 预防性抗生素应选用二代头孢菌素，麻醉后、手术开始前使用 1 次，如手术时间>3 小时，术后追加 1 次。最长不超过 2 天。

6. 术后予护肝治疗，监测肝功能变化，术后应予补充清蛋白。

7. 处理合并症，防治胆道出血、感染、胆瘘、肝脓肿等并发症发生。

门脉高压症，脾大、脾功能亢进

术前医嘱

长期医嘱	临时医嘱
按门脉高压症，脾大、脾功能亢进术前外科常规护理	血常规、血型
二或三级护理	尿常规
普食或半流质饮食	便常规
	肾功能
	肝功能
	凝血功能
	乙肝两对半
	肝炎系列
	艾滋病（HIV）抗体
	OGTT 或 ICGR（15）
	心电图
	胸片
	上腹部 B 型超声
	电子纤维胃镜检查或食管吞钡检查

注：

1. 门脉高压症，脾大、脾功能亢进并发上消化道出血的患者按上消化道大出血处理。

2. 术前血小板计数小于 $50\times10^9/L$，术前半小时输注血小板 15~30U 后才开始手术。

3. 出现凝血功能障碍或有出血倾向者术前使用维生素 K_1 或输血浆。

4. 手术方式可采用脾切除术，既往有食管胃底静脉曲张破裂出血者行断流术或分流术。

术后医嘱

长期医嘱	临时医嘱
按气管内麻醉下，脾切除、门奇静脉断流术后常规护理	血常规
一级护理	肾功能
禁食	肝功能
吸氧（低氧血症时）	凝血功能
常规喷喉　q12h	动脉血气分析（必要时）
右锁骨下静脉穿刺护理	乳酸钠林格注射液 500ml　ivgtt
测 CVP　bid（必要时）	10%葡萄糖注射液 500ml / 维生素 C　2.0g　ivgtt
胃管接一次性负压吸引瓶	人工代血浆 500ml ivgtt（必要时）
尿管接引流袋	血浆 200~400ml ivgtt（必要时）
腹腔引流管接引流袋	冷沉淀 5~10U ivgtt（必要时）
记 24 小时出入量	
护肝药物（根据病情选择）	
抑制胃酸分泌药物（根据病情选择）	

注：

1. 手术较大、病情较重者术后送外科监护室（SICU）监护至循环呼吸稳定。

2. 注意纠正水、电解质和酸碱平衡紊乱，注意补充血容量。

3. 预防性抗生素应选用二代头孢菌素，麻醉后、手术开始前使用 1 次，如手术时间>3 小时，术后追加 1 次。最长不超过 2 天。

4. 术后第 1 天开始使用胃肠外营养（PN），直至胃肠功能恢复（一般为 5~7 天）。

5. 监测血小板计数变化，术后血小板计数大于 $300\times10^9/L$ 应予抗凝药物，如双嘧达莫（潘生丁）、阿司匹林。

6. 处理合并症，防治并发症发生。

先天性胆管囊状扩张症

术前医嘱

长期医嘱	临时医嘱
按先天性胆管囊状扩张症术前外科常规护理	血常规、血型
二或三级护理	尿常规
普食或半流质饮食	便常规
	肾功能
	肝功能
	凝血功能
	乙肝两对半
	肝炎系列
	Anti-HIV
	OGTT 或 ICGR（15）
	心电图
	胸片
	上腹部 B 型超声
	上腹部 MRCP 或 CT 检查
	PTC 或 ERCP 检查（必要时）

注：

1. 因为 PTC 或 ERCP 检查为侵入性检查，易引发胆道感染、胰腺炎，应慎用。

2. 对术前严重黄疸的患者，可行 PTCD 引流减黄。

3. 术前因黄疸出现凝血功能障碍或有出血倾向者使用维生素 K_1 或输血浆。

4. 对先天性胆总管囊肿，应彻底切除囊肿，行肝总管-空肠 Roux-en-Y 吻合术；对单侧肝内胆管囊状扩张可选择肝部分切除手术。

术后医嘱

长期医嘱	临时医嘱
按气管内麻醉下胆总管囊肿切除，肝总管-空肠 Roux-en-Y 吻合术术后常规护理	血常规
	肾功能
	肝功能
一级护理	凝血功能
禁饮食	动脉血气分析（必要时）
吸氧（低氧血症时）	乳酸钠林格注射液　500ml　ivgtt
常规喷喉　q12h	10%葡萄糖液　500ml / 维生素 C　2.0g　ivgtt
右锁骨下静脉穿刺护理	
测 CVP　bid（必要时）	人工代血浆 500ml ivgtt（必要时）
胃管接一次性负压吸引瓶	血浆 200~400ml ivgtt（必要时）
尿管接引流袋	
腹腔引流管接引流袋	
记 24 小时出入量	
护肝药物（根据病情选择）	
抑制胃酸分泌药物（根据病情选择）	

注：

1. 手术较大（需要切肝），病情较重者术后送外科监护室（SICU）监护至循环呼吸稳定。

2. 注意纠正水、电解质和酸碱平衡紊乱，注意补充血容量。

3. 预防性抗生素应选用二代头孢菌素，麻醉后、手术开始前使用 1 次，如手术时间>3 小时，术后追加 1 次。最长不超过 2 天。如胆汁细菌培养阳性，可根据病情、细菌种类及药敏结果调整抗生素品种及使用时间。

4. 术后第 1 天开始使用胃肠外营养（PN），直至胃肠功能恢复（一般为 5~7 天）。

5. 黄疸患者术后继续使用维生素 K_1 或输血浆。

6. 处理合并症，防治并发症发生。

胆囊结石

术前医嘱

长期医嘱	临时医嘱
按胆囊结石术前外科常规护理	血常规、血型
二或三级护理	尿常规
普食或半流质饮食	便常规
	肾功能
	肝功能
	凝血功能
	乙肝两对半
	肝炎系列
	Anti-HIV
	心电图
	胸片
	肝胆 B 型超声检查
	肝胆 CT 检查（必要时）

注：

1. 胆囊结石 B 型超声检查已能确诊，对诊断有怀疑时再行 CT 检查。

2. 对术前有胆绞痛的患者，予对症处理。

3. 首选腹腔镜胆囊切除术。

术后医嘱

长期医嘱	临时医嘱
按气管内麻醉下胆囊切除术后	血常规
常规护理	肾功能
一级护理	肝功能
禁食	乳酸钠林格注射液　500ml　ivgtt
吸氧（低氧血症时）	10%葡萄糖注射液　500ml ／ ivgtt
常规喷喉　q12h	维生素 C　2.0g
记 24 小时出入量	

注：

1. 非急性炎症期，无需使用预防性抗生素。
2. 注意纠正水、电解质和酸碱平衡紊乱。
3. 胃肠功能恢复后即可进食物。
4. 处理合并症，防治并发症发生。

肝外胆管结石

术前医嘱

长期医嘱	临时医嘱
按肝外胆管结石术前外科常规护理	血常规、血型
二或三级护理	尿常规
普食或半流质饮食	便常规
	肾功能
	肝功能
	凝血功能
	乙肝两对半
	肝炎系列
	Anti-HIV
	心电图
	胸片
	上腹部 B 型超声
	上腹部 CT 检查（必要时）
	PTC 或 ERCP 检查（必要时）

注：

1. 首选 B 型超声检查，对诊断有困难可选 CT、PTC 或 ERCP 检查。

2. 对术前有胆道梗阻者根据具体情况决定是否行 PTCD。

3. 术前因黄疸出现凝血功能障碍或有出血倾向者使用维生素 K_1 或输血浆。

4. 对结石数量不多，患者不能耐受手术者行 ERCP 内镜下取石术，术后置 ENBD 管引流。

5. 手术主要是取净结石、解除胆道梗阻和通畅引流。

术后医嘱

长期医嘱	临时医嘱
按气管内麻醉下胆总管切开探查取石，T 管引流术后常规护理	血常规
一级护理	肾功能
禁食	肝功能
常规喷喉 q12h	凝血功能
胃管接一次性负压吸引瓶	乳酸钠林格注射液 500ml ivgtt
尿管接引流袋	10%葡萄糖注射液 500ml / 维生素 C 2.0g / ivgtt
腹腔引流管接引流袋	血浆 200~400ml ivgtt（必要时）
T 管引流管接引流袋	
记 24 小时出入量	
护肝药物（根据病情选择）	
抑制胃酸分泌药物（根据病情选择）	

注：

1. 术后保持 T 管引流通畅，2 周左右行 T 管造影及拔除 T 管，发现有残留结石于术后 6 周行胆道镜取石术。

2. 注意纠正水、电解质和酸碱平衡紊乱。

3. 预防性抗生素应选用二代头孢菌素，麻醉后、手术开始前使用 1 次，如手术时间>3 小时，术后追加 1 次。最长不超过 2 天。如胆汁细菌培养阳性，可根据病情、细菌种类及药敏结果调整抗生素品种及使用时间。

4. 术后第 1 天开始使用胃肠外营养（PN），直至胃肠功能恢复（一般为 5~7 天）。

5. 黄疸患者术后继续使用维生素 K_1 或输血浆。

6. 处理合并症，防治并发症发生。

肝内胆管结石

术前医嘱

长期医嘱	临时医嘱
按肝内胆管结石术前外科常规护理	血常规、血型
二或三级护理	尿常规
普食或半流质饮食	便常规
	肾功能
	肝功能
	凝血功能
	乙肝两对半
	肝炎系列
	Anti-HIV
	OGTT 或 ICGR（15）
	心电图
	胸片
	上腹部 B 型超声
	上腹部 CT 或 MRCP 检查
	PTC 或 ERCP 检查

注：

1. 首选 B 型超声检查，对诊断有困难可选 CT、PTC 或 ERCP 检查。

2. 对术前有肝内胆道梗阻者根据具体情况决定是否行 PTCD。

3. 术前因黄疸出现凝血功能障碍或有出血倾向者使用维生素 K_1 或输血浆。

4. 手术明显较肝外胆管结石复杂，主要原则是切除病灶、取净结石、解除梗阻和通畅引流。

术后医嘱

长期医嘱	临时医嘱
按气管内麻醉下左肝外叶切除，胆总管切开探查取石，T管引流术后常规护理	血常规
一级护理	肾功能
禁食	肝功能
常规喷喉　q12h	凝血功能
右锁骨下静脉穿刺护理	乳酸钠林格注射液　500ml　ivgtt
测 CVP　bid（必要时）	10%葡萄糖注射液　500ml / 维生素 C　2.0g　ivgtt
胃管接一次性负压吸引瓶	人工代血浆 500ml ivgtt（必要时）
尿管接引流袋	血浆 200~400ml ivgtt（必要时）
腹腔引流管接引流袋	
T 管引流管接引流袋	
记 24 小时出入量	
护肝药物（根据病情选择）	
抑制胃酸分泌药物（根据病情选择）	

注：

1. 术后保持 T 管引流通畅，2 周左右行 T 管造影及拔除 T 管，发现有残留结石于术后 6 周行胆道镜取石术。

2. 注意纠正水、电解质和酸碱平衡紊乱，注意补充血容量。

3. 预防性抗生素应选用二代头孢菌素，麻醉后、手术开始前使用 1 次，如手术时间>3 小时，术后追加 1 次。最长不超过 2 天。如胆汁细菌培养阳性，可根据病情、细菌种类及药敏结果调整抗生素品种及使用时间。

4. 术后第 1 天开始使用胃肠外营养（PN），直至胃肠功能恢复（一般为 5~7 天）。

5. 黄疸患者术后继续使用维生素 K_1 或输血浆。

6. 处理合并症，防治并发症发生。

急/慢性胆囊炎

术前医嘱

长期医嘱	临时医嘱
按急/慢性胆囊炎术前外科常规护理	血常规、血型
一或二级护理	尿常规
禁食或半流质饮食	便常规
	肾功能
	肝功能
	凝血功能
	乙肝两对半
	肝炎系列
	Anti-HIV
	心电图
	胸片
	肝胆 B 型超声检查
	肝胆 CT 检查（必要时）

注：

1. 临床症状+B 型超声检查已基本能确诊，对诊断有怀疑时再行 CT 检查。

2. 急性胆囊炎术前予禁食、抗感染、补液、对症处理。

3. 具体手术方式（开腹或腹腔镜）依患者的具体情况来定，但急性化脓、坏疽性胆囊炎不宜用腹腔镜手术。

术后医嘱

长期医嘱	临时医嘱
按气管内麻醉下胆囊切除术后常规护理	血常规
一级护理	肾功能
禁食	肝功能
吸氧（低氧血症时）	乳酸钠林格注射液 500ml ivgtt
常规喷喉 q12h	10%葡萄糖注射液 500ml / 维生素C 2.0g / ivgtt
记24小时出入量	
生理盐水 20ml / 头孢曲松钠 1.0g / iv q12h	
抑制胃酸分泌药物（根据病情选择）	

注：

1. 抗菌药可选用针对 G^- 杆菌的三、四代头孢菌素或氟喹诺酮类；有厌氧菌感染迹象时加用甲硝唑。

2. 注意纠正水、电解质和酸碱平衡紊乱。

3. 胃肠功能恢复后即可进食物。

4. 处理合并症，防治并发症发生。

急性梗阻性化脓性胆管炎

术前医嘱

长期医嘱	临时医嘱
按急性梗阻性化脓性胆管炎术前外科常规护理	急查血常规、血型
一级护理	急查凝血功能
禁食	急查肾功能
24 小时心电监护	急查胸腹平片
病重通知	急查心电图
生理盐水 20ml / 头孢曲松钠 1.0g / iv q12h	急查上腹部 B 型超声
0.5%甲硝唑 100ml ivgtt bid	尿常规
	便常规
	肝功能
	乙肝两对半
	肝炎系列
	Anti-HIV
	置 PTBD 或 ENBD 管（必要时）
	乳酸钠林格注射液 500ml ivgtt
	人工代血浆 500ml ivgtt（必要时）

注：

1. 临床症状+急诊 B 型超声检查已基本能确诊。

2. 若血压偏低、心率快、CVP 低有休克表现，注意快速输液输血，补充血容量，在抗休克同时作手术前准备。

3. 术前因黄疸出现凝血功能障碍或有出血倾向者使用维生素 K_1 或输血浆。

4. 对患者不能耐受手术者可先置 PTBD 管引流或行 ERCP 内镜下取石术及置 ENBD 管引流。

5. 急诊手术处理原则：主要是取出结石，解除胆道梗阻，通畅引流胆道。

术后医嘱

长期医嘱	临时医嘱
按气管内麻醉下胆总管切开探查取石，T管引流术后常规护理	血常规
一级护理	肾功能
禁食	肝功能
吸氧（低氧血症时）	凝血功能
常规喷喉　q12h	乳酸钠林格注射液 500ml ivgtt
右锁骨下静脉穿刺护理	10%葡萄糖注射液 500ml / 维生素 C　2.0g / ivgtt
测 CVP　bid（必要时）	血浆 200~400ml ivgtt（必要时）
胃管接一次性负压吸引瓶	人工代血浆 500ml ivgtt（必要时）
尿管接引流袋	
腹腔引流管接引流袋	
T管引流管接引流袋	
记 24 小时出入量	
生理盐水　20ml / 头孢曲松钠　1.0g / iv q12h	
抑制胃酸分泌药物（根据病情选择）	

注：

1. 术后保持T管引流通畅，2周左右行T管造影，有残留结石可于术后6周行胆道镜取石术。

2. 注意纠正水、电解质和酸碱平衡紊乱。

3. 抗菌药可选用针对 G^- 杆菌的三、四代头孢菌素或氟喹诺酮类；有厌氧菌感染迹象时加用甲硝唑。

4. 术后第一天开始使用胃肠外营养（PN），直至胃肠功能恢复（一般为5~7天）。

5. 黄疸患者术后继续使用维生素 K_1 或输血浆，肝功能不全时予护肝治疗及补充清蛋白。

6. 处理合并症，防治胆道出血、感染、胆瘘、肝脓肿等并发症发生。

胆囊癌

术前医嘱

长期医嘱	临时医嘱
按原发性肝癌术前外科常规护理	血常规、血型
二或三级护理	尿常规
普食或半流质饮食	便常规
	肾功能
	肝功能
	凝血功能
	乙肝两对半
	肝炎系列
	Anti-HIV
	肿瘤四项（CEA、CA125、CA19-9、AFP）
	心电图
	胸片
	上腹部 B 型超声
	上腹部增强 CT 或 MRI，或 PET 检查

注：

1. 术前营养不良者予高热量、高蛋白质、高维生素及低脂饮食。

2. 术前血清蛋白低者应予补充，合并有腹水者使用清蛋白后用呋塞米利尿。

3. 术前因黄疸出现凝血功能障碍或有出血倾向者使用维生素 K_1 或输血浆。

4. 有癌性发热或疼痛者加用吲哚美辛 25mg 或其他非甾体类抗炎药，每天 1~3 次。

术后医嘱

长期医嘱	临时医嘱
按气管内麻醉下胆囊癌根治术后常规护理	血常规
一级护理	肾功能
禁食	肝功能
吸氧（低氧血症时）	凝血功能
常规喷喉　q12h	动脉血气分析（必要时）
右锁骨下静脉穿刺护理	乳酸钠林格注射液 500ml ivgtt
测 CVP　bid（必要时）	10%葡萄糖注射液 500ml / 维生素 C　2.0g / ivgtt
胃管接一次性负压吸引瓶	人工代血浆 500ml ivgtt（必要时）
尿管接引流袋	血浆 200~400ml ivgtt（必要时）
腹腔双腔引流管接持续低负压吸引	
记 24 小时出入量	
护肝药物（根据病情选择）	
抑制胃酸分泌药物（根据病情选择）	

注：

1. 手术较大、病情较重者术后送外科监护室（SICU）监护至循环呼吸稳定。

2. 注意纠正水、电解质和酸碱平衡紊乱，注意补充血容量。

3. 术后第 1 天开始使用胃肠外营养（PN），直至胃肠功能恢复（一般为 5~7 天）。

4. 预防性抗生素应选用二代头孢菌素，麻醉后、手术开始前使用 1 次，如手术时间>3 小时，术后追加 1 次。最长不超过 2 天。

5. 监测肝功能变化，术后应予补充清蛋白。肝功能较差，有肝性脑病倾向者加用精氨酸或谷氨酸钠，并改用支链氨基酸，监测血氨水平。

6. 处理合并症，防治并发症发生。如术后持续发热要注意有无膈下积液、肺部感染、泌尿系感染及切口感染，并予引流、积极抗感染等处理。

胆管癌

术前医嘱	
长期医嘱	临时医嘱
按原发性肝癌术前外科常规护理	血常规、血型
二或三级护理	尿常规
普食或半流质饮食	便常规
	肾功能
	肝功能
	凝血功能
	乙肝两对半
	肝炎系列
	Anti-HIV
	肿瘤四项（CEA、CA125、CA19-9、AFP）
	心电图
	胸片
	上腹部B型超声
	上腹部增强CT或MRI，MRCP检查
	置PTCD或ENBD管（必要时）

注：

1. 术前凝血功能障碍或有出血倾向者使用维生素 K_1 或输血浆。

2. 对黄疸较深（Tbil>171μmol/L）或不能耐受手术者可先置PTCD管引流（可置多条）或行ERCP置ENBD管引流。

3. 术前血清蛋白低应予补充，合并有腹水者使用清蛋白后用呋塞米利尿。

4. 术前应有清晰的胆道树造影片。

5. 术前营养不良者予高热量、高蛋白质、高维生素及低脂饮食。

术后医嘱

长期医嘱	临时医嘱
按气管内麻醉下胆管癌根治术后常规护理	血常规
一级护理	肾功能
禁食	肝功能
吸氧（低氧血症时）	凝血功能
常规喷喉　q12h	动脉血气分析（必要时）
右锁骨下静脉穿刺护理	乳酸钠林格注射液 500ml ivgtt
测 CVP　bid（必要时）	10%葡萄糖注射液　500ml 维生素 C　2.0g　/ ivgtt
胃管接一次性负压吸引瓶	人工代血浆 500ml ivgtt（必要时）
尿管接引流袋	血浆 200~400ml ivgtt（必要时）
腹腔双腔引流管接持续低负压吸引	
胆肠吻合口支架管接引流袋	
记 24 小时出入量	
护肝药物（根据病情选择）	
抑制胃酸分泌药物（根据病情选择）	

注：

1. 手术较大，病情较重者术后送外科监护室（SICU）监护至循环呼吸稳定。

2. 注意纠正水、电解质和酸碱平衡紊乱，注意补充血容量。

3. 术后第 1 天开始使用胃肠外营养（PN），直至胃肠功能恢复（一般为 5~7 天）。

4. 预防性抗生素应选用二代头孢菌素，麻醉后、手术开始前使用 1 次，如手术时间>3 小时，术后追加 1 次。最长不超过 2 天。

5. 监测肝功能变化，术后应予补充清蛋白。手术后黄疸加深，有肝性脑病倾向者加用精氨酸或谷氨酸钠，并改用支链氨基酸，监测血氨水平。

6. 术后继续使用维生素 K_1 或输血浆。

7. 处理合并症，防治并发症发生。

假性胰腺囊肿

术前医嘱

长期医嘱	临时医嘱
按假性胰腺囊肿术前外科常规护理	血常规、血型
二或三级护理	尿常规
普食或半流质饮食	便常规
	肾功能
	肝功能
	凝血功能
	乙肝两对半
	肝炎系列
	Anti-HIV
	心电图
	胸片
	上腹部 B 型超声
	上腹部增强 CT 或 MRI

注:

1. 囊肿形成超过 6 周仍然不吸收时需手术治疗。
2. 继发严重感染症状时可先穿刺置管引流。

术后医嘱

长期医嘱	临时医嘱
按气管内麻醉下胰腺假性囊肿-空肠 Roux-en-Y 吻合术后常规护理	血常规
一级护理	肾功能
禁食	肝功能
常规喷喉 q12h	凝血功能
胃管接一次性负压吸引瓶	血、尿淀粉酶测定
尿管接引流袋	乳酸钠林格注射液 500ml ivgtt
腹腔引流管接引流袋	10%葡萄糖注射液 500ml / 维生素 C 2. 0g / ivgtt
记 24 小时出入量	
抑制胃酸分泌药物（根据病情选择）	

注：

1. 注意纠正水、电解质和酸碱平衡紊乱。

2. 预防性抗生素应选用二代头孢菌素，麻醉后、手术开始前使用 1 次，如手术时间>3 小时，术后追加 1 次。最长不超过 2 天。

3. 监测淀粉酶变化，有胰腺炎症倾向时应予生长抑素。

4. 处理合并症，防治并发症发生。

胰头癌/壶腹周围癌

术前医嘱

长期医嘱	临时医嘱
按胰头癌/壶腹周围癌术前外科常规护理	血常规、血型
二或三级护理	尿常规
普食或半流质饮食	便常规
	肾功能
	肝功能
	凝血功能
	乙肝两对半
	肝炎系列
	Anti-HIV
	肿瘤四项（CEA、CA125、CA19-9、AFP）
	心电图
	胸片
	上腹部B型超声
	上腹部增强MRCP或CT检查
	置PTCD或ENBD管（必要时）

注：

1. 对黄疸较深（Tbil>171μmol/L）或不能耐受手术者可先置PTCD管引流或行ERCP置ENBD管引流。

2. 患者术前凝血功能有障碍或有出血倾向者使用维生素K_1或输血浆。

3. 术前血清蛋白低应予补充，合并有腹水者使用清蛋白后用呋塞米利尿。

4. 超声内镜检查可提高诊断率。

5. 术前营养不良者予高热量、高蛋白质、高维生素及低脂饮食。

术后医嘱

长期医嘱	临时医嘱
按气管内麻醉下行 Whipple 术后常规护理	血常规
一级护理	肾功能
禁食	肝功能
吸氧（低氧血症时）	凝血功能
常规喷喉　q12h	动脉血气分析（必要时）
右锁骨下静脉穿刺护理	乳酸钠林格注射液 500ml ivgtt
测 CVP　bid（必要时）	10%葡萄糖注射液 500ml / 维生素 C　2. 0g　ivgtt
胃管接一次性负压吸引瓶	人工代血浆 500ml ivgtt（必要时）
尿管接引流袋	血浆 200~400ml ivgtt（必要时）
腹腔引流管接引流袋	
胆肠吻合口支架管接引流袋	
胰管支架管接引流袋	
记 24 小时出入量	
护肝药物（根据病情选择）	
抑制胃酸分泌药物（根据病情选择）	

注：

1. 手术较大、病情较重者术后送外科监护室（SICU）监护至循环呼吸稳定。

2. 注意纠正水、电解质和酸碱平衡紊乱，注意补充血容量。

3. 术后第 1 天开始使用胃肠外营养（PN），直至胃肠功能恢复（一般为 5~7 天）必要时置空肠造瘘管行肠内营养（EN）。

4. 预防性抗生素应选用二代头孢菌素，麻醉后、手术开始前使用 1 次，如手术时间>3 小时，术后追加 1 次。最长不超过 2 天。

5. 补充清蛋白，监测黄疸变化，有肝性脑病倾向者加用精氨酸或谷氨酸钠，并改用支链氨基酸，监测血氨水平。

6. 术后继续使用维生素 K_1 或输血浆。

7. 处理合并症，防治并发症发生。

胰岛素瘤

术前医嘱

长期医嘱	临时医嘱
按胰岛素瘤术前外科常规护理	血常规、血型
二或三级护理	尿常规
普食或半流质饮食	便常规
	肾功能
	肝功能
	凝血功能
	乙肝两对半
	肝炎系列
	Anti-HIV
	血胰岛素测定
	血清 C 肽测定
	饥饿试验或胰岛素抑制试验
	心电图
	胸片
	上腹部 B 型超声
	上腹部增强 CT 或 MRI 检查
	同位素（^{125}I 和^{111}In）扫描（必要时）
	选择性动脉造影（必要时）

注：

1. 超声内镜检查可提高术前诊断率。对诊断仍不明确者，必要时可行穿刺活组织检查。

2. 术中超声检查对术中定位有较大帮助。

3. 可行肿瘤摘除术、局部切除术或胰体尾切除术，术中常规监测血糖变化。

术后医嘱

长期医嘱	临时医嘱
按气管内麻醉下胰岛素瘤切除	血常规
术后常规护理	肾功能
一级护理	肝功能
禁食	凝血功能
吸氧（低氧血症时）	动脉血气分析（必要时）
常规喷喉 q12h	乳酸钠林格注射液 500ml ivgtt
右锁骨下静脉穿刺护理	5%葡萄糖注射液 500ml / ivgtt
胃管接一次性负压吸引瓶	维生素 C 2. 0g
尿管接引流袋	胰岛素 8U
腹腔引流管接引流袋	
记 24 小时出入量	
测四段血糖	
抑制胃酸分泌药物（根据病情选择）	

注：

1. 监测血糖变化，注意处理术后“反跳性高血糖”。

2. 注意纠正水、电解质和酸碱平衡紊乱，注意补充血容量。

3. 预防性抗生素应选用二代头孢菌素，麻醉后、手术开始前使用 1 次，如手术时间>3 小时，术后追加 1 次。最长不超过 2 天。

4. 术后第 1 天开始使用胃肠外营养（PN），直至胃肠功能恢复（一般为 5~7 天）。

5. 处理合并症，防治并发症发生。

（中山大学附属第一医院肝外科　胡文杰　梁力建）

七、移植外科

肝移植

术前医嘱

长期医嘱	临时医嘱
按原发病术前外科常规护理	血常规、血型
二或三级护理	尿常规
优质蛋白、低盐、低脂饮食	便常规
记 24 小时尿量	肾功能
测腹围 qd（肝硬化患者）	肝功能
螺内酯 40mg tid	凝血功能
氢氯噻嗪 25mg bid	乙肝两对半
20%人血清蛋白 50g iv gtt qd	肝炎系列
生理盐水 50ml iv gtt qd（冲管）	HBV-DNA
呋塞米 20mg iv qd（输注清蛋白后）	Anti-HIV
恩替卡韦 0.5mg qd（e 抗原阳性或 HBV-DNA 阳性患者）	梅毒组合
凝血酶原复合物 400U ivgtt qd	AFP
纤维蛋白原 1.0g ivgtt qd	胃肠道肿瘤标志物
维生素 K_1 20mg ivgtt qd	血氨（肝硬化患者）
冰冻血浆 200~400ml ivgtt qd	心电图
	胸片
	超声心动图（选用）
	呼吸功能检查（选用）
	血、尿、痰细菌学培养（选用）
	腹部彩色多普勒超声（肝脏及其血流）
	上腹部 CT 平扫+增强或 MRI 或全身 PET-CT 检查（肝脏肿瘤患者）
	食管钡餐造影或胃镜（肝硬化患者）
	选择性腹腔干或肝动脉造影（必要时）

注：

1. 氢氯噻嗪、螺内酯、呋塞米等药物适用于术前有腹水者。

2. 术前应充分纠正低清蛋白血症，合并有腹水者使用清蛋白后用呋塞米利尿。

3. 肝硬化合并凝血功能障碍者使用凝血酶原复合物、纤维蛋白原、维生素 K_1、冰冻血浆、血小板、冷沉淀等。

4. 根据病情选用思美泰、易善复、阿拓莫兰、天晴甘美等护肝药物以及能量合剂。

5. 对肝硬化患者应积极预防上消化道大出血和肝性脑病。对肝性脑病患者可选用精氨酸、门冬氨酸鸟氨酸、乙酰谷氨酰胺以及谷氨酸钠等药物。

6. 注意保护肾功能，纠正水、电解质平衡紊乱。对于尿少或肝肾综合征患者，除应用呋塞米外，还可以选用利尿合剂和可利新等药物。

7. 肝移植供体检查需包括以下项目：血型、肝功能、肝炎系列、乙肝两对半、血 CMV-Ag、HIV 以及梅毒等传染病。

8. 对于活动性乙肝患者，术前除应用抗乙肝病毒外，还可根据病毒复制情况改变术中乙肝免疫球蛋白用量。

术后医嘱

长期医嘱	临时医嘱
按肝移植术后常规	急查血常规
特级护理	急查血生化
禁食	急查凝血功能
胃肠减压	急查动脉血气分析
尿管护理	急查血糖
记24小时出入量	急查血乳酸
记每小时尿量	急查血氨
肝门双腔引流管负压引流	
右膈下双腔引流管负压引流	第2天查:
温氏孔双腔引流管负压引流	血常规
气管插管护理	PCT
呼吸机辅助呼吸	血生化
深静脉穿刺管护理	凝血功能
桡动脉穿刺测压护理	肝功能
漂浮导管护理	动脉血气分析
测血糖 q6h	血乳酸
测腹围 q8h	血氨
5%GS 20ml / 更昔洛韦 0.25g / 泵 iv q12h 20ml/h	FK506 谷值浓度
	凝血功能
FDP 10g / 阿拓莫兰 1.2g / ivgtt bid	动脉血气分析
	多巴胺 200mg / 5%GS 50ml / iv pump 依据血压调节
5%GS 20ml / 乌司他丁 20万U / 泵 iv q12h 20ml/h	20%人血清蛋白 50ml / 5%GS 250ml / ivgtt
泮托拉唑钠 40mg iv bid	
肝得健 20mg iv bid	生理盐水 40ml / 胰岛素 40U / iv pump 依据血糖调节
拉米夫定 0.1g qd 经胃管注入或恩替卡韦 0.5mg qd 经胃管注入	5%GS 50ml / 吗啡 10mg / 力月西 10mg / iv pump
氟康唑 0.15g qd 经胃管注入	
乙肝免疫球蛋白 2000U ivgtt qd	乳酸钠林格注射液 500ml ivgtt
耐能 250ml / 潘南金 50ml / 25%硫酸镁 4ml / 10%氯化钾 5ml / ivgtt qd	10%葡萄糖注射液 500ml / 胰岛素 8U / ivgtt
	5%GS 10ml / 精氨酸 100ml / ivgtt(必要时)
FK505 2mg 经胃管注入	贺斯 500ml ivgtt(必要时)
5%GS 100ml / 特治星 4.5g / ivgtt q8h AST(-)	血浆 200~400ml ivgtt(必要时)

七、移植外科

注：

1. 肝移植患者手术后需在重症监护病房监护治疗直至病情平稳。监护内容包括呼吸功能维持、心血管功能维持、水电解质及酸碱平衡、血糖的监测、腹腔引流情况、营养支持以及免疫抑制药物应用等。

2. 肝移植患者手术后应用吗啡 20mg+5%GS50ml，以 2~5ml/h 速度微泵输注进行镇痛治疗，并加用力月西镇静。

3. 及早拔除气管插管。在拔除气管插管前应明确以下指标：患者神志清醒，自主呼吸正常；停机数小时后氧饱和度及血气分析结果正常；血流动力学稳定；应通过 X 线了解患者肺部情况。

4. 术后根据凝血功能情况，使用抗凝药物，预防肝动脉血栓栓塞。定期通过彩色多普勒超声检查了解肝血管情况。

5. 肝移植术后血糖常处于较高水平，需常规使用胰岛素。开始以微泵推注胰岛素 0.05~0.1U/(kg·h)，并根据血糖浓度调节，控制血糖在 12mmol/L 以下。

6. 术后早期开始静脉营养［TPN，20~30kcal/(kg·d)］。

7. 免疫抑制方案：可选用 FK506+MMF、FK506+RAP、CsA+MMF 或 FK506+MMF+Pred 等方案。使用巴利昔单抗的患者，除术前 24 小时内或术中予以应用 20mg 外，术后第 4 天再次应用第 2 次，并开始使用 FK506 剂量 1~2mg 或 CsA。

8. 对应用 FK506 的患者，根据所测得 FK506 血药谷值浓度调整用药剂量，术后第 1 个月浓度维持在 8~12 ng/L，并密切注意患者的精神状态以及血糖水平等。

9. 甲基泼尼松龙用法：

（下述甲基泼尼松龙方案为经典用法，目前除急性排斥反应高危患者外，已较少应用）

术后第 1 天　250mg+5%GS 50ml　iv pump q12h

术后第 2 天　60mg+5%GS 50ml　iv pump q6h

术后第 3 天　50mg+5%GS 50ml　iv pump q6h

之后每天递减 10 mg，至 10mg+5%GS 50ml iv pump q6h 后再递减为 10mg+5%GS 50ml　iv pump q12h，改为口服 48mg qd，每 3 天递减 8 mg qd，递减至 4mg qd 后，维持

3个月。

10. 术前乙肝表面抗原阳性患者在肝移植术后应用恩替卡韦和乙肝免疫球蛋白（HBIG）。

HBIG用法：第1周　　2000U ivgtt qd

第2、3、4周　　400U im qw

第2个月起　400U im　每月1次（视乙肝表面抗体浓度而定）

肾移植

术前医嘱

长期医嘱	临时医嘱
按尿毒症移植外科常规护理	血、尿、便常规，血型
二或三级护理	肾功能
低盐饮食	肝功能
规律透析	凝血功能
记 24 小时尿量	肝炎系列
促红细胞生成素 10000U 皮下注射 qw（必要时）	乙肝两对半
	血脂
	HIV
	HLA
	群体抗原（PRA）
	供体 HLA
	胸片
	心电图
	上消化道钡餐
	清洁灌肠（术前）

注：

1. 对尿毒症患者，应积极改善一般状况，加强支持治疗，纠正贫血、低蛋白血症、酸碱平衡紊乱等。

2. 对于一般情况较好的患者，在完善术前检查尤其是组织配型及抗原相关检查后可在居家生活中等待手术。一旦供、受体配型合适，即通知来院手术。

术后医嘱

长期医嘱	临时医嘱
按肾移植术后常规护理	血常规
特级护理	肾功能
禁食	肝功能
测 BP、P、R、T qh	凝血功能
尿管护理	动脉血气分析（必要时）
记录尿量　qh	乳酸钠林格注射液 500ml / ivgtt
双腔引流管低负压吸引并记量	10%葡萄糖注射液 500ml /（交替）
生理盐水 100ml / ivgtt	
更昔洛韦 0.25g /	
法莫替丁 20mg bid	
生理盐水　100ml / ivgtt	
青霉素　480 万 U /	
骁悉　0.5~0.75g　bid	
甲基泼尼松龙　0.5g　qd	
20%人血清蛋白　50ml　ivgtt　qd	

注：

1. 术后转送移植监护室监护至病情稳定。

2. 认真记录尿量。注意纠正水、电解质和酸碱平衡紊乱。

3. 术后补液应根据尿量进行调节，以达到出入量的平衡。考虑到不显性失水等因素，入液量可以稍微多于出量500ml 左右。补液遵循糖盐交替的原则，按 1∶1 糖盐比例给予；当尿量大于 300ml/h 后，可以增加盐液入量，如 1∶2 的糖盐比例。

4. 免疫抑制剂的应用是肾移植术后药物治疗的重要环节，各地免疫抑制剂的方案不尽相同。在肾移植术中麻醉诱导时静脉应用巴利昔单抗 20mg，甲基泼尼松龙（MP）500mg。

5. 术后即开始应用骁悉（MMF，0.5~0.75g bid）。

6. 在术后 1~3 天肾功能好转后开始根据情况选用环孢素（CsA）或他可莫司（KF506）。

7. 甲基泼尼松龙用法：

术中　　　　　　　　　500 mg 静脉注射；

术后第 1 天、第 2 天　500 mg 静脉注射；

术后第 3 天开始改为口服制剂，30 mg qd，连续应用 2 周；

25 mg qd，连续应用 1 个月；

20 mg qd，连续应用 3 个月；

15 mg qd，连续应用半年；

10 mg qd，连续应用 1 年；

5 mg qd，终身应用。

8. 环孢素用法：术后 1～3 天肾功能好转后开始应用，用量为 5～6mg/(kg·d)，并根据定期检测血药物浓度（谷值）进行剂量调节。术后前 3 个月维持环孢素谷值浓度在 200ng/L，3 个月后至 1 年内维持环孢素谷值浓度在 150～200ng/L，1 年后维持在 100～150 ng/L。

（中山大学附属第一医院移植外科　王东平）

八、神经外科

颅骨骨折

术前医嘱

长期医嘱	临时医嘱
按急性颅骨骨折常规护理	血常规、血型
一级或二级护理	尿常规
禁食或半流质饮食	肾功能
监测神志、瞳孔、血压、脉搏、呼吸	肝功能
	凝血功能
	心电图
	胸部X线片
	急诊头颅正侧位片
	急诊头颅CT平扫
	乳酸钠林格注射液 500ml / PAMBA 0.4g ivgtt
	5%GS 500ml / 维生素 K_1 20mg ivgtt

注：

1. 要密切观察神志、瞳孔的变化，必要时急诊复查头颅CT以了解是否合并颅内出血。

2. 鼻孔、外耳孔、口咽如有清亮液体流出，要考虑有脑脊液漏的可能，应给予抬高头位，加用抗菌药预防颅内感染，并给予氨基酸、脂肪乳营养支持治疗。

3. 凹陷性骨折如范围较大致颅内高压或骨折片压迫脑重要部位引起神经功能障碍以及骨折深度超过1cm，应进行手术。

4. 如合并较严重原发性颅脑损伤，应给予奥美拉唑或埃索美拉唑等制酸药预防应激性溃疡发生。

脑挫裂伤

术前医嘱

长期医嘱	临时医嘱
按脑挫裂伤外科常规护理	血常规、血型
特级或一级护理	尿常规
禁食或半流质饮食	肾功能
监测神志、瞳孔、血压、脉搏、呼吸	肝功能
	凝血功能
5%GS 500ml / 丙戊酸钠 1.2g / ivgtt qd	心电图
	胸部X线片
乳酸钠林格注射液 500ml / 胞二磷胆碱 0.5g / ivgtt qd	急诊头颅CT平扫
20%甘露醇 125ml ivgtt q8h	乳酸钠林格注射液 500ml / PAMBA 0.4g / ivgtt
生理盐水 20ml / 地塞米松 5mg / iv bid	
埃索美拉唑 40mg iv bid	

注：

1. 要密切观察神志、瞳孔的变化，警惕急性脑疝的出现，必要时急诊复查头颅CT以了解脑中线结构移位的情况。

2. 应用丙戊酸钠等药物预防癫痫发生，以避免因癫痫而进一步加重脑缺血和脑水肿。

3. 甘露醇既可减轻脑水肿，亦有保护脑细胞的作用，但应注意大剂量静脉滴注有可能导致水和电解质紊乱及肾功能损伤，因此应定期复查血生化。

4. 由于脑挫裂伤往往引起较明显的颅内高压，常规应给予奥美拉唑或埃索美拉唑等制酸药预防应激性溃疡的发生。

外伤性颅内血肿

术前医嘱

长期医嘱	临时医嘱
按颅内血肿外科常规护理	血常规、血型
特级或一级护理	肾功能
禁食	肝功能
监测神志、瞳孔、血压、脉搏、呼吸	凝血功能
	心电图
	配血
	急诊头颅 CT 平扫
	留置导尿管
	20%甘露醇 250ml ivgtt st
	生理盐水 20ml / 呋塞米 20mg iv st
	生理盐水 20ml / 地塞米松 10mg iv st
	埃索美拉唑 40mg iv st

注：

1. 颅内血肿有手术指征者，应在急诊室一边进行上述处理一边做好术前准备，并尽早行开颅血肿清除术。

2. 如伤情较重，但尚未达到手术指征者，有条件的应在重症监护病房进行密切监护，必要时急诊复查头颅 CT 以了解颅内血肿和脑中线结构移位的变化，并做好术前准备。

3. 颅内血肿患者如神志不清，应留置导尿管以避免尿潴留进一步加重颅内高压。

4. 患者如神情烦躁往往提示有明显颅内高压，应慎用镇静药以免抑制呼吸中枢功能。

5. 禁忌使用腰椎穿刺进行辅助检查。

术后医嘱

长期医嘱	临时医嘱
按气管内麻醉下颅内血肿清除术后常规护理	血常规
特级护理	尿常规
禁食	肾功能
监测神志、瞳孔、血压、脉搏、呼吸	肝功能
20%甘露醇 125ml ivgtt q8h	凝血功能
生理盐水 100ml / 头孢他啶 1.0g / ivgtt q8h	胸部X线片
生理盐水 20ml / 呋塞米 20mg / iv q8h	乳酸钠林格注射液 500ml / PAMBA 0.4g / ivgtt
生理盐水 20ml / 地塞米松 5mg / iv bid	乳酸钠林格注射液 500ml / 胞二磷胆碱 0.5g / ivgtt
生理盐水 20ml / 立止血 1kU / iv bid	
埃索美拉唑 40mg iv bid	

注：

1. 患者术后应在重症监护病房密切监测神志、瞳孔、血压、脉搏、呼吸。

2. 估计神志昏迷短时间内难以恢复且痰量较多者，应及时行气管切开术，并进行肺部理疗。

3. 血肿导致偏瘫的患者，可行针灸及康复治疗。

4. 神志昏迷者可选择应用促醒药如醒脑静，并尽早行高压氧治疗。

5. 常规应用奥美拉唑或埃索美拉唑等制酸药以预防应激性溃疡。

脑胶质瘤

术前医嘱

长期医嘱	临时医嘱
按脑胶质瘤术前外科常规护理	血常规、血型
一级或二级护理	尿常规
普食或半流质饮食	肾功能
丙戊酸钠　0.5g　po　bid	肝功能
	凝血功能
	心电图
	胸部 X 线片
	头颅 CT 平扫+增强
	头颅 MRI
	脑血管造影（必要时）
	20%甘露醇 125ml ivgtt q12h（必要时）

注：

1. 脑胶质瘤术前进行头颅 MRI 检查是必要的，若肿瘤侵犯大血管应考虑进行脑血管造影。

2. 患者头痛较剧或影像提示脑中线结构移位明显时，应静滴甘露醇以降低颅内压。

3. 应使用丙戊酸钠等药物预防癫痫发生。

术后医嘱

长期医嘱	临时医嘱
按气管内麻醉下脑胶质瘤切除术后常规护理	血常规
特级护理	肾功能
禁食	肝功能
监测神志、瞳孔、血压、脉搏、呼吸	凝血功能
20%甘露醇　125ml　ivgtt　q8h	乳酸钠林格注射液 500ml / PAMBA　0.4g / ivgtt
生理盐水　100ml / 头孢他啶　1.0g / ivgtt　q8h	5%GS　500ml / 丙戊酸钠　1.2g / ivgtt
生理盐水　20ml / 地塞米松　5mg / iv　bid	
埃索美拉唑　40mg　iv　bid	

注：

1. 脑胶质瘤切除术后术野周围脑水肿较明显，应使用甘露醇脱水。

2. 脑胶质瘤为恶性肿瘤，一般尽量不要静滴清蛋白等高营养物质，饮食保持清淡均衡。

3. 肿瘤恶性级别较高或术后肿瘤残留者要给予放疗或化疗等辅助治疗。

4. 肿瘤位于脑皮层或术前已有癫痫者，术后要给予抗癫痫治疗。

脑膜瘤

术前医嘱

长期医嘱	临时医嘱
按脑膜瘤术前外科常规护理	血常规、血型
一级或二级护理	尿常规
普食或半流质饮食	肾功能
丙戊酸钠　0.5g　po　bid	肝功能
	凝血功能
	心电图
	胸部 X 线片
	头颅 CT 平扫+增强
	头颅 MRI 平扫+增强
	脑血管造影（必要时）
	20%甘露醇 125ml ivgtt q12h（必要时）

注：

1. 脑膜瘤术前行脑血管造影术有助于了解肿瘤血供，当供血动脉明显时可于造影时予栓塞以减少术中出血。

2. 患者头痛较剧或影像提示脑中线结构移位明显时，应静滴甘露醇以降低颅内压。

3. 术前使用丙戊酸钠等药物预防癫痫发生。

术后医嘱

长期医嘱	临时医嘱
按气管内麻醉下脑膜瘤切除术后常规护理	血常规
特级护理	肾功能
禁食	肝功能
监测神志、瞳孔、血压、脉搏、呼吸	凝血功能
20%甘露醇 125ml ivgtt q8h	乳酸钠林格注射液 500ml / PAMBA 0.4g / ivgtt
生理盐水 100ml / 头孢他啶 1.0g / ivgtt q8h	5%GS 500ml / 丙戊酸钠 1.2g / ivgtt
生理盐水 20ml / 地塞米松 5mg / iv bid	
埃索美拉唑 40mg iv bid	

注：

1. 脑膜瘤术中损伤神经者，术后要给予神经营养药物治疗。

2. 术后肿瘤残留者可予放射治疗。

3. 术后一般给予抗癫痫治疗一段时间。

垂体瘤

术前医嘱

长期医嘱	临时医嘱
按垂体瘤术前外科常规护理	血常规、血型
一级或二级护理	尿常规
普食或半流质饮食	肾功能
溴隐亭　2.5mg　po　bid	肝功能
	凝血功能
	性激素六项
	血 ACTH
	血 GH
	甲功五项
	心电图
	胸部 X 线片
	鞍区正侧位照片
	鞍区薄层 CT 平扫+冠、矢状重建
	头颅 MRI 平扫+增强
	氯霉素滴眼液　2 滴　滴鼻　tid

注：

1. 垂体瘤术前应详细了解患者内分泌情况。

2. 鞍区薄层 CT 平扫+冠、矢状重建及头颅 MRI 平扫+增强有助于了解蝶窦气化、肿瘤鞍上扩展情况，并与动脉瘤或颅咽管瘤等疾病鉴别。

3. 术前使用溴隐亭对部分患者有减少肿瘤血供的作用。

4. 术前使用氯霉素滴眼液滴鼻有助于治疗或预防鼻咽部炎症，从而减少术后颅内感染的可能。

术后医嘱

长期医嘱	临时医嘱
按气管内麻醉下垂体瘤切除术后常规护理	血常规
特级或一级护理	肾功能
禁食	肝功能
监测神志、瞳孔、血压、脉搏、呼吸	凝血功能
记每小时尿量	乳酸钠林格注射液 500ml / PAMBA 0. 4g ivgtt
喷喉	
5% GS 500ml / 地塞米松 10mg ivgtt qd	
生理盐水 100ml / 头孢他啶 1. 0g ivgtt q8h	
埃索美拉唑 40mg iv bid	

注：

1. 垂体瘤术后易出现一过性多尿或尿崩，要注意观察尿量，必要时给予口服弥凝或肌注垂体后叶素。

2. 术后如出现脑脊液漏，要给予抬高头位，增加营养支持及抗生素预防感染。

3. 术后如有明显视力减退或意识变差，应急诊复查头颅CT以了解是否有瘤腔出血等可能原因。

听神经瘤

术前医嘱

长期医嘱	临时医嘱
按听神经瘤术前外科常规护理	血常规、血型
一级或二级护理	尿常规
普食或半流质饮食	肾功能
	肝功能
	凝血功能
	电测听
	听觉诱发电位
	心电图
	胸部 X 线片
	颅底薄层 CT 平扫+增强
	头颅 MRI 平扫+增强

注：

1. 术前应详细了解患者听力情况，包括电测听及听觉诱发电位等检查，对术中肿瘤的处理有参考意义。

2. 颅底薄层 CT 扫描说明了解肿瘤对颅底骨质的影响和内听道孔扩张的情况，并与脑膜瘤及蛛网膜囊肿等疾病鉴别。

术后医嘱

长期医嘱	临时医嘱
按气管内麻醉下听神经瘤切除术后	血常规
常规护理	肾功能
特级护理	肝功能
禁食	凝血功能
监测神志、瞳孔、血压、脉搏、呼吸	乳酸钠林格注射液 500ml / PAMBA 0.4g / ivgtt
20%甘露醇 125ml ivgtt q8h	乳酸钠林格注射液 500ml / 胞二磷胆碱 0.5g / ivgtt
生理盐水 100ml / 头孢他啶 1.0g / ivgtt q8h	
生理盐水 20ml / 地塞米松 5mg / iv bid	
生理盐水 20ml / 立止血 1kU / iv bid	
埃索美拉唑 40mg iv bid	

注：

1. 听神经瘤术中如损伤后组脑神经而出现饮水呛咳等，应予留置胃管给予鼻饲流质饮食。

2. 如术中损伤面神经致眼睑闭合不全，术后应予抗生素眼膏保护角膜，必要时行眼睑闭合术。

高血压脑出血

术前医嘱

长期医嘱	临时医嘱
按高血压脑出血外科常规护理	血常规、血型
特级或一级护理	肾功能
禁食	肝功能
监测神志、瞳孔、血压、脉搏、呼吸	凝血功能
20%甘露醇 125ml ivgtt q8h	心电图
生理盐水 20ml 呋塞米 20mg / iv q8h	配血
	急诊头颅 CT 平扫
	留置导尿管
生理盐水 20ml 地塞米松 10mg / iv bid	乳酸钠林格注射液 500ml 硝酸甘油 50mg / ivgtt（根据血压调整）
埃索美拉唑 40mg iv bid	

注：

1. 高血压脑出血一般病情危重。有手术指征者，应在急诊室一边进行上述处理一边做好术前准备，并尽早行手术治疗。

2. 病情较重，但尚未达到手术指征者，有条件的应在重症监护病房进行密切监护，必要时急诊复查头颅 CT 以了解血肿和脑中线结构移位的变化，并做好必要的术前准备。

3. 患者神志不清者，应留置导尿管以避免尿潴留而进一步加重病情。

4. 患者往往伴有其他器官疾病，如冠心病、心律不齐、肾功能不全、糖尿病等，术前应予积极处理。

5. 术前要注意与动脉瘤、动静脉畸形等疾病鉴别。

术后医嘱

长期医嘱	临时医嘱
按气管内麻醉下高血压脑出血血肿清除术后常规护理	血常规
特级护理	尿常规
禁食	肾功能
监测神志、瞳孔、血压、脉搏、呼吸	肝功能
20%甘露醇 125ml ivgtt q8h	凝血功能
生理盐水 100ml / 头孢他啶 1.0g / ivgtt q8h	胸部X线片
生理盐水 20ml / 呋塞米 20mg / iv q8h	乳酸钠林格注射液 500ml / 硝酸甘油 50mg / ivgtt（根据血压调整）
生理盐水 20ml / 地塞米松 10mg / iv bid	乳酸钠林格注射液 500ml / PAMBA 0.4g / ivgtt
生理盐水 20ml / 立止血 1kU / iv bid	乳酸钠林格注射液 500ml / 胞二磷胆碱 0.5g / ivgtt
埃索美拉唑 40mg iv bid	

注：

1. 患者术后应在重症监护病房密切监测神志、瞳孔、血压、脉搏、呼吸。

2. 如神志昏迷短时间内难以恢复且痰量较多者，应及时行气管切开术，并进行肺部理疗。

3. 出现偏瘫的患者，术后可行针灸及康复治疗。

4. 神志昏迷者可选择应用促醒药如醒脑静，并尽早行高压氧治疗。

5. 常规应用奥美拉唑或埃索美拉唑等制酸药以预防应激性溃疡。

6. 积极处理并发疾病如冠心病、心律不齐、肾功能不全、糖尿病等。

7. 使用甘露醇应密切监测血生化，因大剂量静脉滴注甘露醇有可能导致水和电解质紊乱及肾功能损伤。

颅内动脉瘤

术前医嘱

长期医嘱	临时医嘱
按颅内动脉瘤术前外科常规护理	血常规、血型
特级或一级护理	尿常规
禁食	肾功能
监测神志、瞳孔、血压、脉搏、呼吸	肝功能
20%甘露醇　125ml　ivgtt　q8h	凝血功能
生理盐水　20ml ╱ iv　q8h	心电图
呋塞米　20mg ╱	胸部X线片
生理盐水　20ml ╱ iv　bid	急诊头颅CTA
地塞米松　10mg ╱	头颅MRI平扫+增强
埃索美拉唑　40mg　iv　bid	全脑血管造影

注：

1. 颅内动脉瘤尚未破裂出血患者，术前要保持心情平静和良好的睡眠以及针对其他疾患如高血压病等的对症治疗。

2. 颅内动脉瘤如出现急性破裂出血，患者一般病情危重，应在重症监护病房密切监测神志、瞳孔、血压、脉搏、呼吸。保持病房安静，给予强效镇静镇痛药，必要时给予甘露醇脱水，并予急诊行头颅CTA检查，了解动脉瘤位置及大小，为进一步诊治提供依据。尽早行全脑血管造影，根据动脉瘤情况及病情选择开颅夹闭术或经血管内栓塞术。

3. 颅内动脉瘤术前要注意和其他疾患鉴别，以防出现漏诊或误诊。

术后医嘱

长期医嘱	临时医嘱
按气管内麻醉下颅内动脉瘤开颅夹闭术后常规护理	血常规
特级护理	尿常规
禁食	肾功能
监测神志、瞳孔、血压、脉搏、呼吸	肝功能
20%甘露醇　125ml　ivgtt　q8h	凝血功能
生理盐水　20ml 呋塞米　20mg　/ iv　q8h	尼莫地平　50 ml　iv　2ml/h
生理盐水　20ml 地塞米松　10mg　/ iv　bid	乳酸钠林格注射液 500ml 胞二磷胆碱　0. 5g　/ ivgtt
生理盐水　20ml 立止血　1kU　/ iv　bid	
埃索美拉唑　40mg　iv　bid	

注：

1. 患者术后应在重症监护病房密切监测神志、瞳孔、血压、脉搏、呼吸。

2. 保持病房安静，并给予必要的镇静镇痛药。

3. 积极处理并发疾病如冠心病、心律不齐、肾功能不全、糖尿病等。

颅内动静脉畸形

术前医嘱

长期医嘱	临时医嘱
按颅内动静脉畸形术前常规护理	血常规、血型
特级或一级护理	肾功能
禁食	肝功能
监测神志、瞳孔、血压、脉搏、呼吸	凝血功能
20%甘露醇　125ml　ivgtt　q8h	心电图
生理盐水　20ml 呋塞米　20mg　/ iv　q8h	配血 急诊头颅 CTA
生理盐水　20ml 地塞米松　10mg　/ iv　bid	留置导尿管 全脑血管造影
生理盐水　20ml 立止血　1kU　/ iv　bid	
埃索美拉唑　40mg　iv　bid	

注：

1. 颅内动静脉畸形往往在急性破裂出血时才发现，一般病情危急，有条件应在重症监护病房密切监测神志、瞳孔、血压、脉搏、呼吸。

2. 如病情允许，应尽早行全脑血管造影，而后决定手术方案。

3. 术前要注意与动脉瘤、高血压脑出血等疾病鉴别。

术后医嘱

长期医嘱	临时医嘱
按气管内麻醉下颅内动静脉畸形切除术后常规护理	血常规
特级护理	尿常规
禁食	肾功能
监测神志、瞳孔、血压、脉搏、呼吸	肝功能
20%甘露醇 125ml ivgtt q8h	凝血功能
生理盐水 20ml 呋塞米 20mg iv q8h	乳酸钠林格注射液 500ml PAMBA 0.4g ivgtt
生理盐水 20ml 地塞米松 10mg iv bid	乳酸钠林格注射液 500ml 胞二磷胆碱 0.5g ivgtt
生理盐水 20ml 立止血 1kU iv bid	
埃索美拉唑 40mg iv bid	

注：

1. 患者术后应在重症监护病房密切监测神志、瞳孔、血压、脉搏、呼吸。

2. 术后要注意再出血的可能，必要时急诊复查头颅 CT。

3. 出现偏瘫的患者，术后应进行康复治疗。

4. 神志昏迷者可选择应用促醒药如醒脑静，并尽早行高压氧治疗。

5. 常规应用奥美拉唑或埃索美拉唑等制酸药以预防应激性溃疡。

（中山大学附属第一医院神经外科　柯春龙）

九、烧　伤

烧伤

长期医嘱	临时医嘱
按轻/中/重/特重度烧伤常规护理△	血常规+血型
二/一/特级护理	尿常规、便常规
普食/半流质饮食/禁食★	出、凝血常规
隔离病房常规护理	急诊生化组合+肝酶组合+肝功组合
保持室内干燥，室温维持 28~32℃	血气分析
左右侧卧位，q4h☆	术前筛查（肝炎组合+梅毒+HIV）
停置尿管接床边袋，记尿量、pH、SG q2~4h	心电图
记 24 小时出入量	胸片
气管切开常规护理※	清创换药 xx%（面积）
超声雾化吸入 q4h	中心静脉置管
5%GS 100ml / 奥美拉唑 40mg　ivgtt q12h	NS 10ml / TAT 1500U　im　AST
5%GS 100ml / 阿米卡星 0.5g　ivgtt q12h	5%GNS 500ml / 维生素 C 2g / 10% KCl 10ml / 肌苷 0.4g　ivgtt×2 次
NS 100ml / 舒普深 1.5g　ivgtt q12h	新鲜血浆 200ml　ivgtt×3 次
	10% GS 500ml / 维生素 C 2g / 10% KCl 10ml / ATP 40mg / CoA 100U / 胰岛素 10U　ivgtt×3 次

注：

1. 本医嘱以 60kg 成年男性、20%TBSA 烧伤并吸入性损伤后，第一个 24 小时处理为例。

2. 中度以上须补充液体，总量按上海公式计算。晶、胶、水交替补充。

3. 预防性使用制酸剂，防止应激性溃疡的发生。

4. 严重患者应测量每小时尿量，随时调整补液速度。

5. 头面部烧伤，应予超声雾化吸入，湿化呼吸道、减轻呼吸道水肿，并保护眼部；※头面部水肿严重，或重度吸入性损伤应行气管切开术，术后常规纤支镜冲洗。

6. ☆大面积烧伤，尤其是肢体及躯干背侧有创面者，应上翻身床治疗，有条件者应予气体悬浮床治疗。

7. ★特重烧伤合并应激性溃疡患者应早期禁食并留置胃管；休克期过后，应尽早逐渐恢复饮食，以利消化道功能恢复。

8. △手术后医嘱基本相同，注意调整补液量和成分。

（中山大学附属第一医院烧伤科　舒　斌）

十、骨 外 科

锁骨骨折

术前医嘱

长期医嘱	临时医嘱
按锁骨骨折骨科常规护理	血常规+血型
二级护理	尿常规
普食	肾功能
“∞”字绷带外固定	肝功能
伤科接骨片 4片 tid	凝血功能
美洛昔康 1片 bid	乙肝两对半+肝炎系列+梅毒筛查+抗 HIV
	心电图
	胸片

术后医嘱

长期医嘱	临时医嘱
按锁骨骨折切开复位、钢板内固定术后骨科常规护理	乳酸钠林格注射液 500ml ivgtt（术后当日）
一级护理	10%葡萄糖注射液 1000ml ivgtt（术后当日）
禁食，8小时后半流质饮食	头孢呋辛 1.5g（加入生理盐水100ml 静脉滴注）（术后当日）
常规喷喉 bid	
伤科接骨片 4片 tid	
美洛昔康 1片 bid	

注：

1. 幼儿青枝骨折可用三角巾悬吊3周。

2. 一般多用手法复位“∞字”带外固定，无须过分强调解剖复位。固定期间须注意血管神经状态，4~6周解除固定，进行功能锻炼。

3. 下述情况可选择切开复位+内固定（如钢板、记忆合金环抱器等）治疗：

（1）开放性骨折、骨折伴神经血管损伤或经闭合复位仍有骨折端分离。

（2）锁骨骨折合并同侧肩胛颈骨折，形成浮动肩者。

（3）有喙锁韧带断裂的锁骨外端骨折或外 1/3 有移位骨折。

（4）多发性损伤，肢体需要早期开始功能锻炼者，以及并发有神经系统或神经血管病变，如帕金森病等，不能长期忍受非手术制动时。

（5）手法复位失败，畸形严重者。

（6）骨折不愈合。

肱骨外科颈骨折

术前医嘱

长期医嘱	临时医嘱
按肱骨外科颈骨折骨科常规护理	血常规+血型
二级护理	尿常规
普食	肾功能
屈肘 90°位三角巾悬吊	肝功能
伤科接骨片　4 片　tid	凝血功能
美洛昔康　1 片　bid	乙肝两对半+肝炎系列+梅毒筛查+抗 HIV
	心电图
	胸片+患侧肱骨上段正侧位片

术后医嘱

长期医嘱	临时医嘱
按肱骨外科颈骨折切开复位、钢板内固定术后骨科常规护理	乳酸钠林格注射液　500ml　ivgtt
一级护理	10%葡萄糖注射液　1000ml / 维生素 C　2.0g　ivgtt
禁食，8 小时后普食	头孢呋辛 1.5g（加入生理盐水 100ml 静脉滴注）（术后当日）
肱骨旁胶管引流接袋记量	
屈肘 90°位三角巾悬吊	
伤科接骨片　4 片　tid	
美洛昔康　1 片　bid	

注：

1. 治疗原则：准确复位，牢靠的固定，尽可能早的功能锻炼。对无移位的骨折，或者 2，3 型轻度移位的骨折不需要修复骨折。特别老年人的嵌插型骨折，只用三角巾悬吊伤肢，并加强功能锻炼即可。对青壮年伤员应使骨折移位的修复满意。

2. 治疗方案

（1）三角巾悬吊：对无移位骨折、轻度移位的外展型骨折或内收型骨折、嵌插型骨折，不需复位骨折，只用三角巾悬吊治疗。尤其是嵌插型骨折，几乎全部发生在老年人，功能的完全恢复较难，所以很少需要手法复位甚至开放复位的。发生该骨折的人群容易继发肩周炎，宜采取早期活动、早期功能康复的方法来治疗。即使有严重的成角畸形，其结果也比从 X 线片上预测的要好。

（2）手法复位外固定：对有移位的骨折，特别是青壮年伤员，应进行手法复位外固定治疗。要点为：血肿内麻醉，伤员仰卧或靠坐位，肩关节外展 90°、前屈 30°～45°、外旋 45°、肘关节屈曲 90°，进行牵引和反牵引，配合相应手法整复内收或外展型骨折，可用外固定架或肩人字石膏固定；如合并肩关节前脱位，应先复位肱骨头再复位骨折。

（3）开放复位内固定：适应证：①软组织嵌入骨折端；②不稳定型骨折；③非手术方法治疗失败者；④就诊或确诊较晚，无法施行手法复位者。

肱骨干骨折

术前医嘱

长期医嘱	临时医嘱
按肱骨干骨折骨科常规护理	血常规+血型
二级护理	尿常规
普食	肾功能
屈肘 90°位三角巾悬吊	肝功能
左上臂小夹板外固定	凝血功能
美洛昔康　1 片　bid	乙肝两对半+肝炎系列+梅毒筛查+抗 HIV
伤科接骨片　4 片　tid	心电图
	胸透+左肱骨正侧位片

术后医嘱

长期医嘱	临时医嘱
按肱骨干骨折切开复位、钢板内固定术后骨科常规护理	乳酸钠林格注射液　500ml　ivgtt
一级护理	10%葡萄糖注射液　1000ml 维生素 C　2.0g　ivgtt
禁食，8 小时后普食	头孢呋辛 1.5g（加入生理盐水 100ml 静脉滴注）（术后当日）
肱骨旁胶管引流接袋记量	
屈肘 90°位三角巾悬吊	
伤科接骨片　4 片　tid	
美洛昔康　1 片　bid	

注：

1. 无移位者，小夹板固定 6~8 周。

2. 小于 30°之成角移位，不超过横断面 1/3 的侧方移位，以及短缩移位在 2cm 以内的斜形或螺旋形骨折，可于局麻或臂丛麻醉下手法复位，小夹板或悬垂石膏外固定。

3. 不稳定骨折、软组织嵌入骨折端、经反复手法复位不满意、多段骨折、同一肢体有多处骨与关节损伤时，或合并神经血管损伤时可在探查术同时行切开复位内固定（髓内钉或钢板）术。

4. 闭合骨折并桡神经损伤先试行手法复位，若骨折复位、固定满意，可保守观察 2~3 个月，如果神经功能无恢复则行手术探查。

5. 疑有桡神经嵌于骨折端者，不宜强行手法复位，应急诊手术探查。

肱骨髁上骨折

术前医嘱

长期医嘱	临时医嘱
按肱骨髁上骨折骨科常规护理	血常规+血型
二级护理	尿常规
普食	肾功能
注意患肢桡动脉搏动及末梢血运	肝功能
屈肘90°位三角巾悬吊	凝血功能
伤科接骨片　4片　tid	乙肝两对半+肝炎系列+梅毒筛查+抗HIV
美洛昔康　1片　bid	心电图
	胸透+患侧肘关节正侧位片

术后医嘱

长期医嘱	临时医嘱
按肱骨髁上骨折切开复位、钢板内固定术后骨科常规护理	乳酸钠林格注射液　500ml　ivgtt
一级护理	10%葡萄糖注射液　1000ml / 维生素C　2.0g / ivgtt
禁食，8小时后普食	头孢呋辛 1.5g（加入生理盐水100ml静脉滴注）（术后当日）
肱骨旁胶管引流接袋记量	
注意患肢末梢血运	
屈肘90°位三角巾悬吊	
伤科接骨片　4片　tid	
美洛昔康　1片　bid	

注：除按照一般骨折的处理原则外，必须及时、准确地复位，恢复骨折的对位和对线，防止肘部畸形愈合，纠正神经、血管损伤等严重合并症，治疗尽量要求达到解剖复位，尽早恢复患肢功能。

1. 青枝骨折及不完全骨折、骨折轻、中度移位者，肘部肿胀较轻，桡动脉搏动正常可采用手法复位，小夹板或石膏托外固定。复位可在臂丛麻醉下进行，力求一次成功。复位时应先纠正旋转移位，再矫正侧方移位，对尺偏型处理时可稍“矫枉过正”，保持轻度桡偏，防止发生肘内翻。

2. 肿胀明显者，先行尺骨鹰嘴骨牵引 3~5 天，待肿胀消退后再作外固定。

3. 内固定方式可选择交叉克氏针或“Y”型重建钢板，手术指征包括：

（1）并发神经、血管损伤者，在予相应手术同时处理骨折。

（2）骨折移位严重，估计难以手法复位或手法复位失败，特别是伸展尺偏型肱骨髁上骨折。

（3）骨折畸形愈合，有肘内翻畸形。

4. 局部严重挫伤，肿胀明显，说明组织内有大量液性渗出，可能进一步压迫周围组织及血管，影响血液及组织液回流，有发生骨筋膜室综合征的可能。应解除压迫，抬高患肢，应用脱水剂及血管扩张剂，6~12 小时缺血不缓解者，则应行切开减张术。

5. 骨折复位后，出现肢体远程剧痛、苍白、麻痹、无脉、感觉异常等早期缺血性挛缩表现时，应不失时机地手术探查。

6. 合并神经损伤者，原则上先行骨牵引，如在牵引过程中神经或血管损伤加重或无明显改善者，应手术探查，并作进一步处理。

前臂双骨折

术前医嘱

长期医嘱	临时医嘱
按前臂双骨折骨科常规护理	血常规+血型
二级护理	尿常规
普食	肾功能
手法复位小夹板外固定	肝功能
屈肘 90°位三角巾悬吊	凝血功能
注意患肢末梢血运	乙肝两对半+肝炎系列+梅毒筛查+抗 HIV
伤科接骨片　4 片　tid	心电图
美洛昔康　1 片　bid	胸透
	患侧桡、尺骨正侧位片（含肘、腕关节）
	破伤风抗毒素（TAT）1500U　im　AST（有伤口时）

术后医嘱

长期医嘱	临时医嘱
按前臂双骨折切开复位、髓内针内固定术后骨科常规护理	乳酸钠林格注射液　1000ml　ivgtt
一级护理	5%葡萄糖注射液　1000ml / 维生素 C　2. 0g / ivgtt
禁食，8 小时后普食	20%甘露醇 125ml　ivgtt　bid（术后当日）
桡骨旁胶管引流接袋记量	头孢呋辛 1. 5g（加入生理盐水 100ml 静脉滴注）（术后当日）
患侧上肢功能位石膏外固定	
注意患肢末梢血运	
抬高患肢	
伤科接骨片　4 片　tid	
美洛昔康　1 片　bid	

注：

1. 治疗关键在于恢复前臂的旋转功能。

2. 无移位的骨折，可作夹板或石膏外固定。

3. 尺、桡骨干双骨折，若其中有一骨干为横形或锯齿形的稳定骨折，而另一骨干为不稳定骨折时，应先整复稳定的骨折；若两骨干骨折的稳定性均相同，一般先整复尺骨；若两骨干均为不稳定骨折时，如骨折在上段，则先整复尺骨，如骨折在下段，可先整复桡骨，骨折在中段时，应根据两骨干骨折的相对稳定性来决定整复方案。

4. 内固定方式可选择髓内钉或钢板，手术指征为：

（1）开放性骨折伤后在 8 小时以内，或软组织损伤严重者。

（2）多发性骨折，特别一个肢体多处骨折者。

（3）多段骨折或不稳定性骨折手法复位不满意或不能维持整复骨折端的对位者。

（4）尺、桡骨上 1/3 骨折手法复位失败，或难以外固定者。

（5）对位不良或畸形愈合的陈旧性骨折。

（6）合并神经血管损伤者。

5. 注意防治前臂筋膜室综合征。

桡骨下端骨折

术前医嘱

长期医嘱	临时医嘱
按桡骨下端骨折骨科常规护理	血常规+血型
二级护理	尿常规
普食	肾功能
手法复位石膏外固定	肝功能
伤科接骨片　4片　tid	凝血功能
美洛昔康　1片　bid	乙肝两对半+肝炎系列+梅毒筛查+抗HIV
	心电图
	胸透
	腕关节正侧位片

术后医嘱

长期医嘱	临时医嘱
按桡骨下端骨折切开复位、钢板内固定术后骨科常规护理	乳酸钠林格注射液　500ml　ivgtt（术后当日）
一级护理	10%葡萄糖注射液　1000ml　ivgtt（术后当日）
禁食，8小时后普食	头孢呋辛 1.5g（加入生理盐水100ml静脉滴注）（术后当日）
腕关节功能位前臂石膏托外固定	
抬高患肢	
注意患肢末梢血运	
伤科接骨片　4片　tid	
美洛昔康　1片　bid	

注：

1. 绝大多数桡骨下端骨折可经手法复位外固定而治愈，无需住院治疗。

2. 常见的Colle’s骨折的复位标准包括：桡骨茎突应位于

尺骨茎突远程 1~1.5cm，各种畸形消失，桡骨远程背侧平坦，掌侧弧度凹陷恢复，X 片示掌倾角及尺偏角恢复。

3. 手法复位失败，或复位后不能维持对位者可考虑切开复位，钢板内固定术，尤其是 Barton's 骨折闭合复位不易保持复位，需手术解剖复位关节内骨折。

4. 对陈旧性 Colle's 骨折畸形愈合影响前臂旋转活动者，考虑手术治疗：

（1）骨折再复位适用于年轻患者，骨折不超过 3~4 周。

（2）以旋转功能障碍为主者，可行尺骨小头切除。

（3）对明显畸形愈合病例，可行 Campbell 手术。即切除尺骨小头尺侧半，桡骨畸形处作截骨矫正，术后石膏固定8~10 周。

（4）年龄大的患者，对生活无明显影响者，保守治疗。

手部骨折

术前医嘱

长期医嘱	临时医嘱
按手部骨折骨科常规护理	血常规+血型
二级护理	尿常规
普食	肾功能
手法复位石膏外固定	肝功能
伤科接骨片　4片　tid	凝血功能
美洛昔康　1片　bid	乙肝两对半+肝炎系列+梅毒筛查+抗 HIV
	心电图
	患手正斜位片
	TAT 1500U　im AST（有伤口时）

术后医嘱

长期医嘱	临时医嘱
按第2、第3掌骨骨折切开复位、微型钢板螺钉内固定术后骨科常规护理	乳酸钠林格注射液　500ml　ivgtt（术后当日）
一级护理	10%葡萄糖注射液　1000ml　ivgtt（术后当日）
禁食，8小时后普食	头孢呋辛 1.5g（加入生理盐水100ml 静脉滴注）（术后当日）
掌腕功能位石膏外固定	
抬高患肢	
注意患肢末梢血运	
伤科接骨片　4片　tid	
美洛昔康　1片　bid	

注：

1. 对于掌、指骨骨折，首先应区分稳定与不稳定骨折：一般来说，稳定骨折包括闭合性嵌插骨折、无移位或移位很少的骨折、大部分远节指骨骨折、大部分单独的掌骨干骨折。而另一些骨折一般被认为是不稳定骨折，如有旋转移位的螺旋骨折、粉碎骨折、有较大移位的骨折、一些斜形骨折、多段骨折、近节指骨颈骨折、中节指骨掌侧基底骨折、骨折伴有广泛软组织损伤、Bennett 骨折等。

2. 一般无移位的稳定骨折，外固定 3~4 周后即可做轻度的主动活动。移位的掌、指骨骨折复位后应固定 6~8 周。切开复位内固定者，如内固定坚强、稳定，则术后可不用外固定，否则做 2~3 周保护性外固定。器械固定方法有：克氏针、钢丝、微型钢板、螺钉、外固定架等。

3. 特殊情况处理原则如下：

（1）第一掌骨基底部骨折：新鲜骨折在手法复位后用前臂石膏固定拇指于外展位 4~6 周，不稳定的骨折可行内固定术；轻度成角的陈旧骨折，对拇指功能影响不大者，可不处理。如成角大，虎口过小，可行第一掌骨基底部楔形截骨术。

（2）第一掌骨基底部骨折脱位（Bennett 骨折）：手法复位后若能保持稳定，可于拇指外展位固定 4~6 周。否则可采用经皮克氏针固定或开放复位用一克氏针固定小骨块，另一克氏针固定掌骨基底部于第二掌骨保持复位。术后石膏固定 4~6 周。

（3）末节指骨基底背侧撕脱骨折（锤状指）：新鲜病例将近侧指间关节屈曲 60°，远侧指间关节过伸，消除对骨片的牵拉，以铝夹板外固定 6 周；如为远侧指间关节脱位或骨片超过关节面 1/3，应切开复位克氏针固定。

手部肌腱损伤

术前医嘱

长期医嘱	临时医嘱
按手部肌腱损伤骨科常规护理	血常规+血型
二级护理	尿常规
普食	肾功能
	肝功能
	凝血功能
	乙肝两对半+肝炎系列+梅毒筛查+抗 HIV
	心电图
	胸透
	患手正斜位片
	TAT 1500U im AST（有伤口时）

术后医嘱

长期医嘱	临时医嘱
按手部肌腱损伤修复术后骨科常规护理	乳酸钠林格注射液 500ml ivgtt（术后当日）
一级护理	10%葡萄糖注射液 1000ml ivgtt（术后当日）
禁食，8 小时后普食	
无张力位石膏外固定	
抬高患肢	
注意患肢末梢血运	
头孢呋辛 1.5g（加入生理盐水 100ml 静脉滴注）（如为开放性损伤）	
美洛昔康 1 片 bid	

注：

1. 肌腱损伤后，一般应争取一期修复，除非伤后时间超过 24 小时、污染严重甚至已有感染、火器伤、咬伤及肌腱损伤严重有较大缺损者，则不宜一期修复。因各种原因没有行一期修复，应争取在伤愈后 3~4 周进行延迟一期修复或二期修复。

2. 肌腱修复时的缝合方法应尽可能减少对肌腱内部血液循环的影响，保护好腱系膜、腱纽及腱周组织等肌腱血供来源，注意无创缝合技术，保持缝接处平整光滑，减少肌腱粗糙面外露。

3. 在鞘管区较整齐的切割伤，应争取同时修复屈指深浅肌腱并修复腱鞘。肌腱修复后应置于健康组织中，不可置于瘢痕组织中或贴于骨面。肌腱表面应有良好的皮肤覆盖，不可在肌腱表面行游离植皮。

4. 肌腱修复后，应在无张力位外固定 3~4 周。重视早期功能锻炼及术后理疗的应用。

股骨颈骨折

术前医嘱

长期医嘱	临时医嘱
按股骨颈骨折骨科常规护理	血常规+血型
二级护理	尿常规
普食	肾功能
患肢持续皮牵引	肝功能
伤科接骨片　4片　tid	凝血功能
美洛昔康　1片　bid	乙肝两对半+肝炎系列+梅毒筛查+抗 HIV
	心电图
	胸片
	髋关节及股骨上段正侧位 X 线片

术后医嘱

长期医嘱	临时医嘱
按股骨颈骨折牵引复位、空心钉内固定术后骨科常规护理	蛛网膜下腔麻醉后常规护理
一级护理	乳酸钠林格注射液　500ml　ivgtt
禁食，8 小时后半流质饮食	5%葡萄糖注射液　1000ml / 维生素 C　2. 0g　ivgtt
低分子右旋糖酐 500ml ivgtt qd	头孢呋辛 1. 5g（加入生理盐水 100ml 静脉滴注）（术后当日）
伤科接骨片　4片　tid	
美洛昔康　1片　bid	
阿司匹林　50mg　qd	

注：

1. 治疗原则：无明显移位的骨折，外展型或嵌入型等稳定性骨折，年龄过大，全身情况差，或合并有严重心、肺、肾、肝等功能障碍者，选择非手术方法治疗。对于内收型骨折和有移位的骨折，65 岁以上老年人的股骨头下型骨折，青少年的股骨颈骨折，陈旧性骨折不愈合、影响功能的畸形愈合、股骨头缺血坏死或合并髋关节骨关节炎，应采用手术方法治疗。

2. 治疗方案

（1）非手术治疗：穿防旋鞋，下肢皮肤牵引，卧床6~8周，同时进行股四头肌等长收缩训练和踝、足趾的屈伸活动，避免静脉回流障碍或静脉血栓形成。卧床期间不可侧卧，不可使患肢内收，避免发生骨折移位。一般来说，非手术治疗后股骨头缺血坏死的发生率较手术疗法低，但长期卧床易引发一些并发症，如肺部感染、泌尿道感染、压疮等。

（2）闭合复位内固定：在硬膜外麻醉下，先用纵向牵引取消短缩移位，逐渐外展，术者在侧方施加外展牵引力，同时使下肢内旋，逐渐减少牵引力。整个过程均在C形臂X线监视下进行。证实复位成功后，在股骨外侧纵形切口，暴露股骨大转子及股骨近端，经大转子向股骨头方向打入引导针，X线证实引导针穿过骨折线后，即通过引导针打入加压螺钉或130°角钢板内固定。此法不切开关节囊，对股骨头血循环干扰较少，在X线监视下，复位及固定可靠，术后骨折不愈合及股骨头坏死的发生率均较低，但手术者需暴露于X线下。

（3）切开复位内固定：手法复位失败，或固定不可靠，或青壮年的陈旧骨折、不愈合，宜采用切开复位内固定。经前外侧切口暴露骨折后，清除骨折端的硬化组织，直视下经大转子打入加压螺钉，同时切取带旋髂深血管蒂的髂骨块植骨，或用旋股外血管升支的髂骨块植骨，或带缝匠肌蒂的髂骨块植骨，促进骨折愈合，防止股骨头缺血坏死。

（4）人工关节置换术：对全身情况尚好的高龄患者的股骨头下型骨折，已合并骨关节炎或股骨头坏死者，可选择单纯人工股骨头置换术或全髋关节置换术治疗。

3. 并发症处理

（1）股骨头缺血坏死或骨折不愈合：股骨头下型及经股骨颈骨折容易出现股骨头缺血坏死或骨折不愈合，应采用合适的治疗方法。

（2）静脉栓塞：加用抗凝进行预防，及时发现及时处理。

（3）髋关节周围骨化性肌炎：早期加强患肢的主、被动运动。

股骨粗隆间骨折

术前医嘱

长期医嘱	临时医嘱
按股骨粗隆间骨折骨科常规护理	血常规+血型
二级护理	尿常规
普食	肾功能
患肢持续皮牵引	肝功能
伤科接骨片　4片　tid	凝血功能
美洛昔康　1片　bid	乙肝两对半+肝炎系列+梅毒筛查+抗 HIV
	心电图
	胸片
	髋关节及股骨上段正侧位 X 线片

术后医嘱

长期医嘱	临时医嘱
按股骨粗隆间骨折牵引复位、DHS 内固定术后骨科常规护理	蛛网膜下腔麻醉后常规护理
一级护理	乳酸钠林格注射液 1000ml ivgtt
禁食，8 小时后半流质饮食	5%葡萄糖注射液 1000ml / 维生素 C　2.0g　ivgtt
股骨旁胶管引流接袋记量	头孢呋辛 1.5g（加入生理盐水 100ml 静脉滴注）（术后当日）
低分子右旋糖酐 500ml ivgtt qd	
低分子肝素钙　0.4ml　ih qd	
伤科接骨片　4片　tid	
美洛昔康　1片　bid	

注：

1. 治疗原则：既往多采用非手术治疗，但由于患者长期卧床而发生了许多并发症。近年来，由于麻醉、围手术期处理及手术技术，内固定器械等方面的进展，越来越多的医师主张对此类骨折施行手术治疗。实践证明，此治疗方法的改变对患者是有利的。手术治疗可增加患者的舒适度，便于护理照顾，减少住院时间等，但在死亡率方面无明显改变。

2. 治疗方案

（1）复位：多数可用闭合复位获得稳定性。对大粗隆受累少者用中立位复位，对范围较大的粉碎性骨折用外旋位复位。如闭合复位不能获得骨折的稳定性，则宜切开复位。

（2）切开复位内固定术：常用动力型加压滑动钉板结构与γ-钉。DHS属于偏心固定，内侧骨皮质缺损时产生的内翻应力会集中于外侧的钢板上，引起螺钉切割股骨头，螺钉松动或钉板交界处断裂。因此，只有骨缺损被修复，骨结构完整性得到基本恢复，内固定才能获得最大的稳定性。γ-钉为近年来应用的一种髓内固定装置。与动力型加压滑动钉板结构相比，γ-钉的优点为：创伤小，最近有文献报道可经皮打入；由于位于髓内，故杠杆臂减少，有利于稳定骨折，可允许早期负重，可较好地维持长度和控制旋转。γ-钉经10余年应用，证明有其优点，但确有一些并发症发生。严重并发症为股骨干骨折，骨折均发生在钉的尖端以下。

（3）人工关节置换术：用于粗隆间骨折仍存在争论。多数学者认为适应证为内固定失败或严重粉碎骨折，老年人不稳定粗隆骨折，虚弱的患者。假体置换术的好处是患者可早期下床而降低并发症。

3. 并发症处理

（1）血栓性静脉炎及肺栓塞：此为围手术期死亡较常见的原因，因此应用抗凝治疗是必要的。

（2）伤口感染：粗隆部骨折的手术切口感染率高于股骨颈骨折，手术期应注意护理，抗菌治疗等。

股骨干骨折

术前医嘱

长期医嘱	临时医嘱
按股骨干骨折骨科常规护理	血常规+血型
二级护理	尿常规
普食	肾功能
持续胫骨结节骨牵引	肝功能
测量患肢长度　qd	凝血功能
伤科接骨片　4片　tid	乙肝两对半+肝炎系列+梅毒筛查+抗HIV
美洛昔康　1片　bid	心电图
	胸片+股骨正侧位X线片

术后医嘱

长期医嘱	临时医嘱
按股骨干骨折切开复位、交锁髓内钉内固定术后骨科常规护理	蛛网膜下腔麻醉后常规护理
一级护理	乳酸钠林格注射液　1000ml　ivgtt
禁食，8小时后半流质饮食	5%葡萄糖注射液　1500ml / 维生素C　2.0g　ivgtt
股骨旁胶管引流接袋记量	血常规
伤科接骨片　4片　tid	血电解质
美洛昔康　1片　bid	头孢呋辛 1.5g（加入生理盐水100ml静脉滴注）（术后当日）

注：

1. 牵引：此法历史悠久，可分为皮肤和骨牵引。皮牵引其缺点是难以提供足够力量使骨折复位，故现在仅用于治疗儿童骨折（Bryant牵引）以及临时制动下肢。骨牵引配合各种支具悬吊可治疗许多股骨干骨折，对股骨中段骨折，可采用平衡牵引；对股骨近端骨折，可采用屈膝90°、屈髋90°的牵引。但应注意的是，采用骨牵引治疗，应在第一个24小时内复位。主要问题是延误愈合，最高可达30%，对粉碎性骨折，难以维持肢体的长度以及控制旋转能力差，常引起旋转畸形。另一个问题是膝关节僵直而影响功能。

2. 石膏支具：采用此法治疗可允许患者早期下地且可防止髋膝关节僵硬。这样可使骨折处增加应力而促进骨折愈合。能否采用此法治疗取决于骨折的部位、软组织覆盖及大腿石膏的塑形等。开放骨折、股骨远端1/3骨折及中段粉碎性骨折可适用此法，而股骨近端骨折及单纯横断或斜行骨折不适用此法治疗。此法可联合应用有限内固定治疗，但股骨短缩、内翻成角等并发症时可发生，因此现在已较少单独用于股骨干骨折的治疗。

3. 外固定架：因牵引针感染及膝关节僵硬发生率高，多根针穿透股四头肌引起瘢痕形成而影响股四头肌功能等原因而较少应用。应用外固定架治疗股骨干骨折的最好适应证为Ⅲ型开放骨折，其次为高能损伤引起的粉碎骨折，因内固定有较高的感染率。

4. 钢板螺钉内固定：在20世纪60年代和70年代，广泛应用坚强钢板和螺钉内固定治疗股骨干骨折，并做早期康复，从而克服了非手术治疗的许多不足之处，如住院时间长、骨折畸形愈合、延缓愈合和关节僵硬等。但随时间的推移，发现此方法也有许多问题，如切开复位时需广泛剥离骨膜，从而有部分患者出现骨折不愈合而使钢板折断，另一个问题是切口感染率明显升高。更为严重的问题是，坚强内固定可在骨折愈合后产生应力遮挡，使钢板发生疲劳性断裂。改用点接触钢板，减少应力遮挡起了一定作用，但仍需广泛切开。

5. 带锁髓内钉固定：此内固定技术是近十年来治疗股骨干骨折最好的方法，因而得到广泛应用。多数报告，采用带锁髓内钉固定骨折愈合率高达97%~100%。髓内固定的优点有：髓内固定接近身体的运动中心，因此，承受的负荷小；由于针可接触骨折远近端的皮质，因此使骨分担的负荷增加而使骨折愈合加速；由于大多数骨折可采用闭合复位和穿钉，使骨折部位的感染及骨折不愈合明显降低，且由于带锁髓内钉可控制骨折部的旋转，因此术后不需外固定，关节可早期活动。因此，髋膝关节功能得以较好地保存。

髌骨骨折

术前医嘱

长期医嘱	临时医嘱
按髌骨骨折骨科常规护理	血常规+血型
二级护理	尿常规
普食	肾功能
患肢伸膝位长腿石膏托外固定	肝功能
注意患肢末梢血运	凝血功能
美洛昔康　　1片　bid	乙肝两对半+肝炎系列+梅毒筛查+抗HIV
伤科接骨片　4片　tid	心电图
	胸透
	膝关节正侧位X线片

术后医嘱

长期医嘱	临时医嘱
按髌骨骨折切开复位、张力带内固定术后骨科常规护理	蛛网膜下腔麻醉后常规护理
一级护理	乳酸钠林格注射液 500ml　ivgtt（术后当日）
禁食，8小时后半流质饮食	10%葡萄糖注射液 1000ml　ivgtt（术后当日）
患肢伸膝位长腿石膏托外固定	头孢呋辛 1.5g（加入生理盐水100ml静脉滴注）（术后当日）
注意患肢末梢血运	
患侧膝关节腔胶管引流接袋记量	
伤科接骨片　4片　tid	
美洛昔康　　1片　bid	

注：

1. 对于无移位的骨折、分离在0.5cm以内的横行骨折，可用长腿石膏后托或管型固定患肢于伸直位3~4周。如有关节腔积血，应在无菌条件下，抽尽血肿。固定期间练习股四头肌收缩，去除石膏后练习膝关节屈伸活动。

2. 分离移位在 0.5cm 以上的横行骨折可行切开复位和钢丝缝合或张力带钢丝内固定。术中应确定髌骨关节面的平整。若上下极撕脱，骨片很小，可切除之，将肌腱或韧带缝于骨面上。

3. 髌骨粉碎性骨折，若移位不严重，后关节面基本完整，可做髌周环行缝合。不到万不得已不采取髌骨切除术。

膝韧带及半月板损伤（以半月板损伤为例）

术前医嘱

长期医嘱	临时医嘱
按左膝半月板损伤骨科常规护理	血常规+血型
二级护理	尿常规
普食	肾功能
	肝功能
	凝血功能
	乙肝两对半+肝炎系列+梅毒筛查+抗 HIV
	心电图
	胸透
	膝关节正侧位 X 线片
	膝关节 MRI（必要时）

术后医嘱

长期医嘱	临时医嘱
按左膝关节镜检查、外侧半月板成形术后骨科常规护理	蛛网膜下腔麻醉后常规护理
一级护理	乳酸钠林格注射液　500ml　ivgtt
禁食，8 小时后半流质饮食	5%葡萄糖注射液　1000ml / 维生素 C　2.0g　ivgtt
注意患肢末梢血运	头孢呋辛 1.5g（加入生理盐水 100ml 静脉滴注）（术后当日）
膝关节腔胶管引流接袋记量	
美洛昔康　1 片　bid	

注：

1. 半月板损伤

（1）治疗原则：急性期的患者可行保守治疗，抽出关节内积血并加压包扎，长腿石膏托固定膝关节 2~3 周，去除石膏后复查膝关节 MRI 协助明确诊断，并行股四头肌功能锻炼。对“交锁”症状不能自行解锁时，可行皮肤牵引解脱。

如皮肤牵引失败则需手术解除关节“交锁”。经确诊的半月板损伤患者，治疗选择依据半月板损伤的部位行相应手术治疗。但应尽可能早期处理，以保护关节软骨免受异常形态的半月板及异常膝关节活动轨迹的损伤。如损伤在半月板的外侧边缘纵行或垂直损伤，长度小于10mm，宽度小于5mm，此处半月板损伤需手术修补。

(2) 治疗方案：①关节镜下半月板切除术：如损伤发生在半月板内侧2/3缺血区内，例如纵行撕裂的桶柄部分，放射状撕裂的“鸟嘴”部分，水平状撕裂的股骨或胫骨面部分，首选的治疗是在关节镜下半月板部分切除术，比切开关节半月板全切术术后恢复快。特别注意，半月板全切术后可增加半月板退变的发生率，所以手术时应尽可能地保留半月板的大小及光滑结实的边缘。尽可能不选择半月板全切除术。②关节镜下半月板修复缝合术：对于发生在半月板中外1/3~2/3的有血运区（即红-红区及红-白区），两侧撕裂缘存在不同程度的血运，此处半月板损伤可选择手术修补。具体缝合方法根据医生经验及半月板损伤类型、损伤部位的不同可选择由内向外缝合法、由外向内缝合法、全内缝合法等。凡做修复手术者，修复前应先将撕裂的两缘扩创，以利于修复后愈合。关节镜下修复半月板需相应专用器械。由内向外缝合法其皮肤切口在后内、后外侧，自内向外穿出的缝线备好后，再全部拉紧结扎于关节囊外，注意勿将隐神经、血管扎入。由外向内缝合法则在损伤部位作切口，将穿刺针自关节囊外刺入，穿过半月板裂口，行结式缝合，拉紧固定。③半月板部分或全部同种异体移植术：对此类手术目前仍存在不同意见。

2. 前、后交叉韧带损伤

(1) 治疗原则：并不是所有的ACL损伤的患者都需要手术治疗，理论上ACL缺如后仍可耐受一般较安静的日常生活，是否需要手术治疗取决于患者的年龄、日常的活动能力及膝不稳定的程度，也包括是否合并有其他结构的损伤，如半月板等。如ACL缺如的膝关节继续承受体力劳动，并参加转身、跳跃、急加减速和变换方向的体育活动，将不可避免地加重关节不稳定和关节内的损伤。随着人们对生活质量要求的提高，多数主张对单纯 ACL 损伤进行重建修复。对于多韧带联合损伤或 ACL 止点撕脱性骨折也主张进行手术治疗。

除非存在其他结构损伤，单纯 PCL 损伤的膝关节功能良好，部分专家认为其功能可通过加强股四头肌肌力锻炼而获得部分代偿，因此不需要重建。保守治疗方法包括屈膝 20°位石膏外固定，支具保护下功能训练。但近些年来，对 PCL 损伤后进行重建术又有了新的认识，目前认为其手术适应证包括：①PCL 附着点处撕脱性骨折并移位>10mm；②后外侧角骨撕脱需手术再固定；③胫骨向后方移位>15mm，反轴移试验阳性；④合并有 ACL 损伤或其他多韧带联合损伤；⑤日常生活中出现不稳定和疼痛症状；⑥胫骨向后方移动 10~15mm，并有症状，包括单纯的 PCL 损伤；⑦膝内翻合并有后外侧不稳定，最好先行截骨术矫形，然后在 3~6 个月后再行软组织重建术。

（2）治疗方案：目前对于交叉韧带损伤修复的主流技术是在关节镜下定位，建立骨隧道，经骨隧道引入移植物后选择一定方式固定对其进行重建。可供选择的移植物包括：①人工韧带：可以避免在身体其他部位获取移植物，能明显地缩短手术时间，并能得到术后早期的坚强固定，因此术后可进行早期功能锻炼。但是使用合成人工韧带重建 ACL 的远期效果不理想，一旦失败后往往影响翻修手术，且容易感染。另外，合成人工韧带的费用也较高。②同种异体韧带：存在消毒困难和传播疾病的可能，个别病例有出现排异反应表现。③自体韧带：优点是宿主反应小，感染率低，韧带的强度可满足要求，至今仍为交叉韧带重建手术时移植物选择的“金标准”。不足之处是需花费一定的时间获取。通常选择骨-髌腱-骨或腘绳肌肌腱作为移植物。

胫腓骨干骨折

术前医嘱

长期医嘱	临时医嘱
按胫腓骨干骨折骨科常规护理	血常规+血型
二级护理	尿常规
普食	肾功能
患肢长腿石膏托外固定	肝功能
注意患肢末梢血运	凝血功能
伤科接骨片　4片　tid	乙肝两对半+肝炎系列+梅毒筛查+抗 HIV
美洛昔康　1片　bid	心电图
	胸片
	患侧胫骨正侧位片
	TAT 1500U　im AST（有伤口时）

术后医嘱

长期医嘱	临时医嘱
按胫骨骨折闭合复位、交锁髓内钉内固定术后骨科常规护理	蛛网膜下腔麻醉后常规护理
一级护理	乳酸钠林格注射液 1000ml　ivgtt
禁食，8小时后半流质饮食	5%葡萄糖注射液 1000ml / 维生素 C　2.0g　ivgtt
注意患肢末梢血运	20%甘露醇 125ml　ivgtt　bid（术后当日）
伤科接骨片　4片　tid	头孢呋辛 1.5g（加入生理盐水 100ml 静脉滴注）（术后当日）
美洛昔康　1片　bid	

注：

1. 无移位或整复后骨折面接触稳定无侧向移位趋势的横行骨折、短斜形骨折等稳定性骨折，可行手法复位后予长腿石膏托或小夹板外固定；对于斜行、螺旋形或轻度粉碎性的不稳定骨折，可行骨牵引治疗。

2. 对于骨折端有软组织嵌入、手法复位不能达到功能复位要求或不能耐受长期卧床的患者可选择行内固定手术，如有条件可在X线透视下行闭合复位、交锁髓内钉内固定。

3. 开放性胫腓骨骨折，对于Gustilo Ⅰ型或较清洁的Ⅱ型开放性骨折，预计伤口能够一期愈合或延迟一期闭合创面的病例，可按闭合性骨折处理原则进行治疗；对于污染严重或失去清创时机，感染可能性大的病例，单纯外固定不能维持骨折对位时，可行骨牵引或用外固定架固定。

4. 术后应警惕骨筋膜室综合征的出现，及时予相应处理。

5. 手法复位、石膏固定者2周内复查是否有成角或旋转畸形等的出现并及时纠正。

跟腱断裂

术前医嘱

长期医嘱	临时医嘱
按跟腱断裂骨科常规护理	血常规+血型
二级护理	尿常规
普食	肾功能
美洛昔康　1片　bid	肝功能
	凝血功能
	乙肝两对半+肝炎系列+梅毒筛查+抗 HIV
	心电图
	胸透
	TAT 1500U　im AST（有伤口时）

术后医嘱

长期医嘱	临时医嘱
按跟腱断裂修复术后骨科常规护理	蛛网膜下腔麻醉后常规护理
一级护理	乳酸钠林格注射液　500ml　ivgtt（术后当日）
禁食，8 小时后半流质饮食	10%葡萄糖注射液　1000ml　ivgtt（术后当日）
踝跖屈位长腿石膏前托外固定	
注意患肢末梢血运	
生理盐水 100ml 头孢呋辛　1.5g （如为开放性损伤）　/ ivgtt bid	
美洛昔康　1片　bid	

注：

1. 新鲜跟腱断裂最好采取手术治疗，缝合断端，开放性损伤应注意彻底清创。术后以长腿石膏外固定于屈膝 20°~30°，踝关节跖屈位。3 周后更换踝背曲 90°位石膏，再固定

3 周。

2. 陈旧性跟腱断裂，因损伤断端瘢痕形成及回缩，多不能采用直接缝合，常用筋膜修补或腓肠肌近侧腱膜向下翻转修补缺损。术后处理同新鲜损伤。

踝部骨折

术前医嘱

长期医嘱	临时医嘱
按踝关节骨折骨科常规护理	血常规+血型
二级护理	尿常规
普食	肾功能
短腿石膏后托外固定	肝功能
注意患肢末梢血运	凝血功能
伤科接骨片　4 片　tid	乙肝两对半+肝炎系列+梅毒筛查+抗 HIV
美洛昔康　1 片　bid	心电图
	胸透
	踝关节正侧位片
	TAT 1500U　im AST（有伤口时）

术后医嘱

长期医嘱	临时医嘱
按踝关节骨折切开复位、内踝空心螺钉内固定+外踝钢板内固定术后骨科常规护理	蛛网膜下腔麻醉后常规护理
一级护理	乳酸钠林格注射液　500ml　ivgtt
禁食，8 小时后半流质饮食	5%葡萄糖注射液　1000ml / 维生素 C　2. 0g / ivgtt
短腿石膏后托外固定	头孢呋辛 1. 5g（加入生理盐水 100ml 静脉滴注）（术后当日）
注意患肢末梢血运	
伤科接骨片　4 片　tid	
美洛昔康　1 片　bid	

注：

1. 治疗原则：踝关节结构复杂，暴力作用的机制及骨折类型也较多样，按一般的原则，先手法复位，失败后则采用切开复位的方式治疗，如果不对损伤机制、移位方向、踝关节稳定性多种因素进行仔细区分则可能加重骨移位，导致新的损伤，为今后的治疗及功能恢复带来困难，治疗的原则是在充分认识损伤特点的基础上，以恢复踝关节的结构及稳定性为原则，灵活选择治疗方案，无移位的和无胫腓下关节分离的单纯内踝或外踝骨折，在踝关节内翻（内踝骨折时）或外翻（外踝骨折时）位石膏固定6~8周，固定期可进行功能锻炼，有移位的内踝或外踝单纯骨折，因为骨折块移位导致附着的韧带松弛，手法复位难以成功，即使复位成功也难以维持韧带张力应切开复位，松质骨螺钉内固定或可吸收螺钉固定，胫腓下关节分离常在内、外踝损伤时出现，应首先手术修复内、外侧副韧带，复位、固定骨折，才能使胫腓下关节稳定，为防止术后不稳定，在进行韧带修复、固定骨折的同时，用螺钉固定胫腓下关节石膏固定6~8周。

2. 治疗方案：手术治疗：Ⅰ型骨折为双踝骨折，为恢复韧带的张力，一般均应行切开复位，松质骨螺钉或由高分子材料制成的可吸收螺钉内固定8~12周。Ⅱ型骨折为三踝骨折，内踝骨折采用松质骨螺钉或可吸收螺钉内固定，外踝骨折常需钢板固定，影响胫骨1/4~1/3关节面的后踝骨折也需用松质骨螺钉或可吸收螺钉内固定。Ⅲ型骨折除需对内踝行切开复位、内固定外，外踝或腓骨骨折也应行钢板螺钉内固定，固定腓骨是保证胫腓下端稳定性的重要方法。

跟、足骨骨折

术前医嘱

长期医嘱	临时医嘱
按跟骨骨折骨科常规护理	血常规+血型
二级护理	尿常规
普食	肾功能
靴状管形石膏外固定	肝功能
注意患肢末梢血运	凝血功能
伤科接骨片　4 片　tid	乙肝两对半+肝炎系列+梅毒筛查+抗 HIV
美洛昔康　1 片　bid	心电图
	胸透
	患足正侧位片
	TAT 1500U　im AST（有伤口时）

术后医嘱

长期医嘱	临时医嘱
按跟骨骨折切开撬拨复位、钢板内固定术后骨科常规护理	蛛网膜下腔麻醉后常规护理
一级护理	乳酸钠林格注射液　500ml　ivgtt
禁食，8 小时后半流质饮食	5%葡萄糖注射液　1000ml / 维生素 C　2.0g / ivgtt
短腿石膏后托外固定	头孢呋辛 1.5g（加入生理盐水 100ml 静脉滴注）（术后当日）
注意患肢末梢血运	
伤科接骨片　4 片　tid	
美洛昔康　1 片　bid	

注：

1. 不波及距下关节的跟骨骨折，一般只需管形石膏固定 4~6 周，然后开始功能锻炼。

2. 移位较多及粉碎者，麻醉下手法捏塑成型，恢复 Böhler 角后予石膏固定 4~6 周，功能锻炼。

3. 鸟嘴状骨片分离或手法复位失败者、跟距关节面塌陷及旋转者，可作切开复位，视情况撬拨塌陷骨折、植骨并尽量使关节面平滑，再以钢板、克氏针或螺丝钉固定。

4. 跟骨上后关节面严重粉碎性骨折、陈旧性骨折并发创伤性关节炎，可作距下关节融合乃至三关节融合术。

5. 无移位及可获得满意复位的足骨骨折以小腿石膏或短靴状石膏外固定 4~6 周。

6. 对于有移位的跖骨骨折：

（1）跖骨头跖屈移位，可行开放复位，如局部嵌插稳定时，以石膏外固定，复位后仍然不稳定者，则需用克氏针交叉固定，7~10 天后拔除，换小腿石膏制动。

（2）跖骨干骨折，一般移位不需手术，严重错位尤其是影响足弓者则需切开复位内固定。

（3）第五跖骨基底部骨折，仅极个别需行切开复位内固定，术后仍需石膏固定。

7. 趾骨骨折一般手法复位后予小夹板固定 3~4 周即可，或将其与健趾一并固定，一般畸形愈合对足趾功能亦多无影响。

颈椎骨折、脱位（无脊髓损伤）（以上颈椎损伤为例）

术前医嘱

长期医嘱	临时医嘱
按上颈椎骨折、脱位骨科常规护理	血常规+血型
二级护理	尿常规
半流质饮食	肾功能
颅骨牵引	肝功能
绝对卧硬板床	凝血功能
“一”字型翻身	乙肝两对半+肝炎系列+梅毒筛查+抗 HIV
伤科接骨片　4 片　tid	心电图（床边）
美洛昔康　　1 片　bid	胸片+颈椎正侧位片+张口位片
	上颈椎 MRI 或 CT

术后医嘱

长期医嘱	临时医嘱
按寰椎后弓切除、枕颈融合术后骨科常规护理	5%葡萄糖注射液　500ml / 地塞米松　10mg　ivgtt qd×3
一级护理	乳酸钠林格注射液　500ml　ivgtt
禁食	5%葡萄糖注射液　1000ml / 维生素 C　2. 0g　ivgtt
绝对卧硬板床	血常规
“一”字型翻身	头孢呋辛 1. 5g（加入生理盐水 100ml 静脉滴注）（术后当日）
颈围外固定	
常规喷喉　bid	
椎管外胶管引流接袋记量	
维生素 B_1　20mg　tid	
甲钴胺　0. 5mg　tid	
美洛昔康　　1 片　bid	

注：治疗原则与胸、腰椎骨折相似

1. 颈椎半脱位：可能存在因韧带损伤后的不稳，需用外固定。如后期仍存在不稳，应手术融合，稳定脊柱。

2. 稳定性颈椎骨折采用保守治疗，如颌枕带牵引或颅骨牵引复位，复位后用外固定。无脊髓损伤的小关节脱位可考虑牵引复位，但应非常小心，以防损伤脊髓。复位不成功应手术复位固定。

3. 爆裂骨折伴脊髓损伤时，需手术减压稳定。

4. 过伸性损伤如无神经受压，采用保守治疗。

5. Ⅱ型齿突骨折常需手术固定。

胸、腰椎骨折或脱位（以胸 12 爆裂骨折为例）

术前医嘱

长期医嘱	临时医嘱
按胸 12 爆裂骨折骨科常规护理	血常规+血型
二级护理	尿常规
普食	肾功能
绝对卧硬板床	肝功能
“一”字型翻身	凝血功能
伤科接骨片 4 片 tid	乙肝两对半+肝炎系列+梅毒筛查+抗 HIV
美洛昔康 1 片 bid	心电图
	胸片+下胸段至上腰段脊柱正侧位片
	胸 12 为中心 MRI 或 CT

术后医嘱

长期医嘱	临时医嘱
按胸 12 爆裂骨折切开复位、髂骨取骨后外侧植骨融合、椎弓根钉内固定术后骨科常规护理	5%葡萄糖注射液 500ml 地塞米松 10mg / ivgtt qd×3
一级护理	乳酸钠林格注射液 500ml ivgtt
禁食	5%葡萄糖注射液 1000ml 维生素 C 2.0g / ivgtt
绝对卧硬板床	血常规
“一”字型翻身	头孢呋辛 1.5g（加入生理盐水 100ml 静脉滴注）（术后当日）
常规喷喉 bid	
椎管外胶管引流接袋记量	
维生素 B_1 20mg tid	
甲钴胺 0.5mg tid	
美洛昔康 1 片 bid	

注：

1. 治疗的基本原则：根据脊柱的稳定性来决定保守治疗或手术治疗，稳定性骨折采用保守治疗。手术治疗的主要目的是纠正畸形并恢复脊柱的稳定性，解除神经压迫。

2. 手术治疗的适应证：① 单纯压缩骨折大于 50%；② 爆裂骨折合并神经损伤；③ 骨折脱位；④ Chance 骨折；⑤ 屈曲-牵拉型骨折；⑥ 椎管压迫大于 30%。

3. 手术方式根据骨折类型、脊髓受压部位及程度来决定。术后早期功能锻炼，但负重活动要慎重。

脊髓损伤

术前医嘱

长期医嘱	临时医嘱
按颈髓损伤骨科常规护理	血常规+血型
二级护理	尿常规
流质饮食	肾功能
气管切开常规护理（作气管切开后）	肝功能
卧硬板床	凝血功能
“一”字型翻身	乙肝两对半+肝炎系列+梅毒筛查+抗 HIV
防压疮护理	心电图
停留尿管接袋	血气分析（必要时）
1/5000 呋喃西林 250ml 膀胱冲洗 bid	胸片+颈（胸）椎正侧位片
果导片　1 片　qd（必要时）	损伤部位为中心 MRI 或 CT
头孢呋辛　0.5g　bid	甲基泼尼松龙（用法见本节注意事项）
维生素 B_1　20mg　tid	
腺苷三磷酸（ATP）　2 片　tid	

术后医嘱

长期医嘱	临时医嘱
按脊髓损伤椎板切除减压术后骨科常规护理	乳酸钠林格注射液 1000ml　ivgtt
一级护理	5%葡萄糖注射液 1000ml 维生素 C 2.0g　／ ivgtt
流质饮食	血常规
气管切开常规护理（作气管切开后）	尿常规
卧硬板床	血电解质
“一”字型翻身	
防压疮护理	
停留尿管接袋	
1/5000 呋喃西林 250ml 膀胱冲洗 bid	
常规喷喉　bid	
生理盐水　100ml 头孢呋辛　1.5g　／ ivgtt bid	
维生素 B_1　20mg　tid	
ATP　2 片　tid	
甲钴胺　0.5mg　tid	

注：

1. 对于脊髓休克，以非手术疗法为主，密切观察病情变化，切忌轻易手术治疗。

2. 手术指征

（1）颈、胸、腰椎骨折脱位有关节突交锁，应切开复位。

（2）X线片显示脊髓周围有致压物者。

（3）截瘫平面不断上升，多为椎管内有活动性出血，应行椎板切除术止血。

（4）非手术疗法无效，经脊髓造影或MRI检查仍有前方压迫者。

（5）脊髓完全横断者，减压术虽然疗效不肯定，但对于不稳定的骨折脱位者可同时作内固定，能获得早期翻身活动的机会。从而减少局部的再损伤。

3. 损伤早期应予脱水疗法及使用甲基泼尼松龙等药物，甲基泼尼松龙应尽量在伤后8小时内应用，剂量为30mg/kg，iv，15分钟内静脉滴入，之后5.4mg/(kg·h)，ivgtt，23h，晚期使用无意义。使用时应有心电监护及准备呼吸支持。

4. 积极预防各种并发症，尤其应注意呼吸道和尿路感染、压疮及静脉血栓形成。

5. 可使用有利于神经细胞代谢的药物，如ATP、B族维生素、CoA等，神经节苷脂或某些相关神经营养药物可选择使用。

6. 辅助治疗如高压氧、针灸、中药或理疗等亦可采用，对四肢的功能活动与功能重建应采取积极态度及有效措施。

7. 对颈髓损伤者应注意保持呼吸道通畅，必要时可行气管切开。当排除消化道损伤后，应及时解除腹胀和便秘。加强全身支持疗法。

骨盆骨折

术前医嘱

长期医嘱	临时医嘱
按骨盆骨折骨科常规护理	血常规+血型
二级护理	尿常规
普食	肾功能
骨盆悬吊带牵引	肝功能
伤科接骨片　4片　tid	凝血功能
美洛昔康　　1片　bid	乙肝两对半+肝炎系列+梅毒筛查+抗 HIV
	心电图
	胸片+骨盆正位片

术后医嘱

长期医嘱	临时医嘱
按耻骨联合分离切开复位、重建钢板内固定术后骨科常规护理（以耻骨联合分离为例）	乳酸钠林格注射液　500ml　ivgtt
一级护理	5%葡萄糖注射液　1000ml / 维生素 C　2.0g　ivgtt
禁食，8小时后半流质饮食	血常规
耻骨联合后胶管引流接袋记量	尿常规
停留尿管接袋	
常规喷喉　bid	
生理盐水 100ml / 头孢呋辛 1.5g　ivgtt bid	
伤科接骨片　4片　tid	
美洛昔康　　1片　bid	

注：

1. 非手术治疗

(1) 骨盆环未完全断裂，如同侧耻骨上下枝骨折，耻骨联合分离无明显移位者；或单处骨盆骨折如髂骨翼、一侧尺骨枝、坐骨枝、骶骨、尾骨骨折或撕脱骨折者；无合并症，可卧床3~4周后下地行走。

（2）骨盆环完全断裂者，且有明显移位或骶髂关节脱位，可作骨盆悬吊牵引或股骨髁上骨牵引术。

2. 手术治疗

（1）手术适应证为：骶髂关节脱位大于1cm，髂骨、骶骨骨折移位明显、耻骨联合分离大于3cm及明显耻骨枝骨折，骨折牵引治疗效果不理想也可考虑手术治疗。

（2）切开复位后可予螺钉或重建钢板内固定。

3. 合并症治疗

（1）骨盆骨折若伴有血管、膀胱、尿道或直肠损伤时，需手术探查，并作相应处理。

（2）骨盆骨折常合并严重内出血，应输血、快速补液，若快速输血900ml以上仍不能维持血压，或血压持续下降者可先结扎双侧髂内动脉及骶中动脉，再找出血原因，然后方作进一步处理。同时采用其他抗休克措施，如休克卧位、保温、吸氧、镇静等。也可经血管造影后，行介入动脉栓塞。

髋臼骨折

术前医嘱

长期医嘱	临时医嘱
按髋臼骨折骨科常规护理	血常规+血型
二级护理	尿常规
普食	肾功能
患侧股骨髁上骨牵引	肝功能
注意患肢末梢血运	凝血功能
伤科接骨片　4 片　tid	乙肝两对半+肝炎系列+梅毒筛查+抗 HIV
美洛昔康　1 片　bid	心电图
	胸片
	骨盆正位片+患侧髋关节正侧位片+骨盆 Judet's 15°斜位片
	患侧髋关节三维重建 CT

术后医嘱

长期医嘱	临时医嘱
按髋臼骨折切开复位、重建钢板内固定术后骨科常规护理	乳酸钠林格注射液　1000ml　ivgtt
一级护理	5%葡萄糖注射液　1500ml 维生素 C　2.0g　/ ivgtt
禁食，8 小时后半流质饮食	血常规
患侧骨折线旁胶管引流接袋记量	血电解质
患肢持续皮牵引	头孢呋辛 1.5g（加入生理盐水 100ml 静脉滴注）（术后当日）
注意患肢末梢血运	
常规喷喉　bid	
伤科接骨片　4 片　tid	
美洛昔康　1 片　bid	

注：

1. 非手术治疗的适应证则包括：①骨折移位小于 3mm；②关节内无游离骨块；③骨折并未累及髋臼负重面；④稳定后壁骨折（后壁缺损<40%）；⑤全身情况差不宜手术者。

2. 保守治疗患者牵引维持 4~6 周后，患者可在牵引下起坐活动。但牵引需维持 3 个月。

3. 手术适应证为：①骨折移位大于 3mm 致关节对应关系破坏；②移位骨折累及臼顶；③合并股骨头脱位或半脱位，特别是手法复位后再脱位者；④关节内游离碎骨块或软组织残留；⑤同侧肢体多发性骨折；⑥不稳定后壁骨折（后壁缺损>40%）；⑦合并血管、神经损伤者。

4. 髋臼骨折位置深、损伤大、术中出血较多，术前术后应注意相应支持治疗。

髋关节脱位

术前医嘱

长期医嘱	临时医嘱
按髋关节脱位骨科常规护理	血常规+血型
二级护理	尿常规
普食	肾功能
	肝功能
	凝血功能
	乙肝两对半+肝炎系列+梅毒筛查+抗 HIV
	心电图
	胸透
	骨盆正位片+患侧髋关节正侧位片

术后医嘱

长期医嘱	临时医嘱
按髋关节后脱位蛛网膜下腔麻醉下手法复位后骨科常规护理	蛛网膜下腔麻醉后常规护理
二级护理	骨盆正位片
禁食，8 小时后半流质饮食	
患肢持续外展位皮肤牵引	
美洛昔康　　1 片　bid	

注：

1. 髋关节脱位多发于青壮年，因劳动或交通事故中遭受强大暴力冲击而致伤，常伴有多发性损伤，近年亦偶见于关节置换术后患者中。

2. 手法复位适用于Ⅰ型及部分Ⅱ型病例，复位后常规复查 X 线片。

3. 复位成功后患肢伸直位皮牵引 3 周。注意在皮牵引时前脱位应将患肢稍内收，后脱位应采用稍外展位。

4. 早期股四头肌功能锻炼；解除外固定后开始髋关节屈伸锻炼，3 周后负重行走；对中心性脱位不能过早负重，以免股骨头出现坏死及创伤性关节炎的发生。

5. 手术适应证包括：

（1）在全麻或硬膜外麻醉下试行手法复位不成功者。

（2）超过 3 周以上的陈旧性脱位病例。

（3）合并髋臼骨折的病例。

（4）陈旧性脱位，关节僵硬，软组织挛缩，关节软骨剥脱变性，无条件切开复位时，可做关节置换或融合术。

6. 伴髋臼骨折的类型按髋臼骨折的原则处理。

肩关节脱位

术前医嘱

长期医嘱	临时医嘱
按习惯性肩关节脱位骨科常规护理	血常规+血型
二级护理	尿常规
普食	肾功能
	肝功能
	凝血功能
	乙肝两对半+肝炎系列+梅毒筛查+抗 HIV
	心电图
	胸透
	患侧肩关节正侧位片

术后医嘱

长期医嘱	临时医嘱
按肩胛下肌及关节囊重叠缝合术后骨科常规护理	乳酸钠林格注射液　500ml　ivgtt
一级护理	5%葡萄糖注射液　1000ml / 维生素 C　2.0g　ivgtt
禁食，8 小时后半流质饮食	头孢呋辛 1.5g（加入生理盐水 100ml 静脉滴注）（术后当日）
常规喷喉	
肩关节囊外胶管引流接袋记量	
肩关节外展架固定	
美洛昔康　1 片　bid	

注：

1. 一般急诊病例，原则上应及早予以手法复位，复位可在无麻醉或臂丛麻醉下进行。

2. 复位成功后应予三角巾悬吊固定 3 周，若合并肱骨大结节撕脱骨折，则需屈肘 90°，上臂贴胸，用绷带把上臂跟躯干一起包扎，再用三角巾悬吊。

3. 习惯性脱位者，考虑手术重建治疗。

4. 合并神经血管损伤者，一般需开放复位并探查神经血管。

5. 手法复位不成功者则应采取手术切开复位。合并肱骨外科颈骨折，除非有手术禁忌，一般需开放复位内固定术，并修复关节囊。

6. 陈旧性脱位因原臼盂内为血肿机化之纤维组织充填而使复位困难。不超过 6 周者，可先试行手法复位还纳，若失败应施行开放复位；超过 6 周者，因局部多已广泛粘连及瘢痕化，应考虑切开复位。

臂丛神经损伤

术前医嘱

长期医嘱	临时医嘱
按全臂丛神经损伤骨科常规护理	血常规+血型
二级护理	尿常规
普食	肾功能
维生素 B_1　20mg　tid	肝功能
维生素 B_6　10mg　tid	凝血功能
甲钴胺　0.5mg　tid	乙肝两对半+肝炎系列+梅毒筛查+抗 HIV
肌苷　0.2g　tid	心电图
	胸片
	患侧臂丛神经 MRI（必要时）
	肌电图检查

术后医嘱

长期医嘱	临时医嘱
按臂丛神经探查、腓肠神经移植、膈神经转位代肌皮神经术后骨科常规护理	乳酸钠林格注射液　500ml　ivgtt
一级护理	5%葡萄糖注射液　1000ml / 维生素 C　2.0g　/ ivgtt
禁食，8 小时后普食	
局部胶管引流接袋记量	
肩内收位绷带固定	
注意患肢末梢血运	
生理盐水 100ml / 头孢呋辛　1.5g　/ ivgtt bid	
维生素 B_1　20mg　tid	
维生素 B_6　50mg　bid	
甲钴胺　0.5mg　tid	
肌苷　0.2g　tid	
神经妥乐平 2 片　bid	

注：

1. 臂丛神经部分损伤者，神经功能停止恢复后，行神经探查松解术可能获得一定改善。必要时可行神经吻合术。

2. 对于全臂丛损伤或根性撕脱伤的病例，可考虑采用神经转位术，如膈神经代肌皮神经、副神经代腋神经、健侧颈7移位等手术，能不同程度地改善肩外展、屈肘等功能。

3. 长期神经损伤修复后功能不理想者，可行肌腱转位等功能重建手术。

4. 术后注意患肢的保护，选择应用神经营养药物，监测神经再生情况。

其他周围神经损伤（以桡神经损伤为例）

术前医嘱

长期医嘱	临时医嘱
按桡神经损伤骨科常规护理	血常规+血型
二级护理	尿常规
普食	肾功能
维生素 B_1　20mg　tid	肝功能
维生素 B_6　10mg　tid	凝血功能
甲钴胺　0.5mg　tid	乙肝两对半+肝炎系列+梅毒筛查+抗 HIV
肌苷　0.2g　tid	心电图
	胸透
	肌电图检查
	TAT 1500U　im AST（有伤口时）

术后医嘱

长期医嘱	临时医嘱
按桡神经探查松解术后骨科常规护理	乳酸钠林格注射液　500ml　ivgtt（术后当日）
一级护理	10%葡萄糖注射液　1000ml　ivgtt（术后当日）
禁食，8 小时后普食	头孢呋辛 1.5g（加入生理盐水 100ml 静脉滴注）（术后当日）
局部胶管引流接袋记量	
抬高患肢	
注意患肢末梢血运	
屈肘 90°位三角巾悬吊	
维生素 B_1　20mg　tid	
维生素 B_6　50mg　bid	
甲钴胺　0.5mg　tid	
肌苷　0.2g　tid	
神经妥乐平 2 片　bid	

注：

1. 开放性神经损伤主张尽早修复，有条件应在伤后4小时内一期修复。若患者全身或局部情况不允许一期处理，可考虑延迟或二期修复。延迟修复时限在2~18天；二期在18天至3个月。

2. 闭合性神经损伤观察3~6个月，神经功能无恢复者再行手术探查。

3. 根据不同神经损伤的部位及局部条件，可采取神经松解术、神经缝合术、神经移植术、神经移位。长期周围神经损伤修复后功能不理想者，可行肌腱转位等功能重建手术。

4. 术后注意患肢的保护，选择应用神经营养药物，监测神经再生情况。

断指再植（以示指中节离断伤为例）

术前医嘱

长期医嘱	临时医嘱
按示指中节离断伤骨科常规护理	血常规+血型
二级护理	肾功能
禁食	凝血功能
	心电图
	患侧手正侧位片
	断指冷藏（0~4℃）

术后医嘱

长期医嘱	临时医嘱
按示指中节离断伤断指再植术后骨科常规护理	TAT 1500U im AST
一级护理	乳酸钠林格注射液 1000ml ivgtt
禁食，8 小时后半流质饮食	5% GS 1000ml / 维生素 C 2.0g / ivgtt
抬高患肢	高压氧治疗（必要时）
患肢腕掌功能位石膏外固定	
绝对卧床	
患肢照热灯保暖	
注意患肢末梢血运	
测量断指毛细血管反应 q2h	
生理盐水 100ml / 头孢呋辛 1.5g / ivgtt bid	
低分子右旋糖酐 500ml ivgtt qd	
5% GS 250ml / 前列地尔 10μg / ivgtt qd	
罂粟碱 30mg im q8h	
肠溶阿司匹林 50mg qd	
双嘧达莫 25mg tid	

注：

1. 断指再植的适应证为：各种原因造成的损伤平面在甲根部以近的完全性断指，或不吻合血管不能成活的不完全性断指，只要离断指有一定的完整性，远近两端无较重挫伤，全身情况无明显禁忌证者。再植后功能差者应慎重考虑。

2. 提倡伤后立即将断指干燥及冷藏，尽早再植。

3. 术后患者应绝对卧床至少两周，禁烟禁酒，病房内应尽量恒温，患肢以烤灯照射。治疗上注意抗感染、抗血管痉挛及抗凝。监测指腹张力、色泽、温度、毛细血管充盈试验等，及时处理血管危象，包括松解敷料、应用血管解痉药物、保暖、高压氧疗、臂丛麻醉等，无改善则须果断探查。

腕管综合征

术前医嘱

长期医嘱	临时医嘱
按腕管综合征骨科常规护理	血常规+血型
二级护理	尿常规
普食	肾功能
腕关节中立位石膏外固定	肝功能
维生素 B_6　50mg　bid	凝血功能
甲钴胺　0.5mg　tid	心电图
	胸透
	腕关节正侧位片
	患手肌电图

术后医嘱

长期医嘱	临时医嘱
按腕横韧带切开减压术后骨科常规护理	乳酸钠林格注射液 500ml　ivgtt（术后当日）
一级护理	10%葡萄糖注射液 1000ml　ivgtt（术后当日）
禁食，8 小时后普食	
注意患肢末梢血运	
屈肘 90°位三角巾悬吊	
维生素 B_6　50mg　bid	
甲钴胺　0.5mg　tid	
神经妥乐平 2 片　bid	
美洛昔康　1 片　bid	

注：

1. 早期，可用石膏或夹板将腕关节制动于中立位。非肿瘤和化脓性炎症者，腕管内封闭疗法通常可收到较好效果。应注意不能将药物注入正中神经内。

2. 手术治疗针对腕管内探查所见采取相应处理，以达到增加腕管容积或减小腕管内容物体积的目的。

3. 对于腕管内腱鞘囊肿、病程长的慢性滑膜炎、良性肿瘤及异位的肌腹应手术切除；由于腕管壁增厚、腕管狭窄者可行腕横韧带切开减压术。手术中发现正中神经已变硬或局限性膨大或其他明显神经病变时，应做神经外膜切开，神经束间瘢痕切除神经松解术。

颈椎病

术前医嘱

长期医嘱	临时医嘱
按脊髓型颈椎病骨科常规护理	血常规+血型
二级护理	尿常规
普食	肾功能
训练患者练习推移气管（术前3日起、适用于需行前路手术的患者）	肝功能
维生素 B_1　20mg　tid	凝血功能
甲钴胺　0.5mg　tid	乙肝两对半+肝炎系列+梅毒筛查+抗 HIV
	心电图
	胸片+颈椎正侧位片
	颈椎 MRI

术后医嘱

长期医嘱	临时医嘱
按颈椎后路椎板双"开门"椎管扩大成形术后骨科常规护理	5%葡萄糖注射液　500ml / 地塞米松　10mg　ivgtt qd×3
一级护理	乳酸钠林格注射液　500ml　ivgtt
禁食，8小时后半流质饮食	5%葡萄糖注射液　1000ml / 维生素 C　2.0g　ivgtt
椎管外胶管引流接袋记量	头孢呋辛 1.5g（加入生理盐水 100ml 静脉滴注）（术后当日）
颈围外固定	
常规喷喉　bid	
维生素 B_1　20mg　tid	
甲钴胺　0.5mg　tid	
美洛昔康　1片　bid	

注：

1. 多数颈椎病可经非手术治疗好转。非手术治疗手段包括颌枕带牵引、颈围外固定、有经验人员进行的推拿和按摩、理疗、药物（如神经营养药、皮质激素、血管扩张剂等）。

2. 手术治疗的适应证主要集中在脊髓型颈椎病和部分神经根型颈椎病。其他类型的病例仅于严格非手术治疗无效，症状反复发作时考虑手术治疗。

3. 常用手术方式包括前路减压、椎间植骨融合、自锁钢板内固定术，前路钩椎关节切除椎间孔切开及椎体间融合术，后路椎板切除或椎板“开门”式椎管扩大成形术等。术后应予颈围固定3个月。定时随诊照片了解椎体融合情况。

腰椎间盘突出症

术前医嘱

长期医嘱	临时医嘱
按腰椎间盘突出症骨科常规护理	血常规+血型
二级护理	尿常规
普食	肾功能
卧硬板床	肝功能
维生素 B_1 20mg tid	凝血功能
甲钴胺 0.5mg tid	乙肝两对半+肝炎系列+梅毒筛查+抗 HIV
美洛昔康 1片 bid	心电图
	胸片+腰椎正侧位片
	下腰椎 MRI

术后医嘱

长期医嘱	临时医嘱
按椎板开窗、髓核取出术后骨科常规护理	5%葡萄糖注射液 500ml / 地塞米松 10mg ivgtt qd×3
一级护理	乳酸钠林格注射液 500ml ivgtt
禁食，8小时后半流质饮食	5%葡萄糖注射液 1000ml / 维生素C 2.0g ivgtt
椎管外“T”管引流接袋记量	蛛网膜下腔麻醉后常规护理
卧硬板床	头孢呋辛 1.5g（加入生理盐水 100ml 静脉滴注）（术后当日）
维生素 B_1 20mg tid	
甲钴胺 0.5mg tid	
美洛昔康 1片 bid	

注：

1. 非手术治疗主要适应于：①年轻、初次发作或病程较短者；②休息后症状可自行缓解者；③X 线检查无椎管狭窄者。

2. 多数患者可经保守治疗后缓解或治愈。保守治疗的手段包括：绝对卧床休息、抗炎镇痛药、持续牵引、理疗、硬膜外封闭等。

3. 手术适应证包括：

（1）出现马尾神经受压表现者，这是手术治疗的绝对适应证。

（2）经6周休息临床症状及体征仍无好转者。

（3）神经根受累表现进行性加重者。

（4）病史长，反复发作而保守治疗效果差者。

4. 手术方式可选择椎间盘镜下椎间盘摘除术，椎板开窗摘除术，半椎板或全椎板切除术等。术后应注意伤口渗液及引流情况，万一出现脑脊液漏表现应及时处理。

脊柱滑脱症（以成人腰椎滑脱为例）

术前医嘱

长期医嘱	临时医嘱
按腰4以上Ⅱ度前滑脱骨科常规护理	血常规+血型
二级护理	尿常规
普食	肾功能
卧硬板床	肝功能
维生素 B_1 20mg tid	凝血功能
甲钴胺 0.5mg tid	乙肝两对半+肝炎系列+梅毒筛查+抗 HIV
美洛昔康 1片 bid	心电图
	胸片+腰椎正侧位片+腰椎前屈、后伸动态位片
	下腰椎 MRI

术后医嘱

长期医嘱	临时医嘱
按椎板开窗、髓核取出术后骨科常规护理	5%葡萄糖注射液 500ml / 地塞米松 10mg ivgtt qd×3
一级护理	乳酸钠林格注射液 500ml ivgtt
禁食，8小时后半流质饮食	5%葡萄糖注射液 1000ml / 维生素C 2.0g ivgtt
椎管外“T”管引流接袋记量	头孢呋辛 1.5g（加入生理盐水 100ml 静脉滴注）（术后当日）
卧硬板床	
常规喷喉 bid	
维生素 B_1 20mg tid	
甲钴胺 0.5mg tid	
美洛昔康 1片 bid	

注：

1. 对于各种先天性、后天性的峡部裂、Ⅰ度脊柱滑脱患者，临床上无症状或症状轻微，可不需手术治疗。

2. 手术适应证为滑脱Ⅰ度以上有慢性持续腰痛及神经根或马尾受压、动态位提示腰椎不稳并有较重腰痛者及长期保守治疗无效者。手术方式常用椎板切除减压、椎间植骨融合、椎弓根钉系统复位、内固定术。

3. 术后卧床时间应在8~12周，若术中未予内固定则时间需延长至4~5个月。

化脓性骨髓炎（以股骨下段急性化脓性骨髓炎）

术前医嘱

长期医嘱	临时医嘱
按股骨下段急性化脓性骨髓炎骨科常规护理	血常规+血型
二级护理	尿常规
普食	肾功能
卧床	肝功能
患肢持续皮肤牵引	凝血功能
乳酸钠林格注射液　500ml　ivgtt　qd	乙肝两对半+肝炎系列+梅毒筛查+抗 HIV
5%葡萄糖注射液　1000ml / 维生素 C　2.0g / ivgtt qd	心电图
生理盐水　500ml / 青霉素　480U / ivgtt qd AST（根据药敏结果调整）	胸片+患侧股骨下段正侧位片
5% 葡萄糖注射液　500ml / 阿米卡星　0.4g / ivgtt qd（根据药敏结果调整）	血细菌培养+药敏
美洛昔康　1 片　bid	患处抽脓液细菌培养+药敏

术后医嘱

长期医嘱	临时医嘱
按股骨下段急性化脓性骨髓炎开窗减压、置管灌洗术后骨科常规护理	蛛网膜下腔麻醉后常规护理
一级护理	血常规
禁食，8小时后半流质饮食	
患侧股骨下段脓腔留置灌洗管	
生理盐水 患侧股骨下段脓腔持续潮式灌洗	
生理盐水 500ml 患侧股骨下段脓腔灌洗	
庆大霉素　8万U　tid	
患侧股骨下段脓腔留置引流管接瓶	
卧床	
抬高患肢	
患肢持续皮牵引	
注意患肢末梢血运	
生理盐水 500ml 青霉素 480U　/ ivgtt qd AST（根据药敏结果调整）	
5% 葡萄糖注射液　500ml 阿米卡星　0.4g　/ ivgtt qd（根据药敏结果调整）	
乳酸钠林格注射液　500ml　ivgtt	
5%葡萄糖注射液　1000ml 维生素C　2.0g　/ ivgtt	
美洛昔康　1片　bid	

注：

1. 非手术治疗

（1）抗生素的应用：首先选择对葡萄球菌有效的抗生素，如青霉素或一代头孢菌素，联合用药，如果在3日内无明显疗效，则应及时调整抗生素。尽快根据培养出的致病菌种，找出敏感抗生素。连续用药要超过3~4周，停用抗生素要具备下列条件：①体温正常1周以上；②局部症状、体征消失；③白细胞计数及分类均正常；④在X线片上看到修复现象。

（2）加强支持疗法及对症治疗。维持水及电解质平衡，预防酸中毒。根据需要应用镇静、镇痛及退热药物。

（3）患肢抬高及制动：应用石膏、夹板或牵引，可使患肢休息，减少扩散，减轻肌肉痉挛与疼痛，防止畸形或病理性骨折等。

2. 手术治疗：时间往往在抗生素应用12~24小时后，局部减压及切开引流是常用而且有效的治疗方法，早期切开引流，排出脓液，减少毒素吸收，可减少发生败血症的机会，用生理盐水冲洗髓腔，置入抗生素。也可以在髓腔内置入两根管进行灌洗。

慢性骨髓炎（以胫骨慢性化脓性骨髓炎为例）

术前医嘱

长期医嘱	临时医嘱
按胫骨慢性化脓性骨髓炎骨科常规护理	血常规+血型
二级护理	尿常规
普食	肾功能
生理盐水 100ml ivgtt 头孢哌酮+舒巴坦 1.0g bid（根据药敏结果调整、术前 2 天开始应用）	肝功能
	凝血功能
	乙肝两对半+肝炎系列+梅毒筛查+抗 HIV
	心电图
	胸片+患侧胫骨正侧位片
	窦道溢液细菌培养+药敏
	窦道溢液真菌培养+药敏（必要时）
	窦道溢液厌氧菌培养+药敏（必要时）

术后医嘱

长期医嘱	临时医嘱
按胫骨慢性化脓性骨髓炎病灶清除、髂骨取骨植骨、瘘管切除、皮瓣转移术后骨科常规护理	蛛网膜下腔麻醉后常规护理
一级护理	乳酸钠林格注射液 1000ml ivgtt
禁食，8 小时后半流质饮食	5%葡萄糖注射液 1000ml 维生素 C 2.0g / ivgtt
患侧胫骨病灶旁引流管接袋记量	血常规
患侧长腿石膏后托固定（必要时）	
注意患肢末梢血运	
生理盐水 100ml 头孢哌酮+舒巴坦 1.0g / ivgtt bid（根据药敏结果调整）	
美洛昔康 1 片 bid	

注：

A. 治疗原则：以手术治疗为主，原则是清除死骨、炎性肉芽组织和消灭死腔，即病灶清除术。有死骨形成，有死腔及窦道流脓者均应手术治疗。

B. 治疗方案

1. 死骨摘除术：死骨形成后，小的死骨可能自行排出，大的死骨存留骨腔内，是骨髓炎持续流脓感染的主要原因，必须经手术将其摘除。

2. 碟形手术：将空腔周边的骨壁凿除，使呈一个浅“碟形”，使周围软组织向碟内塌陷，以消灭死腔。本手术更适合于表浅的长管状骨，如胫骨、尺骨等。该手术优点是简便易行，引流通畅，成功率高；缺点是疗程长，引流脓液浸透石膏后发生奇臭，常不为患者所接受。

3. 单纯病灶清除术：对骨腔不大及死骨较小或病变较局限的骨髓炎，经摘除死骨，彻底清除感染肉芽组织，使骨腔变浅，使其骨面有新鲜渗血，一期缝合伤口，可以较快愈合。

4. 带蒂肌瓣填充术：病灶清除后，如骨腔较大，邻近有肌肉可以利用时，可做成带蒂肌瓣填充骨腔。临床最常用的是腓肠肌内侧头肌瓣充填治疗胫骨骨髓炎。

5. 肌皮瓣移位术：慢性骨髓炎骨腔较大，且伴有软组织缺损时，不适宜作肌瓣充填，而根据病变部位选用邻近的肌肉作肌皮瓣移位治疗慢性骨髓炎并修复局部软组织缺损。如用腓肠肌内侧头肌皮瓣移位治疗胫骨伴有软组织缺损的慢性骨髓炎。

6. 松质骨移植充填术：在骨感染灶内植骨必须十分慎重。本方法适用位于干骺端松质骨部位的局限性慢性骨髓炎，或病灶周围为健康松质骨，经彻底病灶清除，局部无适当肌肉可供移位充填，植骨后伤口能直接缝合者。

7. 庆大霉素珠链埋入术：慢性骨髓炎病灶部位的血供明显减少，因此全身应用抗生素治疗病灶局部不易达到有效浓度，而庆大霉素珠链埋入疗法则不受局部血供的影响。聚甲基丙烯酸甲酯（PMMA）作为庆大霉素的载体，可使庆大霉素以扩散的形式缓慢地直接地释放到感染病灶内，且其浓度远远超过致病菌最小的抑制浓度，因而可使骨组织的感染得到控制。该法适用于局部软组织条件较好的各种类型慢性骨髓炎，特别是伴有空洞形成者。应用时是以药链的形式埋入经彻底病灶清除的骨组织内，药链放置时，注意勿使其纽结缠绕，以免拔药珠链时折断或药珠脱落。一般于术后第 4 天开始，每隔 1 天拔出两颗药珠，逐步将药珠拔出，以利新生的肉芽组织充填骨腔。若骨腔较小，亦可于术后 10~14 天将药链一次拔出。

8. 病骨大块切除术：适用于无重要功能部位的慢性骨髓炎，如腓骨上段、肋骨、髂骨翼等，可将病段骨全部切除。病灶清除和闭式持续冲洗吸引疗法适应证：各种类型骨髓炎，其周围软组织条件较好，且病灶清除后伤口能闭合者，均可采用闭式冲洗吸引治疗。是目前治疗慢性骨髓炎最常用的方法。

化脓性关节炎（以化脓性膝关节炎为例）

术前医嘱

长期医嘱	临时医嘱
按化脓性关节炎骨科常规护理 二级护理 普食 患肢石膏托功能位外固定 生理盐水 100ml / 头孢曲松 1.0g ivgtt bid 5%葡萄糖注射液 500ml / 阿米卡星 0.4g ivgtt qd	血常规+血型 尿常规 肾功能 肝功能 凝血功能 乙肝两对半+肝炎系列+梅毒筛查+抗 HIV 心电图 胸片+患侧膝关节正侧位片 关节穿刺术　1 次 关节液细菌培养+药敏 关节液真菌培养+药敏（必要时） 关节液厌氧菌培养+药敏（必要时）

术后医嘱

长期医嘱	临时医嘱
按化脓性膝关节炎关节清理、置管灌洗术后骨科常规护理 一级护理 禁食，8 小时后半流质饮食 患侧膝关节腔留置灌洗管 生理盐水　患侧膝关节腔持续潮式灌洗 生理盐水　500ml　患侧膝关节腔灌洗 庆大霉素　8 万 U　tid 患侧膝关节腔留置引流管接瓶 生理盐水　100ml / 头孢曲松　1.0g ivgtt bid 5% 葡萄糖注射液 500ml / 阿米卡星　0.4g ivgtt qd 美洛昔康　1 片　bid	蛛网膜下腔麻醉后常规护理 乳酸钠林格注射液 1000ml ivgtt 5%葡萄糖注射液 1000ml / 维生素 C　2.0g ivgtt

注：

1. 一般治疗措施包括加强支持治疗，应用石膏、夹板或牵引等方法固定患肢于功能位，对症治疗等。

2. 早期大剂量联合应用抗生素，并根据关节液细菌培养和药敏结果及时调整抗生素应用。

3. 轻症病例可试行关节穿刺抽出渗出液，用生理盐水冲洗后局部应用抗生素。

4. 当关节液稠厚，脓液不易抽出及其他感染表现加重、保守治疗难于控制时，应积极切开关节（亦可在关节镜下）清除脓液及坏死组织，用大量生理盐水冲洗后缝合。留置灌洗管和引流管进行关节腔持续冲洗。引流管的数量应不少于灌洗管的数量且应“入管细、出管粗”。

5. 后期病患出现关节强直于非功能位时，需以截骨矫形术、关节融合术、关节成形术等予以纠正。

6. 局部炎症消退后，及早开始肌肉收缩锻炼。可早期应用关节持续被动活动器（CPM）锻炼。

脊柱结核

术前医嘱

长期医嘱	临时医嘱
按脊柱结核骨科常规护理	血常规+血型
二级护理	尿常规
普食	红细胞沉降率
卧硬板床（如有截瘫应予相应护理）	PPD-IgG
	肾功能
"一"字型翻身	肝功能
异烟肼　0.2g　tid	凝血功能
利福平　0.3g　bid	乙肝两对半+肝炎系列+梅毒筛查+抗 HIV
链霉素　0.5g　bid	
维生素 B_6　10mg　tid	心电图
肝泰乐　0.1g　tid	胸片+腰椎（胸椎）正侧位片
	患椎为中心 MRI 或 CT

术后医嘱

长期医嘱	临时医嘱
按脊柱结核病灶清除、椎体间植骨融合术后骨科常规护理	乳酸钠林格注射液 1000ml ivgtt
一级护理	5%葡萄糖注射液 1000ml / 维生素 C　2.0g / 肌苷　0.2g　ivgtt
禁食，8 小时后半流质饮食	血常规
常规喷喉　bid	血电解质
卧硬板床（如有截瘫应予相应护理）	
"一"字型翻身	
胸腔闭式引流接瓶记量（部分胸椎病例术后）	
石膏床固定（必要时）	
生理盐水　100ml / 头孢呋辛　1.5g　ivgtt q12h	
异烟肼　0.2g　tid	
利福平　0.3g　bid	
链霉素　0.5g　bid	
维生素 B_6　10mg　tid	
肝泰乐　0.1g　tid	
美洛昔康　1 片　bid	

注：

1. 一般治疗及药物治疗：活动期骨、关节结核一般需要卧床休息，增加营养，增强体质。局部可用石膏、夹板或牵引制动关节于功能位。抗结核药物治疗是所有骨关节结核治疗的基础，应联合、规则用药，用药时间不宜过短。手术病例术前应用药 2~3 周。髋、骶髂关节及脊柱结核等病灶较大者，术后用药常达 2 年。

2. 若脊柱破坏有限，脊髓无受压表现，则单纯抗结核治疗已足够。若随着治疗椎体旁肿胀消退，则可能不是脓肿，则没有必要作病灶清除。但在抗结核治疗期间，受累部位应采取适当的固定措施。若肿胀未消退或疼痛持续存在，则需作病灶清除术。

3. 脊柱结核合并冷脓肿、死骨、瘘管、截瘫或其他神经受累表现者，应行病灶清除加植骨融合术，清除病灶、稳定脊柱、解除对脊髓的压迫。术后卧床时间颈椎一般为 3 个月，胸腰椎为 5~6 个月。

4. 颈椎因血运丰富，病变易吸收，常通过保守治疗可痊愈。如果病情无法控制，可行病灶清除术，前方减压、矫正畸形，前路植骨融合术。胸椎结核往往采用肋骨小头切除入路清除病灶。腰椎结核可采用肾切口或双侧倒“八”字切口的腹膜外入路进行病灶清除。

髋关节结核

术前医嘱

长期医嘱	临时医嘱
按髋关节结核骨科常规护理	血常规+血型
二级护理	尿常规
普食	红细胞沉降率
患肢皮牵引	PPD-IgG
异烟肼　0.2g　tid	肾功能
利福平　0.3g　bid	肝功能
链霉素　0.5g　bid	凝血功能
维生素 B_6　10mg　tid	乙肝两对半+肝炎系列+梅毒筛查+抗 HIV
肝泰乐　0.1g　tid	心电图
	胸片+骨盆正位+患侧髋关节正侧位片
	髋关节穿刺术　1 次
	关节穿刺液找抗酸杆菌

术后医嘱

长期医嘱	临时医嘱
按髋关节结核病灶清除术后骨科常规护理	蛛网膜下腔麻醉后常规护理
一级护理	乳酸钠林格注射液　1000ml　ivgtt
禁食，8 小时后半流质饮食	5%葡萄糖注射液 1000ml / 维生素 C　2.0g / 肌苷　0.2g　ivgtt
注意患肢末梢血运	血常规
患肢皮牵引	血电解质
生理盐水 100ml / 头孢呋辛　1.5g　ivgtt q12h	
异烟肼　0.2g　tid	
利福平　0.3g　bid	
链霉素　0.5g　bid	
维生素 B_6　10mg　tid	
肝泰乐　0.1g　tid	
美洛昔康　1 片　bid	

注：多数患者为全关节结核。

1. 一般治疗及药物治疗见脊柱结核。

2. 原则为早期制动、抗结核，尽量保持关节功能。

3. 单纯滑膜结核可采用关节内注射抗结核药物，若疗效不佳可行滑膜切除术；单纯骨结核和早期全关节结核宜及时行病灶清除术；晚期全关节结核，根据病情采用病灶清除、关节融合、粗隆下截骨术。

膝关节结核

术前医嘱

长期医嘱	临时医嘱
按膝关节滑膜结核骨科常规护理	血常规+血型
二级护理	尿常规
普食	红细胞沉降率
患肢皮牵引	PPD-IgG
异烟肼　0.2g　tid	肾功能
利福平　0.3g　bid	肝功能
链霉素　0.5g　bid	凝血功能
维生素 B_6　10mg　tid	乙肝两对半+肝炎系列+梅毒筛查+抗 HIV
肝泰乐　0.1g　tid	心电图
	胸片+双侧膝关节正侧位片
	膝关节穿刺术　1 次
	关节穿刺液找抗酸杆菌

术后医嘱

长期医嘱	临时医嘱
按膝关节滑膜结核病灶清除术后骨科常规护理	蛛网膜下腔麻醉后常规护理
一级护理	乳酸钠林格注射液 1000ml ivgtt
禁食，8 小时后半流质饮食	5%葡萄糖注射液 1000ml / 维生素 C　2.0g / 肌苷　0.2g　ivgtt
注意患肢末梢血运	血常规
患肢皮牵引	血电解质
生理盐水　100ml / 头孢呋辛　1.5g　ivgtt q12h	
异烟肼　0.2g　tid	
利福平　0.3g　bid	
链霉素　0.5g　bid	
维生素 B_6　10mg　tid	
肝泰乐　0.1g　tid	
美洛昔康　1 片　bid	

注：易发生滑膜结核。一般治疗及药物治疗措施见脊柱结核。

1. 单纯滑膜结核：行膝关节穿刺抽液，注射抗结核药物，每周 1 次。非手术治疗无效者行滑膜切除术。术后可于 2~3 周后开始功能锻炼，必要时可应用持续被动活动（CPM）器锻炼。

2. 单纯骨结核：当病灶有破入关节形成全关节结核危险时或有明显脓肿与死骨者，行病灶清除术。

3. 早期全关节结核应及早行病灶清除术，术后固定 3~5 周开始关节功能锻炼。尚有活动性病变的晚期全关节结核应采取关节切除、加压融合术或截骨术矫正畸形。对于 15 岁以下的儿童膝关节结核，不宜行关节融合术。

膝关节骨性关节炎

术前医嘱

长期医嘱	临时医嘱
按膝关节骨性关节炎骨科常规护理	血常规+血型
二级护理	尿常规
普食	肾功能
美洛昔康　1片　bid	肝功能
	凝血功能
	乙肝两对半+肝炎系列+梅毒筛查+抗 HIV
	心电图
	胸片+双侧膝关节正侧位片
	双下肢负重全长正侧位片

术后医嘱

长期医嘱	临时医嘱
按膝关节表面置换术后骨科常规护理	蛛网膜下腔麻醉后常规护理
一级护理	乳酸钠林格注射液 1000ml ivgtt
禁食，8 小时后半流质饮食	5%葡萄糖注射液 1000ml / 维生素 C　2.0g / ivgtt
假体旁引流管接袋记 24 小时引流量	血常规
注意患肢末梢血运	血电解质
低分子右旋糖酐 500ml ivgtt qd	头孢呋辛 1.5g（加入生理盐水 100ml 静脉滴注）（术后当日）
低分子肝素钙　0.4ml　ih qd	患侧膝关节正侧位 X 线片
美洛昔康　1片　bid	双下肢负重全长正侧位片

注：

1. 治疗原则：采用综合治疗，在病变早中期，通过保守疗法和关节镜技术缓解症状，保护关节。当病变严重，出现明显畸形、严重症状并影响正常生活而其他方法无能为力时，需要考虑人工关节置换手术治疗。

2. 治疗方案

（1）非药物治疗：适当休息、理疗、锻炼股四头肌肌力。

（2）药物治疗：非甾体类抗炎药（NSAIDs）；镇痛剂；硫酸氨基葡萄糖：选择性作用于关节软骨及骨，刺激蛋白多糖的生物合成，抑制损伤软骨的酶，改善关节活动，缓解疼痛。

（3）关节内药物注射：透明质酸；可增加关节中蛋白多糖的聚集，抑制软骨基质的分解，启动软骨的自身修复过程，诱导内源性透明质酸的产生，抑制炎性因子。达到保护软骨、减轻炎症，缓解症状的作用。通常每周1次，持续5周为一个疗程。

（4）关节镜下关节清理术：其作用是清除关节内滑膜炎性物、部分骨赘，具有创伤小、恢复快的优点。适用于关节内有游离体，边缘骨赘明显，但关节软骨面和关节间隙尚较正常者。关节冲洗能减少关节腔内各种碎屑、炎症介质等，有效地减少滑膜刺激症状。关节镜不能改善下肢力线，对已磨损软骨无能为力，因此，对已出现畸形和严重磨损的骨关节炎无明显疗效。

（5）截骨术：膝关节内翻或外翻畸形时由于负重力的异常分布加重软骨的磨损退变。胫骨近端截骨术是通过矫正膝关节内翻或外翻畸形，恢复正常下肢力线来改善关节面的受力分布，从而有利于预防或推迟膝骨关节炎的发生。手术主要适用于膝内、外翻畸形、年龄相对较轻、无严重骨关节炎表现、有90°以上的关节活动度的患者。当年龄大于60岁，屈曲挛缩畸形大于15°，关节活动范围小于90°，明显关节不稳，合并严重骨关节炎不适合该手术。根据内外翻畸形主要发生的部位选择胫骨近端或股骨远端截骨。

（6）人工膝关节置换术：手术主要目的是解除疼痛，恢复关节功能，同时纠正畸形，恢复正常下肢力线。禁忌证主要是：关节感染，神经关节病变，如Charcot关节炎，严重的骨质疏松，全身状况差不耐受手术。

股骨头缺血坏死

术前医嘱

长期医嘱	临时医嘱
按股骨头缺血坏死骨科常规护理	血常规+血型
二级护理	尿常规
普食	肾功能
美洛昔康　1片　bid	肝功能
	凝血功能
	乙肝两对半+肝炎系列+梅毒筛查+抗 HIV
	心电图
	胸片
	单侧股骨中上段正侧位片+骨盆正位片

术后医嘱

长期医嘱	临时医嘱
按全髋关节置换术后骨科常规护理	蛛网膜下腔麻醉后常规护理
一级护理	乳酸钠林格注射液 1000ml ivgtt
禁食，8小时后半流质饮食	5%葡萄糖注射液 1000ml / 维生素 C　2.0g　ivgtt
假体旁引流管接袋记24小时引流量	血常规
避免患髋内收、外旋、过屈位	血电解质
低分子右旋糖酐 500ml ivgtt qd	头孢呋辛 1.5g（加入生理盐水100ml 静脉滴注）（术后当日）
低分子肝素钙　0.4ml　ih qd	单侧股骨中上段正侧位片+骨盆正位片
美洛昔康　1片　bid	

注：

1. 治疗原则：目前还没有能阻止软骨下骨塌陷之前病程进展或延缓软骨下骨塌陷后股骨头破坏及髋关节退变的有效治疗方法。病情发展的速度和过程仍无法预测，X线变化常与临床表现无关，有些患者在其股骨头塌陷后仍可长时间保持关节功能。虽然有甚至Ⅱ期股骨头缺血性坏死患者出现病变自发性缓解的报告，但极少见。总体来讲保守治疗如扶拐或卧床仅可缓解症状，对病变愈合作用甚微，一般需行手术治疗。

2. 治疗方案

（1）髓芯减压术：髓芯减压术的作用是降低骨内压，促进血管化，防止正常部位继续发生缺血和进行性骨破坏。一般认为髓芯减压术对越早期的病变效果越好。虽然 Ficat 等早期报告的良好治疗结果和低并发症与最近其他学者的结果有不少出入，但多数学者认为髓芯减压术优于非手术疗法。

（2）植骨术：髓芯减压术后结构性植骨可采用皮质骨、松质骨、带血管蒂移植骨及取自股骨头的死骨。虽然各家报告似乎都很满意，但其结果却往往无法被其他学者重复。电刺激辅助髓芯减压和植骨或单独应用对股骨头缺血性坏死几乎没有治疗意义。多个研究表明带血管的腓骨移植术的优良率可达 80%~90%。有些研究者对 Ficat Ⅰ、Ⅱ期甚至Ⅲ期患者，在髓芯减压的基础上，应用镍钛记忆合金网球进行临床治疗获得了良好疗效，但远期效果仍不明朗。

（3）截骨术：股骨头坏死后，采用骨盆或股骨截骨，由于可改变股骨头的负重部位及明显增加关节间隙的宽度，而能使股骨头和髋臼的囊性变和硬化病灶消失，因此可缓解疼痛、延迟坏死的发展，可以防止或推迟骨关节炎的发生，如已出现股骨头塌陷和轻、中度骨关节炎时，补救性截骨可改善功能并推迟全髋关节置换术的进行。

（4）髋关节融合术：晚期股骨头坏死在以下情况可考虑关节融合术：单髋病变；关节表面破坏严重；运动严重受限；保守治疗无效；没有同侧膝关节疼痛或慢性腰骶疼痛；患者愿意为解除疼痛接受关节僵硬。髋关节融合术有时是年轻患者首选的手术，特别是重体力劳动者。现代生活中尤其是城市人口，已很少需要长时间站立和行走，从生活质量的角度考虑，这种术式已日趋减少，但从我国的国情出发，仍需加以掌握。

（5）人工关节置换术：对于晚期股骨头坏死，由于出现了软骨下塌陷和继发性髋关节炎，采用上述方法往往难以解决患者症状，此时一般需要进行髋关节融合或人工关节置换。由于缺血坏死常累及双侧股骨头，一般不主张行髋关节融合术。全髋关节置换是目前治疗晚期股骨头缺血性坏死的一种最为常用的方法，对缓解症状和恢复髋关节正常功能而言，是其他方法难以比拟的，也是年龄超过 50 岁者的首选治疗。在临床工作中，应根据患者的情况，选用合适的人工全髋关节。

先天性肌性斜颈

术前医嘱

长期医嘱	临时医嘱
按先天性肌性斜颈骨科常规护理	血常规+血型
二级护理	尿常规
普食	肾功能
	肝功能
	凝血功能
	心电图
	胸片+颈椎正侧位片

术后医嘱

长期医嘱	临时医嘱
按患侧胸锁乳突肌切断术后骨科常规护理	乳酸钠林格注射液 500ml ivgtt（术后当日）
一级护理	10%葡萄糖注射液 1000ml ivgtt（术后当日）
禁食，8小时后半流质饮食	
引流管接袋记24小时引流量	
颌枕带持续牵引	
常规喷喉 bid	
美洛昔康 1片 bid	

注：

1. 非手术疗法适用于1岁以内的幼儿，包括局部热敷、按摩、手法扳正。婴儿睡时用沙袋保持于矫正位。

2. 手术疗法适用于1岁以上患者。年龄越小，效果越好。手术方法多用患侧胸锁乳突肌切断术。术后早期可予颌枕带牵引减轻局部粘连和瘢痕形成。术后4周予头颈胸支架固定。12岁以上患者，虽然脸部和颈部畸形已难于纠正，但手术治疗仍可能改善畸形和活动范围。

先天性髋关节脱位

术前医嘱

长期医嘱	临时医嘱
按先天性髋关节脱位骨科常规护理	血常规+血型
二级护理	尿常规
普食	肾功能
患肢股骨髁上骨牵引（必要时）	肝功能
	凝血功能
	乙肝两对半+肝炎系列+梅毒筛查+抗 HIV
	心电图
	胸片+骨盆正位片

术后医嘱

长期医嘱	临时医嘱
按先天性髋关节脱位 Salter 截骨术后骨科常规护理	乳酸钠林格注射液　500ml　ivgtt（术后补液量据患儿体重调整）
一级护理	5%葡萄糖注射液　1000ml / 维生素 C　2.0g / ivgtt
禁食，8 小时后半流质饮食	头孢呋辛每日每千克体重 50～100mg（加入生理盐水 50ml 静脉滴注）（术后当日）
患侧髋内旋外展位石膏外固定	骨盆 X 线片
注意患肢末梢血运	
髂骨旁引流管接袋记量	

注：治疗方法随年龄增大而有不同选择。

1. 0～6 个月年龄段：首选 Pavlik 吊带，维持髋关节屈曲 100°～110°，外展 20°～50°。24 小时维持。禁脱位动作（包括检查和更换衣服）。定期 B 超检查，1 次/1～2 周 。若 3 周后 B 超提示取得同心圆复位，则继续维持 2～4 个月。然后使用外展支具直至髋臼指数（AL）<25°，中心边缘角（CEA）>20°。如果 3 周后 B 超及临床检查提示未取得复位，则停用 Pavlik

吊带，改用其他治疗方法。否则后脱位的股骨头持续压迫髋臼壁可致吊带病（髋臼后壁发育不良）。其他治疗方法包括支具（固定体位同吊带）或直接采用闭合石膏固定，禁忌非麻醉下复位、穿戴极度（蛙式）外展支具，以避免损伤股骨头软骨并增加罹患股骨头坏死机会。

2. 7~18 个月年龄段：首选麻醉下闭合复位、人类位石膏管型固定。复位应在全麻下施行，闭合复位前，应切开或经皮切断内收长肌，必要时同时切断髂腰肌肌腱，以轻柔的 Ortolani 手法复位。观察指标为安全区（safe zone）>20°。建议使用欧乃派克行关节造影。若造影显示股骨头软骨缘于髋臼内壁间隙>4mm，提示头臼间有软组织嵌顿，阻碍复位。放弃闭合复位，改用经内侧入路（Ludolff、Ferguson）或前外侧入路（Bikini、S-P）行切开复位。术前可行皮牵引 1~2 周，或持续数周达到复位。复位后人类位石膏管型固定髋关节屈曲 100°、外展 40~50°、旋转中立位共 3 个月，然后更换石膏，继续外展位石膏管型或支具固定 3~6 个月。

以上治疗结束后，患儿有以下几种情况：① 头臼同心圆复位，观察；每半年拍片一次；② 头臼复位，但残余髋臼发育不良，表现在髋臼陡直，AI>24°，但 Shenton 线连续，穿戴外展支具，尤其是夜间佩戴；每 4 个月拍片一次，观察髋臼包容（AI、CEA）改善情况，或是否有半脱位出现；③ 残余半脱位，表现在 Shenton 线不连续，通常伴有髋臼发育不良。可穿戴外展支具，每 3 个月复查一次，共观察 6~12 个月。拍片尤其是站立位负重下的骨盆正位，如显示有持续存在的半脱位（Shenton 线中断），手术矫正；若持续改进，处理同②；④ 残余股骨头坏死，应使受累的股骨头置于髋臼的包容下，使其修复和塑形。具体的处理方法同②③。

3. 18 个月~8 岁年龄段：2 岁以内仍有可能试行闭合复位，但多数患儿需切开复位及截骨术。骨盆及股骨近端截骨，不仅矫正了髋臼、股骨近端本身的畸形，而且提供了复位后的稳定性。目前，国际通用的一期手术治疗包括切开复位、骨盆截骨、股骨近端截骨术等内容。术前可不需要牵引。

(1) 切开复位：前外侧 S-P 或 Bikini 入路。要点是：充分显露、松解，T 型切开关节囊，清除髋臼内容物（圆韧带、盂横韧带，忌切除盂唇），股骨头还纳入真髋臼内达到同心圆复位，V 型关节囊紧缩成形术。

（2）骨盆截骨术式选择：任何一种骨盆截骨术不能治疗 DDH，其术前基本要求是已取得了同心圆复位。应首选重建型骨盆截骨术，主要有：①改变髋臼方向：Salter、三联（Triple）截骨术；②改变髋臼形态：适用于髋臼大而股骨头相对较小，髋臼陡直，真假髋臼延续者，常用的是 Pemberton 截骨术、Dega 截骨术。

（3）股骨近端（转子间、转子下）短缩截骨有利于减低头臼间压力，避免股骨头坏死；旋转内翻截骨则可以纠正过大前倾角和颈干角。

术后采用髋人字石膏管型固定 6 周，5 岁以上患儿为防止关节坚硬，可行石膏固定 3 周继而双下肢外展皮牵引 3 周。然后选择非负重关节活动训练至术后 3~6 个月。X 线检查确认截骨愈合、无股骨头坏死，恢复行走。每年拍片复查髋关节发育情况至骨成熟。

4. 8 岁以上年龄段：单侧脱位的治疗目的是最大限度的恢复解剖和功能，为关节置换创造条件。均衡下肢长度预防继发脊柱畸形。双侧脱位无假臼形成者手术并发症预后劣于自然预后，可放弃治疗。双侧脱位有假髋臼形成者易早发骨性关节炎，可行姑息治疗。姑息治疗（放弃复位）常用术式为骨盆内移截骨（Chiari 手术）术、髋臼扩大（槽式延伸，Staheli）术、Shanz 截骨（转子下外展截骨）术等。

大龄 DDH 的手术治疗。适应证欠明确，手术操作困难，手术并发症多，疗效不确定，故应谨慎采用，并有经验丰富的专职医生参与。

先天性马蹄内翻足

术前医嘱

长期医嘱	临时医嘱
按先天性马蹄内翻足骨科常规护理	血常规+血型
二级护理	尿常规
普食	肾功能
	肝功能
	凝血功能
	乙肝两对半+肝炎系列+梅毒筛查+抗 HIV
	心电图
	胸透
	足部正侧位片

术后医嘱

长期医嘱	临时医嘱
按先天性马蹄内翻足跟腱延长、胫前肌止点外移及石膏外固定术后骨科常规护理	蛛网膜下腔麻醉后常规护理
一级护理	乳酸钠林格注射液 500ml ivgtt
禁食，8 小时后半流质饮食	5%葡萄糖注射液 1000ml / 维生素 C 2.0g ivgtt
短腿管型石膏外固定	头孢呋辛每日每千克体重 50～100mg（加入生理盐水 50ml 静脉滴注）（术后当日）
注意患肢末梢血运	
跟腱旁引流管接袋记量	
美洛昔康 1 片 bid	

注：

1. 治疗原则：先天性马蹄内翻足的治疗越早开始越好，应在出生后一经发现即开始治疗。该病的治疗目标是早期、完全矫正畸形并维持矫正至生长停止，尽可能让患儿获得有力、灵活而且无痛的足。治疗方法包括手术疗法和非手术疗法。

2. 治疗方案

(1) 非手术疗法：马蹄内翻足的初期治疗为非手术治疗。治疗在出生以后即可开始，在前 6 周，每周进行系列手法矫正和管型石膏外固定。此后隔周进行系列手法矫正，直至患足在临床和影像学检查中均得到矫正为止。系列手法的操作规则应首先矫正前足内收，继而矫正后足内翻，最后矫正后足跖屈。近年来，Ponseti 石膏技术获得广泛认同，许多医学中心认为大多数马蹄内翻足可用 Ponseti 石膏技术治疗获得成功。Ponseti 管型石膏固定分为治疗和维持两个阶段。最佳年龄为出生后 1 周以内，但已有报道应用至 6 岁的患儿仍可获得良好效果。在治疗阶段，每周均进行系列手法矫形，使足围绕距骨头逐渐外展。而后使用长腿管型石膏维持足部位于矫正的位置，使足逐渐重塑。通常完全矫正足踝力线需要 5~7 次的石膏固定，特别僵硬的病例次数还要增加。最后一次石膏固定术时，应让足最大限度地外展及背伸。为了更好地背伸后足，多数患儿此时需要进行经皮跟腱切断术。进行跟腱切断术后的石膏需保留 3 周。在维持阶段，拆除最后一次石膏后，需要应用支具维持患足的外展和背屈体位。石膏固定术后，患儿每天佩戴支具 23 小时，持续 3 个月，然后改为只在睡觉时佩戴，持续 2~3 年。

(2) 手术疗法：马蹄内翻足的手术适应证为经过系列手法和石膏固定等非手术治疗后，畸形仍没有得到矫正者。必须根据患儿的年龄和畸形程度选择手术方式。

1) 出生后 2~12 个月的患儿，可行 Turco 的足后内侧组织松解术，即切断足内侧三角韧带的胫跟部分、跖腱膜、距舟韧带和跟舟韧带等挛缩组织，延长跟腱，切开踝关节和距骨下关节囊，延长胫后肌腱。如患儿已获得前足内收和后跟内翻的矫正而有后足的残留下垂，仅采用跟腱延长术加上踝关节后关节囊切开术来矫正，可完全纠正畸形，用长腿石膏固定 6 周，然后可逐渐行走。

2) 对年龄较大的儿童，治疗应针对前足与后足的一切畸形或剩余的畸形。术后视实际情况作石膏固定 2~3 个月。

A. 前足残留内收畸形的矫正：采用跗跖关节囊切开术

（适于学龄前儿童），或跖骨截骨术或骰骨楔状切除、跟骰关节切除术或融合术（适于5岁以上的儿童）。

B. 残留跟骨内翻畸形的矫正：有三种手术：① 软组织松解，即Turco的广泛距骨下关节松解；② Dwyer的跟骨截骨术加外侧闭合楔形截骨术；③ 对12岁以上的儿童，作足三关节（即跟距、距舟、跟骰关节）融合术加后足截骨术。

C. 残留后跟下垂畸形的矫正：年龄较小的儿童可作跟腱延长术及踝关节和距骨下关节囊切开术；年龄较大的儿童可用Lambrinudi手术或足三关节融合术。

D. 胫前肌优势肌力引起的动力性跖内收的矫正：可将胫骨前肌向外侧转移至第2或3楔状骨或骰骨内侧，应力性外展正位片有助于评价。

E. 胫骨扭旋的矫正：待足部畸形矫正后，大于150°的中度或重度胫骨扭旋必须矫正，否则患儿在行走时，内旋足将内收和内翻，前足将内收，后跟内翻和足弓升高。

（3）并发症处理

1）压疮：一旦石膏压迫解除后多数压疮均可以通过换药、消毒等措施经过1周时间治愈。无需特殊处理。一般无需应用抗生素治疗。仅个别情况下需要植皮手术。

2）矫形效果不满意：通常和医生的矫形手法及跟腱松解程度有关，跟腱松解不足时会出现摇椅足等畸形，外展不足时会出现前足内收畸形，通常石膏固定后外展75°以上，自然状态下足部外展才可以入院行跟腱切断手术治疗。

3）畸形复发：早期的复发（通常为轻度跖屈和跟骨内翻）可在手法纠正后以2周间隔的长腿石膏管型固定数次。如果患儿存在弓形足畸形，首次复位后需以石膏维持前足第一趾列的背伸。其后的石膏固定要围绕距骨头使足充分外展，纠正内翻，最终使踝关节能够背伸（必要时行跟腱延长术）。术后需要严格佩戴支具至4岁，使复发率降至最低。

特发性脊柱侧凸

术前医嘱

长期医嘱	临时医嘱
按特发性脊柱侧凸骨科常规护理	血常规+血型
二级护理	尿常规
普食	肾功能
	肝功能
	凝血功能
	乙肝两对半+肝炎系列+梅毒筛查+抗 HIV
	心电图
	胸片
	站立位全脊柱前后位及侧位 X 线片
	卧位左右侧弯全脊柱前后位 X 线片
	卧位全脊柱前后位 X 线片（必要时）
	卧位牵引后全脊柱前后位 X 线片（必要时）
	以顶椎为中心行 MRI 或三维 CT（必要时）
	肺功能检查（必要时）

术后医嘱

长期医嘱	临时医嘱
按胸腰段特发性脊柱侧凸后路矫形、关节突植骨融合术后骨科常规护理	乳酸钠林格注射液 1000ml ivgtt
一级护理	5%葡萄糖注射液 1000ml / 维生素 C　2.0g / ivgtt
禁食	血常规
引流管接袋记 24 小时引流量	头孢呋辛　1.5g（加入生理盐水 100ml 静脉滴注）（术后当日）
卧硬板床	
常规喷喉　bid	
美洛昔康　　1 片　bid	

注：治疗目的是矫正和阻止原发性侧凸的进展，矫正和预防代偿性曲线发生结构性改变，改善脊柱躯干形状及心肺功能，预防和减少腰背痛。原则是仔细观察，尽早治疗，合理采用支具和手术矫正畸形。

1. 非手术疗法：只能控制脊柱畸形的恶化，不能减少畸形角度。方法包括采取正确的坐姿以及体操疗法、支具疗法、电刺激疗法、腰背肌、腹肌、髂肌及肩部肌锻炼等。

2. 手术治疗适应证为：① 经保守治疗无效，继续加重迅速者；② 明显的脊柱侧凸患者，胸椎侧凸 45°以上、腰椎侧凸 60°以上或呈 60°以上“S”形畸形；③ 脊柱骨骼发育成熟后。目前，脊柱侧凸三维矫正的理念和方法已成为脊柱侧凸矫形手术的主流。

拇外翻

术前医嘱

长期医嘱	临时医嘱
按拇外翻骨科常规护理	血常规+血型
二级护理	尿常规
普食	肾功能
	肝功能
	凝血功能
	乙肝两对半
	心电图
	胸透
	患足正侧位片

术后医嘱

长期医嘱	临时医嘱
按第一跖骨头骨赘切除、拇内收肌切断、内侧关节囊腱膜重叠缝合术后骨科常规护理	蛛网膜下腔麻醉后常规护理
一级护理	乳酸钠林格注射液 500ml ivgtt（术后当日）
禁食，8 小时后普食	10%葡萄糖注射液 1000ml ivgtt（术后当日）
踇趾矫正位石膏外固定	头孢呋辛 1.5g（加入生理盐水 100ml 静脉滴注）（术后当日）
注意患肢末梢血运	
美洛昔康 1 片 bid	

注：

1. 该病重在预防，穿合适的鞋子。轻度患者可在第一、第二趾间夹棉垫，夜间在踇趾内侧缚一直夹板矫正畸形。畸形严重且疼痛明确者，可行手术治疗。

2. 手术治疗方法较多，如：第一跖骨头骨赘切除、拇内收肌切断或移位、内侧关节囊腱膜重踇缝合、趾骨部分切除等，根据患者情况可同时应用数种矫形术式。

良性骨肿瘤（以骨软骨瘤为例）

术前医嘱

长期医嘱	临时医嘱
按胫骨近端骨软骨瘤骨科常规护理	血常规+血型
二级护理	尿常规
普食	肾功能
	肝功能
	凝血功能
	乙肝两对半
	心电图
	胸片+患侧膝关节正侧位片

术后医嘱

长期医嘱	临时医嘱
按患侧胫骨近端骨软骨瘤切除术后骨科常规护理	蛛网膜下腔麻醉后常规护理
一级护理	乳酸钠林格注射液　500ml ivgtt
禁食，8 小时后半流质饮食	10%葡萄糖注射液　1000ml ivgtt
引流管接袋记 24 小时引流量	
美洛昔康　　1 片　bid	

注：

1. 骨软骨瘤是最常见的良性骨肿瘤，无症状者可不予手术，但需要密切观察，出现下列情况者，需作彻底切除：①出现疼痛；②成年后持续生长；③较大肿瘤合并压迫症状，或影响关节功能，肢体功能障碍者；④有其他恶变征兆者；⑤发病位于扁骨的骨软骨瘤为相对的手术适应证。

2. 其他骨良性肿瘤包括骨瘤、骨样骨瘤、内生性软骨瘤、成软骨细胞瘤等。对于骨样骨瘤外科手术切除骨中的密度减低区可以根治。其他各种骨良性肿瘤手术方式主要是局部切除、刮除，同时取自体骨或同种异体骨、骨水泥填充残留骨腔。

骨巨细胞瘤

术前医嘱

长期医嘱	临时医嘱
按股骨远程骨巨细胞瘤骨科常规护理 二级护理 普食	血常规+血型 尿常规 肾功能 肝功能 凝血功能 乙肝两对半+肝炎系列+梅毒筛查+抗 HIV Anti-HIV 心电图 胸片+膝关节正侧位片 患侧股骨下段 MRI 病灶穿刺活检术　1 次

术后医嘱

长期医嘱	临时医嘱
按患侧股骨远程骨巨细胞瘤病灶刮除、骨水泥填充术后骨科常规护理 一级护理 禁食，8 小时后半流质饮食 引流管接袋记 24 小时引流量 注意患肢末梢血运 美洛昔康　　1 片　bid	蛛网膜下腔麻醉后常规护理 乳酸钠林格注射液 500ml ivgtt 10%葡萄糖注射液 1000ml / ivgtt 维生素 C　2. 0g / 头孢呋辛 1. 5g（加入生理盐水 100ml 静脉滴注）（术后当日）

注：

1. 骨巨细胞瘤首选外科手术治疗，应根据肿瘤的分期、部位、年龄及患者的病情评估选择适当的手术方法。

2. 下述情况应采用刮除术：所有Ⅰ级、多数Ⅱ级的病灶，残存骨能够承受机械应力，并且瘤段截除是不适合的或者功能损害很大的情况下（如脊椎部位）。

3. 节段性截除（瘤段切除）的指征为：部分Ⅱ级及多数Ⅲ级的病例，肿瘤已经广泛破坏病变骨，有病理性骨折发生，和病变位于非重要的骨骼。

4. 肿瘤清除后，可选择骨水泥、植骨术等方法修复骨缺损。大段骨缺损可行假体置换、结构性植骨等术式。桡骨远段肿瘤截除后，可选择自体带血管蒂腓骨移植。

恶性骨肿瘤（以股骨远程骨肉瘤为例）

术前医嘱

长期医嘱	临时医嘱
按锁骨骨折骨科常规护理	血常规+血型
二级护理	尿常规
普食	肾功能
利血生　20mg　tid	肝功能（含碱性磷酸酶）
鲨肝醇　100mg　tid	凝血功能
肝泰乐　0.1g　tid	乙肝两对半+肝炎系列+梅毒筛查+抗 HIV
	心电图
	胸片+患侧股骨下段正侧位片（含膝关节）
	患侧股骨中下段 MRI
	病灶穿刺活检术　1 次
	（新辅助化疗方案请参考相关文献及专著）

术后医嘱

长期医嘱	临时医嘱
按患侧股骨远程骨肉瘤瘤段切除、肿瘤型人工假体置换术后骨科常规护理	蛛网膜下腔麻醉后常规护理
一级护理	乳酸钠林格注射液 1000ml ivgtt
禁食，8 小时后半流质饮食	5%葡萄糖注射液 1000ml / 维生素 C　2.0g / ivgtt
引流管接袋记 24 小时引流量	血常规
注意患肢末梢血运	
生理盐水 100ml / 头孢呋辛　1.5g / ivgtt bid	
美洛昔康　1 片　bid	

注：

1. 对于骨肉瘤的治疗，目前倾向于在大剂量化疗的基础上尽量保肢的综合性治疗。

2. 目前，大剂量化疗作为骨肉瘤术前、术后辅助治疗，常用药物包括：异环磷酰胺、阿霉素、顺铂、长春新碱及甲氨蝶呤+甲酰四氢叶酸解救等，具体方案的施行较复杂，可参考相关文献及专著。

3. 手术方式包括截肢术与保肢术。包括其他肢体恶性骨肿瘤病例保留肢体的适应证有：①病骨已经发育成熟（14~16岁）；②ⅡA期肿瘤或对化疗敏感的ⅡB期肿瘤；③血管神经束未受累，被肿瘤机械推移者除外；④肿瘤周围软组织条件良好；⑤肿瘤能够完整切除，未发生病理性骨折；⑥术后肢体功能优于义肢；⑦术后局部复发率和转移率不高于截肢；⑧病患要求保肢。

4. 保肢手术肢体重建方法包括瘤骨骨壳灭活再植术、异体骨结构性植骨、关节融合术、人工假体置换术和异体骨-假体复合体等。

骨的瘤样病损（以股骨远程动脉瘤样骨囊肿为例）

术前医嘱

长期医嘱	临时医嘱
按股骨远程动脉瘤样骨囊肿骨科常规护理	血常规+血型
二级护理	尿常规
普食	肾功能
	肝功能
	凝血功能
	乙肝两对半+肝炎系列+梅毒筛查+抗 HIV
	心电图
	胸片+患侧股骨下段正侧位片（含膝关节）
	患侧股骨下段 MRI
	病灶穿刺活检术　1 次

术后医嘱

长期医嘱	临时医嘱
按患侧股骨远程动脉瘤样骨囊肿病灶刮除、髂骨取骨植骨术后骨科常规护理	蛛网膜下腔麻醉后常规护理
一级护理	乳酸钠林格注射液 1000ml ivgtt
禁食，8 小时后半流质饮食	5%葡萄糖注射液 1000ml / 维生素 C　2.0g / ivgtt
引流管接袋记 24 小时引流量	血常规
注意患肢末梢血运	头孢呋辛 1.5g（加入生理盐水 100ml 静脉滴注）（术后当日）
美洛昔康　　1 片　bid	

注：

1. 骨的瘤样病损种类较多，如骨囊肿、动脉瘤样骨囊肿、嗜酸性肉芽肿、骨纤维性结构不良、非骨化性纤维瘤等，治疗方式包括保守治疗（如骨囊肿囊内注射皮质类固醇类药物）、放疗、手术治疗（刮除植骨或骨水泥填充、肿瘤边缘性切除）等。

2. 对于骨囊肿，手术是成年患者的首选治疗方法，以刮除植骨或骨水泥填充为主；对于儿童，特别是X线证实为活动期的，则可考虑先行保守治疗。

3. 对于动脉瘤样骨囊肿，若病变在腓骨、肋骨、桡骨远程、趾骨枝以及手、足骨等时手术切除病灶治疗常可取得较好的效果。在其他的部位，病灶内刮除、自体骨移植也是常用的方法。在刮除的过程中可能会大量出血，手术前后均应做好相应准备。对于较大病灶，可辅以放疗或介入治疗。该病复发率较高。

4. 对于骨纤维性结构不良，在儿童生长期采取保守治疗，可用适当的支具预防畸形，手术越晚做越好，如果生长期的儿童必须进行手术治疗，为防止复发，广泛切除是必要的。在成人病例中，选择边缘切除或病灶刮除即可。

5. 对于单发的嗜酸性肉芽肿，下列情况可选择病灶切除或刮除术：椎体或其他有症状的病灶、有自发性骨折危险的承重骨以及由病变导致的严重功能障碍或畸形。当疾病威胁到重要器官的功能且局部注射激素以及外科手术不能进行时，可考虑低剂量放射治疗。

强直性脊柱炎、类风湿关节炎请参考相关内科书籍。

（中山大学附属第一医院骨外科　杨子波）

十一、泌尿外科

马蹄形肾

术前医嘱

长期医嘱	临时医嘱
按马蹄形肾术前外科常规护理	血常规+血型
一级或二级护理	尿常规
普食或半流质饮食	便常规
测血压、脉搏 bid 或 q4h	血生化
	肝功能
	出、凝血功能
	乙肝两对半
	肝炎系列
	Anti-HIV
	中段尿液培养+药敏
	心电图
	胸片
	双侧泌尿系统 B 超
	双肾 CT 平扫+增强
	磁共振水成像
	输尿管逆行插管造影（必要时）
	IVP（必要时）

注：

1. 本病应严格掌握手术指征，同时要了解有无该病引起的反复感染、结石和积水等情况。

2. 磁共振水成像或 IVP 输尿管显影不理想的，应考虑在手术当天做输尿管逆行插管造影。

3. 术前如有尿路感染可静脉或口服抗生素治疗 3~7 天。

术后医嘱

长期医嘱	临时医嘱
按硬外麻醉马蹄形肾峡部切除	血常规
术后常规护理	血生化
一级护理	肝功能
禁食	凝血功能
吸氧（必要时）	动脉血气分析（必要时）
心电监护（必要时）	10%葡萄糖注射液 1000~1500ml ivgtt
绝对卧床 2 周	乳酸钠林格注射液 500ml
停留双腔导尿管接引流袋	维生素 C　2.0g
伤口双腔引流管接持续低负压吸引记量	维生素 B_6　0.2g
雷尼替丁　0.15g　iv　bid	
5%葡萄糖氯化钠注射液 500ml ivgtt qd	
止血敏　2.0g	
止血芳酸　0.3g	
维生素 K_1　10mg	
维生素 B_1 10mg im qd	

注：

1. 若手术困难、失血多，病情较重者术后送外科监护室（SICU）监护至循环呼吸稳定。

2. 预防性抗生素可选用二、三代头孢菌素。

3. 术后密切观察有无出血情况，认真记录引流量，注意血压、心率、CVP 的变化，根据 BP、HR、CVP 情况予调整血压或补充血容量。

4. 注意纠正水、电解质和酸碱平衡紊乱，监测尿量及肾功能情况。

5. 患者可下床活动时才拔尿管。

单纯性肾囊肿

术前医嘱

长期医嘱	临时医嘱
按单纯性肾囊肿术前外科常规护理	血常规+血型
一级或二级护理	尿常规
普食或半流质饮食	便常规
测血压、脉搏 bid（必要时）	血生化
	肝功能
	凝血功能
	乙肝两对半
	肝炎系列
	Anti-HIV
	心电图
	胸片
	双侧泌尿系统 B 超
	双肾 CT 平扫+增强、MRI
	IVP

注：

1. 术前应明确诊断，并与多囊肾、重复肾、囊性肾病、肾盏憩室、肾恶性肿瘤等鉴别。

2. 术前如有较顽固的高血压，应予内科治疗，必要时通过介入等方法了解肾素情况。

术后医嘱

长期医嘱	临时医嘱
按气管内麻醉腹腔镜下肾囊肿去盖术后常规护理	血常规
一级护理	血生化
禁食	肝功能（必要时）
停留双腔导尿管接引流袋记量	10%葡萄糖注射液 1000～1500ml
伤口停留双腔引流管接持续低负压吸引记量	5%葡萄糖注射液 500ml
测血压 bid 或 q8h	乳酸钠林格注射液 500ml ivgtt
5%葡萄糖氯化钠注射液 500ml	维生素 C　2.0g
止血敏　2.0g ivgtt qd	维生素 B_6　0.2g
止血芳酸　0.3g	
维生素 K_1　10mg	
维生素 B_1 10mg im qd	

注：

1. 手术简单，术后患者情况多较稳定。
2. 不必要常规使用抗生素。
3. 继续注意控制血压，可口服或静脉用降压药。
4. 术后 3～5 天拔除引流管和尿管。

重复肾盂和输尿管

术前医嘱

长期医嘱	临时医嘱
按重复肾盂和输尿管术前外科常规护理	血常规+血型
一级或二级护理	尿常规
普食或半流质饮食	便常规
测血压 bid	血生化
	肝功能
	血脂
	凝血功能
	乙肝两对半
	肝炎系列
	Anti-HIV
	中段尿液培养+药敏
	心电图
	胸片
	双侧泌尿系统 B 超
	IVP
	双肾 CT 平扫+增强
	MRI 泌尿系统水成像
	输尿管逆行插管造影（必要时）

注：

1. 术前明确诊断，应与囊性肾病变、肾上极（上盏）积水和肾上极囊肿鉴别。

2. 术前有尿路感染者予口服或静脉抗生素。

3. 诊断有困难或感染难以控制者可先做肾造瘘术。

4. 必要时术前做输尿管逆行插管造影。

术后医嘱

长期医嘱	临时医嘱
按硬脊膜外麻醉下重复肾盂输尿管切除术后常规护理	血常规
	血生化
一级护理	肝功能
禁饮食	凝血功能
吸氧	10%葡萄糖注射液 1000~1500ml ⎫
心电监护（必要时）	5%葡萄糖注射液 500ml ⎪
停留双腔导尿管接引流袋记量	乳酸钠林格注射液 500ml ⎬ ivgtt
伤口双腔引流管接持续低负压吸引记量	维生素 C 2.0g ⎪
	维生素 B_6 0.2g ⎭
记 24 小时出入量	
雷尼替丁 0.15g iv bid	
5%葡萄糖氯化钠注射液 500ml ⎫	
止血敏 2.0g ⎬ ivgtt qd	
止血芳酸 0.3g ⎭	
维生素 B_1 10mg im qd	

注：

1. 手术难度中等，创伤较大，术后适当卧床制动。
2. 预防性抗生素可选用二、三代头孢菌素。
3. 注意血压和引流量的情况，必要时适当补充血容量。
4. 注意纠正水、电解质和酸碱平衡紊乱，监测肾功能。
5. 尿管可在术后 7~10 天拔除。

肾盂输尿管交界处狭窄

术前医嘱

长期医嘱	临时医嘱
按肾盂输尿管交界处狭窄术前外科常规护理	血常规+血型
一级或二级护理	尿常规
普食或半流质饮食	便常规
	血生化
	肝功能
	凝血功能
	乙肝两对半
	肝炎系列
	Anti-HIV
	中段尿液培养+药敏
	心电图
	胸片
	双侧泌尿系统 B 超
	IVP
	MRI 泌尿系统水成像
	输尿管逆行插管造影（必要时）
	双肾 CT 平扫+增强（必要时）

注：

1. 术前诊断有一定的难度，病史长的病例 IVP 检查往往患侧不显影，需做 MRI 泌尿系统水成像和（或）输尿管逆行插管造影才能确诊。

2. 患侧合并感染时要先用口服或静脉抗生素控制感染，必要时可先做肾穿刺造瘘，否则容易导致整形失败。

3. 病史长、积水严重、肾实质菲薄的患者，也可先行肾穿刺造瘘术，留管并记录该侧尿量 2~4 周，评估该侧肾功能，以确定有无整形手术的价值。

4. 一侧肾盂输尿管交界处狭窄者相当部分合并对侧的畸形。

5. 部分病例可以选择实施腔内狭窄处切开的手术方式。

术后医嘱

长期医嘱	临时医嘱
按硬脊膜外麻醉下肾盂输尿管整形术后常规护理	血常规
一级护理	血生化
禁饮食	肝功能
尿管接引流袋记量	凝血功能
肾盂旁双腔引流管接持续低负压吸引记量	10%葡萄糖注射液 1000~1500ml 5%葡萄糖注射液 500ml 乳酸钠林格注射液 500ml 维生素 C　2.0g 维生素 B_6　0.2g　ivgtt
肾造瘘管接袋记量（必要时）	
记 24 小时出入量	
5%葡萄糖氯化钠注射液 500ml 止血敏　2.0g 止血芳酸　0.3g　ivgtt qd	
维生素 B_1 10mg im qd	

注：

1. 预防性抗生素可选用二、三代头孢菌素等，术前有过感染的病例应加强抗感染。

2. 术中如果游离过肾脏的，术后应适当卧床1周。

3. 术后3~5天可拔除尿管，1周左右拍KUB片了解内支架管的情况，支架管一般在术后4~12周拔除。

输尿管膨出

术前医嘱

长期医嘱	临时医嘱
按输尿管膨出术前外科常规护理	血常规+血型
一级或二级护理	尿常规
普食或半流质饮食	便常规
	血生化
	肝功能
	凝血功能
	乙肝两对半
	肝炎系列
	Anti-HIV
	中段尿液培养+药敏
	心电图
	胸片
	双侧泌尿系统 B 超
	IVP
	膀胱镜检查
	MRI 泌尿系统水成像（必要时）
	膀胱尿道造影（必要时）
	泌尿系 CT 平扫+增强（必要时）

注：

1. 较大的膨出诊断较容易，膨出小时有一定的难度，膀胱镜检查最准确，但有创伤，IVP、CT、MRI 等检查还可以发现其他的泌尿系畸形或病变。

2. 有尿路感染时要先用口服或静脉抗生素控制。

术后医嘱

长期医嘱	临时医嘱
按硬脊膜外麻醉下输尿管膨出切除（电切）术后常规护理	血常规
一级护理	血生化
禁饮食	肝功能
双腔尿管接引流袋记量	凝血功能
髂窝双腔引流管接持续低负压吸引记量	10%葡萄糖注射液 1000~1500ml 5%葡萄糖注射液 500ml 乳酸钠林格注射液 500ml 维生素 C　2.0g 维生素 B_6　0.2g ivgtt
膀胱造瘘管接袋记量	
记 24 小时出入量	
5%葡萄糖氯化钠注射液 500ml 止血敏 2.0g 止血芳酸　0.3g ivgtt qd	
维生素 B_1 10mg im qd	

注：

1. 预防性抗生素可选用二、三代头孢菌素等，术前有过感染的病例应加强抗感染。

2. 输尿管膨出小，仅做电切手术的患者，术后只停留尿管，一般 3~5 天可拔除。

3. 做输尿管膀胱吻合的患者创面较大，渗血多，可适当输血或血浆。

4. 开放手术患者应注意各类管道的护理，防止脱管、折管、堵管等情况，膀胱有血块时可酌情进行持续冲洗。一般 7~10 天拔除膀胱造瘘管，待造瘘口长好后才拔尿管，内支架管在术后 4~6 周后拔除。

肾下垂

术前医嘱

长期医嘱	临时医嘱
按肾下垂术前常规护理	血常规+血型
二级或三级护理	尿常规
普食或半流质饮食	便常规
	血生化
	肝功能
	凝血功能
	乙肝两对半
	肝炎系列
	Anti-HIV
	中段尿液培养+药敏
	心电图
	胸片
	双侧泌尿系统 B 超
	KUB+IVP
	MRI 泌尿系统水成像（必要时）
	泌尿系 CT 平扫+增强（必要时）

注：

1. B 超、IVP、CT、MRI 等检查可以了解有无泌尿系的其他病变。

2. 有尿路感染时要先用口服或静脉抗生素控制。

3. 须严格掌握手术指征。

术后医嘱

长期医嘱	临时医嘱	
按腰硬外麻下肾固定术后常规护理	血常规	
一级护理	血生化	
禁食	10%葡萄糖注射液 1000~1500ml	ivgtt
双腔尿管接袋记量	5%葡萄糖注射液 500ml	ivgtt
肾周双腔引流管接低负压持续记量	乳酸钠林格注射液 500ml	ivgtt
绝对卧床	维生素 C 2.0g	ivgtt
维生素 B_1 10mg im qd	维生素 B_6 0.2g	ivgtt

注：

1. 静脉预防性使用抗生素，体温正常后改口服，术前有过感染的病例应加强抗感染。

2. 手术要游离肾脏，术后应卧床 2 周。

鞘膜积液

术前医嘱

长期医嘱	临时医嘱
按鞘膜积液术前常规护理	血常规+血型
二级或三级护理	尿常规
普食或半流质饮食	便常规
	血生化
	肝功能
	凝血功能
	乙肝两对半
	肝炎系列
	Anti-HIV
	心电图
	胸片
	双肾、输尿管、膀胱、阴囊B超

注：必要时要做相应的检查了解鞘膜积液是否继发于其他疾病。

术后医嘱

长期医嘱	临时医嘱	
按硬脊膜外麻醉下双侧睾丸翻转术后常规护理	血常规	
一级护理	血生化	
禁饮食	10%葡萄糖注射液 1000~1500ml	ivgtt
双腔尿管接引流袋记量	5%葡萄糖注射液 500ml	
	乳酸钠林格注射液 500ml	
	维生素 C　2.0g	
	维生素 B_6　0.2g	

注：

1. 如无明确感染证据，不必常规使用抗生素。

2. 鞘膜积液的术式较多，一般很快就可减少补液，进饮食。

精索静脉曲张

术前医嘱

长期医嘱	临时医嘱
按精索静脉曲张常规护理	血常规+血型
一级或二级护理	尿常规
普食或半流质饮食	便常规
	血生化
	肝功能
	凝血功能
	乙肝两对半
	肝炎系列
	Anti-HIV
	心电图
	胸片
	双侧泌尿系统 B 超
	双侧精索彩色 B 超
	精液常规（必要时）

注：必要时要做相应的检查了解精索静脉曲张是否继发于其他疾病（如腹膜后或肾脏病变）。

术后医嘱

长期医嘱	临时医嘱	
按硬脊膜外麻醉下精索静脉高位结扎术后常规护理	血常规	
	血生化	
一级护理	10%葡萄糖注射液 1000~1500ml	ivgtt
禁饮食		
双腔尿管接引流袋记量（必要时）	5%葡萄糖注射液 500ml	
	乳酸钠林格注射液 500ml	
维生素 B_1　10mg　im　qd	维生素 C　2. 0g	
	维生素 B_6　0. 2g	

注：

1. 如无明确感染证据，不必常规使用抗生素。

2. 精索静脉的手术较小，一般很快就可减少补液，进饮食。

肾血管性高血压

术前医嘱

长期医嘱	临时医嘱
按精索静脉曲张常规护理	血常规+血型
一级或二级护理	尿常规
普食或半流质饮食	便常规
	血生化
	肝功能
	凝血功能
	乙肝两对半
	肝炎系列
	Anti-HIV
	心电图
	胸片
	双侧泌尿系统 B 超
	双侧肾血管彩色 B 超
	血总肾素活性测定
	KUB+IVP
	上腹部血管 CT 平扫+增强或 MRI
	肾动脉造影及分肾肾素活性测定
	肾同位素检查

注：

1. 必须找到肾动脉狭窄及肾性高血压的可靠证据，同时准确评估对侧肾的情况。

2. 多数肾动脉狭窄可以通过介入放置支架解决。

3. 按具体情况予以降血压和调整水电解质平衡。

术后医嘱

长期医嘱	临时医嘱	
按气管内麻醉下狭窄段肾动脉	急查血常规	
切除吻合术后常规护理	急查血生化	
一级护理	10%葡萄糖注射液 1000~	ivgtt
禁饮食	1500ml	
心电监护	5%葡萄糖注射液 500ml	
双腔尿管接引流袋记量	乳酸钠林格注射液 500ml	
肾窝双腔引流管接持续低负压	维生素 C　2.0g	
吸引记量	维生素 B_6　0.2g	
记 24 小时出入量		
维生素 B_1 10mg im qd		

注：

1. 术后静脉使用抗生素预防感染，体温正常后可改口服。

2. 术后血压可能仍然难以很快平稳，需要密切观察和治疗。

3. 如果是做介入治疗，可不必常规使用抗生素，术后医嘱稍有差别。

肾损伤

术前医嘱

长期医嘱	临时医嘱
按肾损伤术前常规护理	急查血常规+血型
一级或二级护理	急查尿常规
半流质饮食或禁饮食	急查血生化
停留尿管引流尿液	急查凝血四项
绝对卧床	急查双肾、输尿管、膀胱 B 超
测 BP、R、P q1h	双肾 CT 平扫+增强或 MRI（必要时急查）
记 24 小时尿量	肾动脉造影
	便常规
	肝功能
	乙肝两对半
	肝炎系列
	抗-HIV
	心电图
	胸片
	尿红细胞位相（必要时）

注：

1. 术前有休克者，先补液扩容，纠正休克。如因大出血不能及时纠正，或有进行性出血倾向者，应实时急诊手术探察。

2. 在未清楚肾损伤具体情况前，做任何检查患者都必须保证绝对卧床。

3. 术前有凝血功能障碍应使用维生素 K_1 或输血浆。

4. 必要时术前行深静脉穿刺，做 CVP 测定。

术后医嘱

长期医嘱	临时医嘱
按气管内麻/硬外麻下肾损伤修补术/肾切除术后常规护理	急查血常规
	急查血生化
一级护理	乳酸钠林格注射液 1000ml ivgtt
吸氧（低氧血症时）	5%葡萄糖注射液 1000ml 止血芳酸 0.4g 止血敏 4.0g ivgtt
常规喷喉（全麻手术后） qd	
右锁骨下静脉穿刺护理	
测中心静脉压（CVP） q8h（必要时）	10%葡萄糖注射液 500ml 维生素 C 2.0g 维生素 K_1 20mg ivgtt
停留双腔尿管接引流袋	
腹膜后引流管接低负压持续吸引	血浆 200~400ml ivgtt（必要时）
维生素 B_1 10mg im qd	

注：

1. 如因肾损伤严重，包膜破裂粉碎，无法修补或修补后仍进行性出血，休克无法纠正，则行肾切除。

2. 如手术较大，患者病情危重，术后应送外科重症监护室（SICU）监护，至循环呼吸稳定。

3. 如血压低、心率快、CVP 低，应补液扩容，必要时输全血和（或）血浆。

4. 预防性应用泌尿系浓度高抗生素，可选用二或三代头孢菌素或氟喹诺酮类。

5. 术后应注意 24 小时尿量及血 Cr，如因肾切除后出现 Cr 持续上升或 24 小时尿量<400ml，应考虑对侧肾功能欠佳，必要时行血液肾透析治疗。

6. 如仅做肾修补手术，术后应按损伤情况患者仍然需绝对卧床 1~2 周。

7. 密切观察切口情况及腹膜后引流管情况，如因血性液持续增多，血压下降或休克无法纠正，则考虑仍有出血，必要时再手术止血，如引流管液呈淡黄色尿液，应注意尿漏可能。

输尿管损伤

术前医嘱

长期医嘱	临时医嘱
按泌尿外科输尿管损伤常规护理	血常规+血型（必要时急查）
一级或二级护理	尿常规（必要时急查）
普食或半流质饮食或禁食	肾功能（必要时急查）
停留双腔尿管接引流袋记量	凝血功能（必要时急查）
	泌尿系 B 超/CT/MRI/IVP（必要时急查）
	便常规
	肝功能
	乙肝两对半
	肝炎系列
	抗-HIV
	ECG
	胸片
	膀胱镜检及逆行插管造影（必要时）

注：

1. 输尿管损伤应针对造成损伤病因处理。如因暴力外伤引起，应注意周围脏器有无损伤。如因医源性损伤，应针对病因。

2. 术前行 IVP 检查，可了解狭窄段程度及长度。如 IVP 不显影，B 超示肾积液明显，可考虑行肾穿刺造瘘，并造影检查。

术后医嘱

长期医嘱	临时医嘱
按气管内麻/硬外麻下输尿管修补术后常规护理	急查血常规
一级护理	急查血生化
禁饮食	乳酸钠林格注射液 1000ml ivgtt
吸氧（低氧血症时）	10% 葡萄糖注射液 500ml / 止血芳酸 0.4g / 止血敏 4.0g ivgtt
常规喷喉（气管内麻术后）bid	10% 葡萄糖注射液 1000ml / 维生素 C 2.0g ivgtt
停留双腔尿管接引流袋记量	
腹膜后双腔引流管持续低压吸引记量	
维生素 B_1 10mg im qd	

注：

1. 输尿管损伤如因外伤挤压引起，多为钝挫伤，可置内支架作引流，一般放置 1~3 个月。如因刀类等利器刺伤，切口多整齐，放置内支架后对缘缝合。如为医源性所伤，如盆腔手术致输尿管缝扎或切断，应松解缝线或重新吻合，并置入内支架引流。如为输尿管镜手术或插管致假道形成，应重新找回正道并置入内支架。

2. 术后注意尿量及血肌酐，必要时作利尿性肾图检查，了解分肾功能。

3. 术后预防性静脉应用抗生素至体温正常后改口服，防止感染加重损伤处致输尿管狭窄或吻合口裂开。

膀胱损伤

术前医嘱

长期医嘱	临时医嘱
按泌尿外科膀胱损伤常规护理	血常规+血型（必要时急查）
一级或二级护理	尿常规（必要时急查）
普食或半流质饮食或禁食	血生化（必要时急查）
停留双腔尿管接袋记量	凝血功能（必要时急查）
	便常规
	肝功能
	乙肝两对半
	肝炎系列
	抗-HIV
	心电图
	胸片
	下腹部B超
	肾、输尿管B超
	膀胱造影检查（急性损伤时谨慎选择）
	IVP（必要时）

注：

1. 膀胱损伤注意区分钝性挤压或利器刺伤所致。

2. 注意膀胱损伤是位于腹膜内或腹膜外或混合性破裂，有无合并其他部位及脏器损伤。

3. 膀胱小裂口，可停留尿管观察。如合并尿道断裂，无法停留尿管，则需作耻骨上膀胱造瘘。

4. 急性损伤时谨慎选择做造影检查。

5. 必要时使用抗生素预防感染。

术后医嘱

长期医嘱	临时医嘱
按硬外麻膀胱损伤修补术后常规护理	急查血常规
	急查血生化
一级护理	乳酸钠林格注射液 1000ml ivgtt
禁食	10% 葡萄糖注射液 500ml / 止血芳酸 0.4g / 止血敏 4.0g ivgtt
停留双腔尿管接袋记量	
耻骨后双腔引流管接低压持续吸引记量	10% 葡萄糖注射液 1000ml / 维生素 C 2.0g ivgtt
维生素 B_1 10mg im qd	

注：

1. 术后注意耻骨后引流应充分，防止血肿形成。

2. 应保持尿管引流通畅，必要时作膀胱造瘘。

3. 术后常规静脉应用抗生素预防感染，患者体温正常后改口服。

尿道损伤

术前医嘱

长期医嘱	临时医嘱
按泌尿外科尿道损伤常规护理	血常规+血型（必要时急查）
一级或二级护理	尿常规（必要时急查）
普食或半流质饮食或禁食	血生化（必要时急查）
停留双腔尿管或耻骨上膀胱造瘘管记量	凝血功能（必要时急查）
	便常规
	肝功能
	乙肝两对半
	肝炎系列
	抗-HIV
	心电图
	胸片
	盆骨正斜位片（必要时）
	尿道造影（急性损伤时谨慎选择）
	IVP（必要时）
	肾、输尿管、膀胱 B 超

注：

1. 急性损伤时能停留尿管则停留尿管引流尿液，如不能停留尿管应即行耻骨上膀胱造瘘。

2. 尿道造影注意了解尿道损伤部位及长度，有耻骨上膀胱造瘘管时造影效果最好。

3. 必要时使用抗生素。

术后医嘱

长期医嘱	临时医嘱
按硬外麻下泌尿外科尿道损伤	急查血常规
术后常规护理	急查血生化
一级护理	乳酸钠林格注射液 1000ml ivgtt
禁食	10% 葡萄糖注射液 500ml
测 BP、P、R q2h	止血芳酸 0.4g / ivgtt
停留双腔或三腔尿管接引流袋	止血敏 4.0g
记量	10%葡萄糖注射液 1000ml
耻骨后引流管接负压记量	维生素 C 2.0g / ivgtt
耻骨上膀胱造瘘管记量	
维生素 B_1 10mg im qd	

注：

1. 预防性静脉应用抗生素至体温正常后改口服。

2. 注意防止术后吻合口血肿形成，一旦出现血肿应及时处理，防止吻合口瘘。

3. 前尿道损伤一般应尽量作断裂处吻合，后尿道损伤多合并骨盆骨折，必要时应同时作骨盆固定。

4. 尿管视损伤情况于术后 1～3 个月拔除，耻骨上膀胱造瘘管则应在保证排尿正常后才拔除。

泌尿系结核

术前医嘱

长期医嘱	临时医嘱
按泌尿外科常规护理	血常规+血型
二级护理	尿常规
普食	便常规
异烟肼　0.3g　　qd	血生化
利福平　0.45g　　qd	肝功能
维生素 B_6　　20mg　tid	凝血四项
	红细胞沉降率
	尿沉渣找抗酸杆菌　×3 次
	中段尿液培养+药敏
	乙肝两对半
	抗-HIV
	PPD 试验
	心电图
	胸片
	泌尿系 B 超
	双肾 CT 平扫+增强
	KUB+IVP
	膀胱镜检查（必要时）
	逆行插管造影（必要时）

注：

1. 诊断明确者，术前需予正规抗结核治疗后才能进行手术治疗。

2. 诊断不明确者，应进行检查，找到细菌学或较典型的影像学依据后才能使用抗结核治疗。

3. 需排除有无同时合并泌尿系其他器官的结核病变。

4. 健肾积水严重致肾功能不全失代偿时，宜先行积水肾穿刺造瘘引流，改善肾功能，用药时注意选用对肾功能无毒性或毒性少的药物。

术后医嘱

长期医嘱		临时医嘱	
按连续硬膜外麻右（或左）肾输尿管切除术后常规护理		急查血常规	
		急查血生化	
一级护理		乳酸钠林格注射液 1000ml	ivgtt
禁食		10%葡萄糖注射液 500ml	
吸氧（必要时）		止血芳酸 0.4g	ivgtt
心电监护（必要时）		止血敏 4.0g	
停留双腔尿管接引流袋记量		10%葡萄糖注射液 1000ml	
右（左）肾窝引流管接负压吸引并记量		维生素 C 2.0g	ivgtt
		肌苷 2.0g	
记 24 小时出入量		维生素 B_6 0.1g	
生理盐水 250ml	ivgtt qd		
异烟肼 0.3g			
利福平 0.45g	qd		

注：

1. 术后需继续抗结核治疗，异烟肼 2~4 天后可改口服。

2. 注意监测肾功能，及时纠正水电解质和酸碱平衡。

3. 注意药物（利福平）对肝功能损害，不用对肾功能有损害的药物。

4. 预防性静脉应用抗生素至体温正常后改口服。

良性前列腺增生

术前医嘱

长期医嘱	临时医嘱
按前列腺增生术前外科常规护理	血常规+血型
二或三级护理	尿常规
普食或半流质饮食	便常规
	血生化
	肝功能
	凝血功能
	乙肝两对半
	肝炎系列
	血 Anti-HIV
	中段尿液培养+药敏
	心电图
	血前列腺特异性抗原二项（PSA）
	胸透或胸片
	双肾、输尿管、膀胱 B 超，测残余尿
	KUB+IVP（必要时）
	尿流动力学检查

注：

1. 术前合并慢性尿潴留、肾功能不全者，需停留尿管或膀胱造瘘，充分引流尿液，纠正水、电解质、酸碱平衡紊乱，待全身情况好转后才手术。

2. PSA 测定应在肛查或插尿管前进行，若数值明显升高，需行经直肠前列腺 B 超及穿刺活检，以排除前列腺癌。

3. 合并尿路感染者可行中段尿细菌培养及药敏试验，并予抗感染治疗。

术后医嘱

长期医嘱	临时医嘱
按腰硬外麻下经尿道前列腺电切术后常规护理	急查血常规
一级护理	急查血生化
禁饮食	10%葡萄糖注射液 500 ml / 5%葡萄糖注射液 1000ml / 乳酸钠林格注射液 500 ml ivgtt
吸氧（必要时）	5%葡萄糖氯化钠注射液 500ml / 止血芳酸 0.4g / 止血敏 4.0g ivgtt
三腔尿管接瓶持续外用盐水冲洗	
维生素 B_1 10mg im qd	

注：

1. 静脉使用抗生素，体温正常 3~4 天后改口服。

2. 如行耻骨上前列腺摘除术则需放置膀胱造瘘管及耻骨后双腔引流管。

3. 行经尿道前列腺电切术的患者术后可能存在有效血容量过多的问题，应注意加强心、肺、脑方面的监测，必要时使用利尿剂和降压药。

4. 有条件者做术后持续硬膜外镇痛，发生膀胱痉挛时可在冲洗液中加入维拉帕米 10~20mg/500ml，或静脉注射、口服膀胱解痉剂。

肾积脓

术前医嘱

长期医嘱	临时医嘱
按肾积脓术前外科常规护理	血常规+血型
二或三级护理	尿常规
普食或半流质饮食	便常规
	血生化
	肝功能
	凝血功能
	乙肝两对半
	肝炎系列
	Anti-HIV
	心电图
	中段尿细菌培养+药敏
	胸透
	双肾、输尿管、膀胱 B 超
	KUB
	CT 平扫+增强/MRI

注：

1. 若尿路完全梗阻，尿液常规检查改变不显著，尿细菌培养可为阴性。

2. 可行 CT 或 MRI 检查了解病因、双肾和输尿管情况，条件允许可行 IVP 了解肾功能。

3. 肾积脓多因上尿路结石梗阻继发感染引起。若有寒战、高热、腰痛等急性感染的表现，须先抗感染治疗，必要时做肾造瘘术引流。

4. 肾积脓量大时亦先可行肾造瘘，充分引流脓液，可缓解全身中毒症状，有利患肾功能的改善，并可通过造瘘管记录每日尿量以估计患肾功能，帮助决定手术方案。

术后医嘱

长期医嘱	临时医嘱	
按腰硬外麻下肾切除术后常规护理	急查血常规	
一级护理	急查血生化	
禁饮食	10%葡萄糖注射液 1000 ml	ivgtt
吸氧（必要时）	5%葡萄糖注射液 500ml	
停留尿管接袋	乳酸钠林格注射液 1000 ml	
肾周双腔引流管接低负压持续吸引	维生素 K_1 20mg	
记 24 小时出入量		
维生素 B_1 10mg im qd		

注：

1. 手术方式的选择应根据详细的检查结果及患肾功能而定。对侧肾功能不理想或以后有患病风险时应尽量挽救患肾。

2. 术后严密监测血生化情况。

3. 按药敏静脉使用抗生素，但要注意防止肾毒性，剂量要减半，体温正常 3~4 天后改口服。

肾积水

术前医嘱

长期医嘱	临时医嘱
按肾积水术前外科常规护理	血常规+血型
二或三级护理	尿常规
普食或半流质饮食	便常规
	血生化
	肝功能
	凝血功能
	乙肝两对半
	肝炎系列
	Anti-HIV
	心电图
	中段尿细菌培养+药敏
	胸透或胸片
	双肾、输尿管、膀胱 B 超
	KUB+IVP
	CT 平扫+增强/MRI

注:

1. 肾积水多因上尿路结石梗阻引起，其他原因还有畸形、肿瘤、粘连等，如果是双侧肾、输尿管积水，应考虑下尿路梗阻引起，此时术前准备应按具体病因进行，解决梗阻，挽救肾功能。

2. 必要时可行肾 CT 或 MRI 扫描，了解肾实质破坏程度及对侧肾功能情况。

3. 肾积水量大时可行肾穿刺造瘘，充分引流尿液，有利患肾功能的改善，并可通过造瘘管记录每日尿量以评估患肾功能。

术后医嘱

长期医嘱	临时医嘱
按腰硬外麻下肾切除术后常规护理	急查血常规
一级护理	急查血生化
禁饮食	10%葡萄糖注射液 1000ml ivgtt
吸氧（必要时）	5%葡萄糖注射液 500ml ivgtt
尿管接袋	乳酸钠林格注射液 1000ml ivgtt
肾周双腔引流管接低负压持续吸引	维生素 K_1 20mg ivgtt
记 24 小时出入量	
维生素 B_1 10mg im qd	

注：

1. 手术方式的选择应根据详细的检查结果及患肾功能而定，其术后注意事项见各病。

2. 按药敏静脉使用抗生素，但要注意防止肾毒性，剂量要减半，体温正常 3~4 天后改口服。

3. 梗阻时间长的肾积水，术后肾小管重吸收功能较差，钠离子排出多，补液时要注意补充。

肾结石

术前医嘱

长期医嘱	临时医嘱
按肾结石术前外科常规护理	血常规+血型
二或三级护理	尿常规
普食或半流质饮食	便常规
	血生化
	肝功能
	凝血功能
	乙肝两对半
	肝炎系列
	Anti-HIV
	中段尿细菌培养+药敏
	心电图
	胸透或胸片
	双肾、输尿管、膀胱 B 超
	KUB+IVP
	CT 平扫+增强/MRI

注：

1. 肾结石合并积水且积水量大时可行肾穿刺造瘘，充分引流尿液，有利患肾功能的改善，并可通过造瘘管记录每日尿量以估计患肾功能。

2. 如中段尿细菌培养有菌生长，需行抗生素治疗 3～7 天，有急性感染或行经皮肾镜手术时可适当延长抗生素使用时间。

3. 如血肌酐超过 200μmol/L 时不能做 IVP 检查，只能改做 MRI 水成像、CT 等，欲了解肾功能情况时可做同位素检查。

术后医嘱

长期医嘱	临时医嘱
按腰硬外麻下肾盂肾实质切开取石术后常规护理	急查血常规
	急查血生化
一级护理	10%葡萄糖注射液　1000ml ⎫
禁饮食	5%葡萄糖注射液　500ml ⎬ ivgtt
吸氧（必要时）	乳酸钠林格注射液　1000ml ⎪
停留双腔尿管接袋	止血芳酸　0.4g ⎭
肾周双腔引流管接低负压持续吸引	结石成分分析
肾造瘘管接袋	
记 24 小时出入量	
维生素 B_1　10mg　im　qd	

注：

1. 手术方式的选择应根据详细的检查结果及患肾功能而定。

2. 双肾结石合并梗阻、肾功能不良时，应先改善肾功能，必要时先行血透治疗。

3. 按药敏静脉使用抗生素，但要注意防止肾毒性，剂量要减半，体温正常 3~4 天后改口服。

4. 肾造瘘管留置与否视肾积水程度及术中具体情况而定。

5. 术中如有肾实质切开，术后应注意观察肾造瘘管和双腔引流管的颜色，必要时加强止血，并定期复查血常规。

输尿管结石

术前医嘱

长期医嘱	临时医嘱
按输尿管结石术前外科常规护理	血常规+血型
二或三级护理	尿常规
普食或半流质饮食	便常规
	血生化
	肝功能
	凝血功能
	乙肝两对半
	肝炎系列
	Anti-HIV
	中段尿细菌培养+药敏
	心电图
	胸透或胸片
	双肾、输尿管、膀胱 B 超
	KUB+IVP
	CT 平扫+增强/MRI

注：

1. 输尿管结石合并肾积水且积水量大时可先行肾穿刺造瘘，充分引流尿液，有利患肾功能的改善，并可通过造瘘管记录每日尿量以估计患肾功能。

2. 合并感染时行中段尿细菌培养+药敏。

3. 如果诊断有疑问或是阴性结石，视具体情况选择加作逆行造影、CT 或 MRI 检查。

4. 阳性的输尿管结石手术当天一定要作术前定位 KUB 检查。

术后医嘱

长期医嘱	临时医嘱
按腰硬外麻下输尿管切开取石术后常规护理	血常规
一级护理	血生化
禁饮食	10%葡萄糖注射液 1000ml ivgtt
停留双腔尿管接袋	5%葡萄糖注射液 500ml ivgtt
输尿管旁双腔引流管接低负压持续吸引	乳酸钠林格注射液 1000ml ivgtt
记 24 小时出入量	维生素 K_1 20mg ivgtt
维生素 B_1 10mg im qd	结石成分分析

注：

1. 按药敏静脉使用抗生素，肾功能不良要注意防止肾毒性，剂量要减半，体温正常 3~4 天后改口服。

2. 手术顺利，估计发生尿漏可能性小时，可放置胶管接袋引流，而不必用双腔负压引流。

3. 双输尿管结石合并梗阻、肾功能不良导致全身情况不良时先行血透治疗。

4. 双输尿管结石在患者身体条件许可时，可同时行双侧手术。

5. 如果是输尿管镜下碎石手术，则没有引流管。

膀胱结石

术前医嘱

长期医嘱	临时医嘱
按膀胱结石术前外科常规护理	血常规+血型
二或三级护理	尿常规
普食或半流质饮食	便常规
	血生化
	肝功能
	凝血功能
	乙肝两对半
	肝炎系列
	Anti-HIV
	中段尿细菌培养+药敏
	心电图
	胸透
	双肾、输尿管、膀胱、前列腺 B 超，测残余尿
	KUB

注：

1. 膀胱结石多由下尿路梗阻引起，必要时应加做膀胱尿道造影或尿流动力学检查。

2. 膀胱结石也可从肾输尿管排下来，因此要了解上尿路是否存在结石，必要时做 IVP 检查。

术后医嘱

长期医嘱	临时医嘱	
按腰硬外麻下膀胱切开取石术后常规护理	血常规	
一级护理	血生化	
禁饮食	10%葡萄糖注射液 1000 ml	ivgtt
双腔尿管接袋记量	5%葡萄糖注射液 500ml	
膀胱造瘘管接袋记量	乳酸钠林格注射液　1000 ml	
记 24 小时出入量	维生素 K_1　20mg	
维生素 B_1 10mg im qd	结石成分分析	

注：

1. 静脉使用抗生素，体温正常 3~4 天后改口服。

2. 膀胱造瘘只用于膀胱切开取石术后，内镜碎石时，没有膀胱造瘘管。

3. 如果结石是由于下尿路梗阻（如前列腺增生等）引起，应首先或一起处理病因。

尿道结石

术前医嘱

长期医嘱	临时医嘱
按尿道结石术前外科常规护理	血常规+血型
二或三级护理	尿常规
普食或半流质饮食	便常规
	血生化
	肝功能
	凝血功能
	乙肝两对半
	肝炎系列
	Anti-HIV
	中段尿细菌培养+药敏
	心电图
	胸透或胸片
	双肾、输尿管、膀胱、尿道 B 超
	KUB

注：

1. 如果是阴性结石，还需做尿道造影。
2. 如 KUB 片不能包括尿道结石，可加拍骨盆照片。

术后医嘱

长期医嘱	临时医嘱	
按骶麻下尿道碎石术后常规护理	血常规	
一级护理	血生化	
禁饮食 6 小时后改普食	10%葡萄糖注射液 1000ml	ivgtt
双腔尿管接袋记量	5%葡萄糖注射液 500ml	
	乳酸钠林格注射液 1000ml	
	维生素 K_1 20mg	
	结石成分分析	

注：

1. 尿道结石一般不做开放手术，除非合并较严重的尿道狭窄。

2. 前尿道结石碎石术后尿管留置1~2周，以免术后尿道狭窄。

3. 术后按手术具体情况选用静脉或口服抗生素。

4. 手术时有膀胱或尿道损伤的，术后应适当延长尿管停留时间。

肾癌

术前医嘱

长期医嘱	临时医嘱
按肾癌术前外科常规护理	血常规+血型
二或三级护理	尿常规
普食或半流质饮食	便常规
	血生化
	肝功能
	凝血功能
	乙肝两对半
	肝炎系列
	Anti-HIV
	心电图
	胸片
	肝、胆、胰、脾 B 超
	双肾、输尿管、膀胱 B 超
	CT 平扫+增强/MRI
	肾动脉造影（必要时）
	肾动静脉彩超
	KUB+IVP

注：

1. 肾母细胞瘤、肾盂肿瘤术前医嘱与肾细胞癌相似。

2. 如患者有较严重的血尿，或者肿瘤较大，血管丰富，可在根治手术前行肾动脉栓塞介入治疗。

3. 体质差的患者，术前可分次少量地输注全血，调节电解质平衡。

术后医嘱

长期医嘱	临时医嘱
按气管内麻醉下肾癌根治术后常规护理	急查血常规
一级护理	急查血生化
禁饮食	10%葡萄糖注射液 500ml / 5%葡萄糖注射液 500ml / 乳酸钠林格注射液 1000ml / 维生素 K_1 10mg ivgtt
吸氧	10%葡萄糖注射液 500ml / 止血芳酸 0.4g ivgtt
常规喷喉 bid	
深静脉穿刺护理	
双腔尿管接袋记量	
肾周双腔引流管接低负压持续吸引记量	
记 24 小时出入量	
维生素 B_1 10mg im qd	

注：

1. 肾母细胞瘤、肾盂肿瘤术后医嘱与肾细胞癌相似。

2. 术后静脉使用抗生素，体温正常后改口服。

3. 尿管在术后 5~7 天拔除，肾盂癌患者要一起切除全段输尿管，尿管最好停留够 7 天。

4. 肾上极的肿瘤需把肾上腺也一起切除，术后要注意有无肾上腺危象出现。

5. 腹腔镜手术的术后医嘱相似。

膀胱肿瘤

术前医嘱

长期医嘱	临时医嘱
按膀胱肿瘤术前外科常规护理	血常规+血型
二或三级护理	尿常规
普食或半流质饮食	便常规
	血生化
	肝功能
	凝血功能
	乙肝两对半
	肝炎系列
	Anti-HIV
	心电图
	胸片
	肝、胆、胰、脾B超
	双肾、输尿管、膀胱B超
	膀胱CT平扫+增强或MRI
	KUB+IVP
	膀胱尿道镜检查取活检

注：

1. 术前必须行膀胱尿道镜检查以确诊，并且以此为依据制订治疗方案。

2. 术前上尿路的B超检查主要了解膀胱肿瘤是原发的还是来源于上尿路。

3. 肠代膀胱术前须行胃肠道准备，包括术前3天开始口服肠道抗生素及清洁灌肠。

术后医嘱

长期医嘱	临时医嘱
按气管内麻醉下经尿道膀胱肿瘤电切术/全膀胱切除后常规护理	急查血常规
一级护理	急查血生化
禁饮食	10%葡萄糖注射液 500ml 5%葡萄糖注射液 500ml 乳酸钠林格注射液 1000ml ivgtt
吸氧（必要时）	10%葡萄糖注射液 500ml 止血芳酸 0.4g ivgtt
常规喷喉 bid	
右锁骨下静脉穿刺护理	
三腔导尿管接袋记量（必要时行膀胱冲洗）	
耻骨后双腔引流管接低负压持续吸引记量	
记 24 小时出入量	
维生素 B_1 10mg im bid	

注：

1. 术后静脉使用抗生素，体温正常后改口服。

2. 膀胱部分切除时须注意如行输尿管移植应留有双 J 管或输尿管支架管。

3. 膀胱有切口时尽量不行膀胱冲洗。

4. 全膀胱切除术后，如干扰到胃肠道结构的，须加强胃肠外营养、输血及回肠膀胱各种导管的护理，尤应注意调节水电解质平衡。

5. 尿管一般于术后 7 天拔除，输尿管支架管则要 2 周以上。

阴茎癌

术前医嘱

长期医嘱	临时医嘱
按膀胱肿瘤术前外科常规护理	血常规+血型
二或三级护理	尿常规
普食或半流质饮食	便常规
	血生化
	肝功能
	凝血功能
	乙肝两对半
	肝炎系列
	Anti-HIV
	心电图
	胸片
	肝、胆、胰、脾 B 超
	双肾、输尿管、膀胱 B 超
	盆腔 CT 平扫+增强
	KUB+IVP

注：

1. 术前应做活检以明确诊断，腹股沟淋巴结有肿大时也要做活检。

2. 盆腔 CT 检查主要是明确有无腹膜后淋巴结转移。

3. 阴茎肿瘤如果破溃合并感染，术前应使用抗生素。

4. 如为还有生育要求而术后可能影响性交的患者，可建议储存好精子。

术后医嘱

长期医嘱	临时医嘱	
按腰硬外麻醉下阴茎癌根治	血生化检查	
术后常规护理	10%葡萄糖注射液 500 ml	
一级护埋	5%葡萄糖汁射液 500ml	ivgtt
禁饮食	乳酸钠林格注射液　1000 ml	
吸氧	10%葡萄糖注射液 500ml	ivgtt
双腔导尿管接袋记量	止血芳酸　0.4g	
记 24 小时出入量		
维生素 B_1　10mg　im　bid		

注:

1. 术后静脉使用抗生素致体温正常后改口服。

2. 如果肿瘤局限无转移，仅做阴茎部分切除术。

3. 已行腹股沟淋巴清扫者须注意腹股沟局部加压包扎及引流情况。

4. 阴茎全切会阴造口者须注意会阴伤口护理。

5. 为防止尿道口狭窄，应放置较粗大的尿管，术后保留 2 周以上。

前列腺癌

术前医嘱

长期医嘱	临时医嘱
按前列腺癌术前外科常规护理	血常规+血型
二或三级护理	尿常规
普食或半流质饮食	便常规
	血生化
	肝功能
	凝血功能
	乙肝两对半
	肝炎系列
	Anti-HIV
	心电图
	胸片
	肝、胆、胰、脾 B 超
	双肾、输尿管、膀胱 B 超
	前列腺 CT 平扫+增强或 MRI
	KUB+IVP
	前列腺特异性抗原二项（PSA）
	放射性核素全身骨扫描
	经直肠 B 超检查穿刺活检

注：

1. 诊断必须以病理结果为依据，经直肠 B 超检查穿刺活检前 3 天需行肠道准备。

2. CT 和放射性核素检查是了解肿瘤的分期和有无骨转移，以制订治疗方案。

术后医嘱

长期医嘱	临时医嘱
按气管内麻醉下前列腺癌根治	急查血常规
术后常规护理	急查血生化
级护理	10%葡萄糖注射液 500 ml / ivgtt
禁饮食	5%葡萄糖注射液 500ml / ivgtt
吸氧	乳酸钠林格注射液 1000ml / ivgtt
三腔导尿管接袋记量	10% 葡萄糖注射液 500ml / ivgtt
双腔引流管接低负压持续吸引	止血芳酸 0.4g / ivgtt
记量	
记 24 小时出入量	
维生素 B_1 10mg im qd	

注：

1. 晚期患者已有远处转移，一般只行双侧睾丸切除术。
2. 术后静脉使用抗生素，体温正常后改口服。
3. 加强胃肠外营养、输血及各种导管的护理。
4. 根治性手术患者尿管需停留 2~3 周。
5. 腹腔镜手术术后医嘱相似。

睾丸肿瘤

术前医嘱

长期医嘱	临时医嘱
按睾丸肿瘤术前外科常规护理	血常规+血型
二或三级护理	尿常规
普食或半流质饮食	便常规
	血生化
	肝功能
	凝血功能
	乙肝两对半
	肝炎系列
	Anti-HIV
	AFP
	HCG
	心电图
	胸片
	肝、胆、胰、脾B超
	双肾、输尿管、膀胱B超
	盆腔CT平扫+增强

注：

1. 盆腔CT检查目的是了解有无淋巴结转移。
2. AFP、HCG检查目的是了解肿瘤的组织来源。

术后医嘱

长期医嘱	临时医嘱
按腰硬外麻醉下睾丸肿瘤根治性切除术后常规护理	急查血常规
	急查血生化
一级护理	10%葡萄糖注射液 500 ml / ivgtt
禁饮食	5%葡萄糖注射液 500ml / ivgtt
吸氧（必要时）	乳酸钠林格注射液 1000 ml / ivgtt
双腔导尿管接袋记量	10%葡萄糖注射液 500ml / ivgtt
记24小时出入量	止血芳酸 0.4g / ivgtt
维生素 B_1 10mg im bid	

注：

1. 术后静脉使用抗生素，体温正常后改口服。
2. 有转移者需行腹膜后淋巴清扫。
3. 精原细胞性睾丸肿瘤术后需行放疗/化疗。

皮质醇症

术前医嘱

长期医嘱	临时医嘱
按皮质醇症术前外科常规护理	血常规+血型
一级或二级护理	尿常规
普食或半流质饮食	便常规
测血压、脉搏 bid 或 q4h	血生化
心电监护（必要时）	肝功能
	血脂
	凝血功能
	乙肝两对半
	肝炎系列
	Anti-HIV
	葡萄糖耐量试验（OGTT）
	血 ACTH
	血浆皮质醇（0Am、8Am）
	24 小时尿游离皮质醇（UFC）
	24 小时尿 17-羟皮质类固醇(17-OHCS)
	24 小时尿 17-酮类固醇（17-KS）
	24 小时尿 17-生酮类固醇（17-KGS）
	肾素活性（基础+激发）
	血管紧张素Ⅱ（基础+激发）
	心电图
	超声心动图
	胸片
	双侧肾上腺、泌尿系统 B 超
	肾上腺 CT 平扫+增强
	垂体 CT（蝶鞍部冠状薄层扫描、增强）

注：

1. 本病术前诊断主要是定性定位诊断，应排除肾上腺其他疾病或异位肾上腺疾病。

2. 术前定位诊断不清者，可以通过地塞米松抑制试验、胰岛素诱发低血糖试验、甲吡酮试验、CRH 兴奋试验或静脉插管分段取血测 ACTH。

3. 术前临床表现（主要是库欣综合征）明显者如高血压、低血钾、糖耐量异常、心功能异常等应予内科调整。

4. 为避免肾上腺危象，术前可用醋酸可的松 100~200mg po/im q6h，术中静脉滴注氢化可的松 100~200mg。

术后医嘱

长期医嘱	临时医嘱
按气管内麻醉下肾上腺肿物切除术后常规护理	血常规（必要时急查）
一级护理	血生化（必要时急查）
禁饮食	肝功能
吸氧	动脉血气分析（必要时）
心电监护	10% 葡萄糖注射液 500~1000ml 乳酸钠林格注射液 500ml 维生素 C 2.0g 维生素 B_6 0.2g ivgtt
常规喷喉 bid	血浆 200~400ml ivgtt（必要时）
锁骨下静脉穿刺护理	
测 CVP（必要时）	
停留双腔导尿管接引流袋	
肾上腺窝双腔引流管接持续低负压吸引	
记 24 小时出入量	
5%葡萄糖注射液 500ml 氢化可的松 100~200mg ivgtt 维持 24h	
5%葡萄糖氯化钠注射液 500ml 止血敏 2.0g 止血芳酸 0.3g 维生素 K_1 10mg ivgtt qd	
雷尼替丁 0.15g iv bid	

注：

1. 手术风险较大，病情较重者术后送外科监护室（SICU）监护至循环呼吸稳定。

2. 注意血压、心率、CVP 的变化，根据 BP、HR、CVP 情况予降压或补充血容量。

3. 注意纠正水、电解质和酸碱平衡紊乱，监测血糖水平。

4. 预防性静脉使用抗生素可选用二、三代头孢菌素。

5. 术后必要时监测血皮质醇。

6. 处理合并症，防治并发症发生，主要是肾上腺危象的发生，除术前、术中用激素外，术后氢化可的松的应用可以根据手术的方式和术后激素的水平来调整，术后 24 小时静脉滴注 100~200mg 维持，以后逐渐减量，2 周后减至 20mg，并小剂量维持 6~12 个月，待下丘脑-垂体-肾上腺功能逐渐恢复后可停药。若双侧肾上腺切除，则要终生激素替代治疗。

7. 术后 3~5 天拔尿管。

8. 腹腔镜手术术后医嘱相似，下床活动和拔尿管时间可稍提前。

原发性醛固酮增多症

术前医嘱

长期医嘱	临时医嘱
按原发性醛固酮增多症	血常规+血型
术前外科常规护理	尿常规
一级或二级护理	便常规
普食或半流质饮食	血生化
测血压、脉搏 bid 或 q4h	肝功能
心电监护（必要时）	血脂
螺内酯 80 ~ 100mg tid	凝血功能
或 q6h	乙肝两对半
	肝炎系列
	Anti-HIV
	葡萄糖耐量试验（OGTT）
	24 小时尿钠
	24 小时尿钾
	血浆 18-羟皮质酮（18-OHB）
	血浆 18-羟皮质醇（18-OHF）
	血醛固酮（立卧位）
	尿醛固酮
	肾素（PRA）（立卧位）
	血管紧张素（AⅡ）（立卧位）
	醛固酮（ALD）（立卧位）
	血 ACTH
	血浆皮质醇（0Am、8Am）
	24 小时尿游离皮质醇（UFC）
	24 小时尿 17-羟皮质类固醇（17-OHCS）
	24 小时尿 17-酮类固醇（17-KS）
	心电图
	超声心动图
	胸片
	双侧肾上腺、泌尿系统 B 超
	肾上腺 CT 平扫+增强、MRI

注：

1. 本病术前诊断主要是定性、定位诊断，应排除肾上腺其他疾病或异位肾上腺疾病。

2. 术前定位、定性诊断不清者，可以通过醛固酮抑制试验、氯化钠抑制试验、地塞米松抑制试验。

3. 术前临床表现明显者如高血压、低血钾、糖耐量异常、心功能异常等应予内科调整。

4. 高血压、低血钾可用螺内酯 120~480mg/d，2~6 周后可使血压和血钾恢复正常。若效果不好，可辅助用甲巯丙脯酸、乙丙脯氨酸等其他降压药。

术后医嘱

长期医嘱	临时医嘱
按气管内麻醉下肾上腺肿物切除术后常规护理	血常规（必要时急查）
一级护理	血生化（必要时急查）
禁饮食	肝功能
吸氧	动脉血气分析（必要时）
心电监护	10%葡萄糖注射液 500~1000ml 5%葡萄糖注射液 500ml 乳酸钠林格注射液 500ml 维生素 C　2. 0g 维生素 B_6　0. 2g ivgtt
常规喷喉　bid	血浆 200~400ml ivgtt（必要时）
锁骨下静脉穿刺护理	
测 CVP（必要时）	
停留双腔导尿管接引流袋	
肾上腺窝双腔引流管接持续低负压吸引	
记 24 小时出入量	
5%葡萄糖氯化钠注射液 500ml 止血敏　2. 0g 止血芳酸　0. 3g 维生素 K_1　10mg ivgtt qd	
雷尼替丁 0. 15g iv bid	

注：

1. 手术风险较大，病情较重者术后送外科监护室（SICU）监护至循环呼吸稳定。

2. 注意血压、心率、CVP 的变化，根据 BP、HR、CVP 情况予降压或补充血容量。

3. 注意纠正水、电解质和酸碱平衡紊乱，监测血糖水平。

4. 预防性静脉使用抗生素可选用二、三代头孢菌素。

5. 术后监测血钾、醛固酮。

6. 术后 3~5 天拔尿管。

7. 腹腔镜手术术后医嘱相似，下床活动和拔尿管时间可稍提前。

儿茶酚胺症

术前医嘱

长期医嘱	临时医嘱
按儿茶酚胺症术前外科常规护理	血常规+血型
一级或二级护理	尿常规
普食或半流质饮食	便常规
测血压、脉搏 bid 或 q4h	血生化
心电监护（必要时）	肝功能
苯苄胺 10~30mg tid	血脂
	凝血功能
	乙肝两对半
	肝炎系列
	Anti-HIV
	OGTT（葡萄糖耐量试验）
	血 VMA（多次）
	24 小时尿 VMA（多次）
	24 小时尿肾上腺素（多次）
	24 小时尿去甲肾上腺素（多次）
	血浆 18-羟皮质酮（18-OHB）
	血浆 18-羟皮质醇（18-OHF）
	血醛固酮（立卧位）
	尿醛固酮
	肾素（PRA）（立卧位）
	血管紧张素（AⅡ）（立卧位）
	醛固酮（ALD）（立卧位）
	血 ACTH
	血浆皮质醇（0Am、8Am）
	24 小时尿游离皮质醇（UFC）
	24 小时尿 17-羟皮质类固醇（17-OHCS）
	24 小时尿 17-酮类固醇（17-KS）
	心电图
	超声心动图
	胸片
	双侧肾上腺、泌尿系统 B 超
	肾上腺 CT 平扫+增强、MRI

注：

1. 本病术前诊断主要是定性、定位诊断，应排除肾上腺其他疾病或异位肾上腺疾病。

2. 术前临床表现明显者如高血压、糖耐量异常、心功能异常等应予内科调整。

3. 高血压苯苄胺用量可加大至60~120mg/d，2~6周后可使血压恢复正常。若效果不好，可辅助用甲巯丙脯酸、乙丙脯氨酸等其他降压药。

4. 术前应充分扩容，可以输血浆、贺斯等。

术后医嘱

长期医嘱	临时医嘱
按气管内麻醉下肾上腺肿物切除术后常规护理	血常规（必要时急查）
一级护理	血生化（必要时急查）
禁饮食	肝功能
吸氧	动脉血气分析（必要时）
心电监护	10%葡萄糖注射液 500~1000ml 5%葡萄糖注射液 500ml 乳酸钠林格注射液 500ml 维生素C 2.0g 维生素B_6 0.2g （以上）ivgtt
常规喷喉 bid	血浆 200~400ml ivgtt（必要时）
锁骨下静脉穿刺护理	
测CVP（必要时）	
停留双腔导尿管接引流袋	
肾上腺窝双腔引流管接持续低负压吸引	
记24小时出入量	
5%葡萄糖氯化钠注射液 500ml 止血敏 2.0g 止血芳酸 0.3g 维生素K_1 10mg （以上）ivgtt qd	
雷尼替丁 0.15g iv bid	

注：

1. 手术风险较大，病情较重者术后送外科监护室

（SICU）监护至循环呼吸稳定。

2. 注意血压、心率、CVP 的变化，根据 BP、HR、CVP 情况予降压或补充血容量。

3. 术后应充分扩容，可以输血浆、贺斯等。

4. 注意纠正水、电解质和酸碱平衡紊乱，监测血糖水平。

5. 预防性静脉使用抗生素可选用二、三代头孢菌素。

6. 术后 3~5 天拔尿管。

7. 腹腔镜手术术后医嘱相似，下床活动和拔尿管时间可稍提前。

偶发肾上腺瘤及肾上腺转移癌

术前医嘱

长期医嘱	临时医嘱
按肾上腺肿物术前外科常规护理	血常规+血型
一级或二级护理	尿常规
普食或半流质饮食	便常规
测血压、脉搏 bid 或 q4h	血生化
心电监护（必要时）	肝功能
	血脂
	凝血功能
	乙肝两对半
	肝炎系列
	Anti-HIV
	OGTT（葡萄糖耐量试验）
	血 VMA（多次）
	24 小时尿 VMA（多次）
	24 小时尿肾上腺素（多次）
	24 小时尿去甲肾上腺素（多次）
	血浆 18-羟皮质酮（18-OHB）
	血浆 18-羟皮质醇（18-OHF）
	血醛固酮（立卧位）
	尿醛固酮
	肾素（PRA）（立卧位）
	血管紧张素（AⅡ）（立卧位）
	醛固酮（ALD）（立卧位）
	血 ACTH
	血浆皮质醇（0Am、8Am）
	24 小时尿游离皮质醇（UFC）
	24 小时尿 17-羟皮质类固醇（17-OHCS）
	24 小时尿 17-酮类固醇（17-KS）
	心电图
	超声心动图
	胸片
	双侧肾上腺、泌尿系统 B 超
	肾上腺 CT 平扫+增强、MRI

注：

1. 肾上腺偶发瘤多为非功能性肿瘤，因此应做肾上腺皮质及髓质功能相关的生化检测，以便检出皮质醇瘤、原醛症和嗜铬细胞瘤。

2. 有高血压等症状时应予降压，调整心功能。

3. 如无法确定肿物有无功能者，按儿茶酚胺症准备。

4. 对偶发性肿瘤是否手术要根据影像学特征、肿瘤大小和患者的年龄综合考虑。肿瘤有恶性倾向或有内分泌功能者应及时手术；明显良性倾向的肿瘤也应密切随访。

术后医嘱

长期医嘱	临时医嘱
按气管内麻醉下肾上腺肿物切除术后常规护理	血常规（必要时急查）
一级护理	血生化（必要时急查）
禁饮食	血肝功能
吸氧	动脉血气分析（必要时）
心电监护	10%葡萄糖注射液 500~1000ml ivgtt
常规喷喉　bid	5%葡萄糖注射液 500ml ivgtt
深静脉穿刺护理	乳酸钠林格注射液 500ml ivgtt
测 CVP（必要时）	维生素 C　2.0g ivgtt
停留双腔导尿管接引流袋	维生素 B_6　0.2g ivgtt
肾上腺窝双腔引流管接持续低负压吸引	血浆 200~400ml　ivgtt（必要时）
记 24 小时出入量	
5%葡萄糖氯化钠注射液 500ml ivgtt qd	
止血敏　2.0g ivgtt qd	
止血芳酸　0.3g ivgtt qd	
维生素 K_1　10mg ivgtt qd	
雷尼替丁 0.15g iv bid	

注：

1. 手术风险较大，病情较重者术后送外科监护室

（SICU）监护至循环呼吸稳定。

2. 注意血压、心率、CVP 的变化，根据 BP、HR、CVP 情况予降压或补充血容量。

3. 注意纠正水、电解质和酸碱平衡紊乱，监测血糖水平。

4. 预防性静脉使用抗生素可选用二、三代头孢菌素。

5. 可根据不同性质的肿瘤予具体特殊的术后治疗（具体见皮质醇症、原醛症、儿茶酚胺症的术后处理）。若为无功能性肾上腺肿瘤，术后无特殊的处理，主要是根据术中肾上腺切除的多少决定术后是否应用激素。转移性肾上腺癌要根据具体原发癌予不同的术后处理，如放疗、化疗或生物免疫治疗等。

6. 术后 3~5 天拔尿管。

（中山大学附属第一医院泌尿外科　陈　羽）

十二、胸 外 科

肺癌

术前医嘱

长期医嘱	临时医嘱
按肺癌术前胸外科常规护理	血常规+血型
二级护理	尿常规
普食	便常规
呼吸功能锻炼	肾功能
高龄患者:	肝功能
地高辛 0.125mg qd	凝血功能
复方甲氧那明 2 片 tid	乙肝两对半
盐酸氨溴索 30mg tid	肝炎系列
	HIV 抗体
	心电图
	胸部正侧位平片
	胸部平扫+增强
	腹部超声
	头颅 CT（必要时）
	全身骨扫描（必要时）
	肺功能测定（必要时）

注：术前伴癌性发热或肺性骨关节病致疼痛者，可给予吲哚美辛 25mg tid 或其他非甾体类药物。

术后医嘱

长期医嘱	临时医嘱
按肺癌肺叶切除（全肺切除、肿物楔形切除）术后常规护理	立止血 2kU iv bid
一级护理	10%GS 1000ml / 维生素 2.0g / 10% 氯化钾 20ml ivgtt
禁食（拔气管插管后改半流质饮食）	乳酸钠林格注射液 500ml / 6-氨基己酸 2.0g ivgtt
胸腔引流管接水封瓶负压吸引	输血
吸氧	输血浆
头孢呋辛 1.5g iv q12h	
盐酸氨溴索 60mg iv tid	
拔气管插管后：	
常规喷喉 tid	
地高辛 0.125mg qd	
复方甲氧那明 2 片 tid	
盐酸氨溴索 30mg tid	
铵远合剂 10ml tid	

注：

1. 手术创伤大、高龄、术前有心肺基础病变的患者术后送 ICU 监护至循环、呼吸稳定。

2. 保持胸腔引流管通畅并注意引流量变化，如术后引流量超过 200ml/h，连续 3 小时，考虑有活动性出血，应行二次手术开胸止血。

3. 全肺切除者应注意健侧患侧压力平衡，可选择夹闭引流管，定期开放，减少纵隔摆动机会。

4. 如患者进食较差，需加强营养支持治疗，补充足够的热量、蛋白及脂肪乳。

食管癌

术前医嘱

长期医嘱	临时医嘱
按食管癌术前胸外科常规护理	血常规+血型
二级护理	尿常规
普食或半流质饮食	便常规
甲硝唑 0.4g tid ／ po 术前 3 天	肾功能
庆大雷素 8 万 U tid ／ po 术前 3 天	肝功能
维生素 K_4 8mg tid ／ po 术前 3 天	凝血功能
高龄患者：	乙肝两对半
地高辛 0.125mg qd	肝炎系列
复方甲氧那明 2 片 tid	HIV 抗体
盐酸氨溴索 30mg tid	心电图
	胸部正侧位平片及食管吞钡检查
	胸部 CT 平扫+增强
	腹部超声

注：

1. 术前应行食管镜检明确肿物性质。

2. 术前梗阻严重，进食困难致能量摄入不足者可行深静脉置管给予胃肠外营养。

术后医嘱

长期医嘱	临时医嘱
按食管癌根治，食管上段胃主动脉弓上吻合（食管上段胃颈部吻合）	立止血 2kU iv bid
	或维生素 K_1 20mg iv bid
术后常规护理	10%GS 1000ml 维生素 C 2.0g 10% 氯化钾 20ml / ivgtt
Ⅰ级护理	
禁食	
记 24 小时出入量	乳酸钠林格注射液 500ml 6-氨基己酸 2.0g / ivgtt
胃管接低负压装置	
胸腔引流管接水封瓶负压吸引	输血
尿管接袋（硬膜外镇痛）	输血浆
吸氧	或 20%清蛋白 50ml ivgtt
常规喷喉 tid	0.9%NS 20ml 亚甲蓝 2ml / po 夹闭胃管 30 分钟
头孢呋辛 1.5g iv q12h	
0.5%甲硝唑 100ml ivgtt q8h	
盐酸氨溴索 60mg iv tid	
50%GS 200ml 10%GS 1000ml 5%GNS 500ml 10%脂肪乳 500ml 12%复合氨基酸 500ml 谷氨酰胺 100ml 水溶性维生素 2 支 脂溶性维生素 1 支 微量元素 1 支 门冬氨酸钾镁 40ml 10%氯化钾 4ml 常规胰岛素 56U / 加入三升袋 ivgtt qd	

注：

1. 全静脉营养从术后第 1 天开始执行，可根据患者不同情况调整配方、热卡、营养液组分比例等。

2. 口服亚甲蓝后注意胸腔引流管是否蓝染，是检查吻合口瘘的方法。

3. 注意胸腔引流管通畅，早期开始进行呼吸功能锻炼。

4. 肠鸣音恢复，肛门排气后再口服亚甲蓝一次，胸管无蓝染，先拔除胃管，进清水，无不适后逐渐改为清流半量、拔除胸管，再改流质饮食，最后改为半流质饮食，一般 3 天改 1 次。

5. 注意乳糜胸及吻合口瘘等并发症的早期表现，及时处理。

（中山大学附属第一医院胸外科　熊　迈　张　希）

十三、心脏外科

先天性心脏病

（室间隔缺损、房间隔缺损、动脉导管未闭，非肺动脉高压）术前医嘱

长期医嘱	临时医嘱
按先天性心脏病，室间隔缺损（房间隔缺损、动脉导管未闭）心外科常规护理	血常规+血型
二级护理	尿常规
普食	便常规
	肾功能
	肝功能
	凝血功能
	乙肝两对半
	肝炎系列
	HIV 抗体
	梅毒抗体
	胸部正侧位平片
	心电图
	超声心动图

注：

1. 此类患者术前一般不需常规强心、利尿治疗。

2. 术前需严密排除出血病灶和感染病灶，如有呼吸道感染等，可予口服或静脉抗生素治疗至胸片、血常规及临床体检等全部正常后再行手术治疗。

术后医嘱

长期医嘱	临时医嘱
按体外循环，室间隔缺损/房间隔缺损修补术（或动脉导管结扎术）后常规护理 特级护理 禁食（拔气管插管后改半流质饮食） 记 24 小时出入量 心包纵隔引流管接水封瓶负压吸引 尿管接袋 头孢拉定 2.0g iv q6h 或头孢呋辛 0.75g iv q12h 沐舒痰 120mg iv q8h 拔气管插管后： 常规喷喉 tid 地高辛 0.25mg qd 氢氯噻嗪 25mg tid 10%氯化钾 10ml tid 或 螺内酯 20mg qd 或 氯化钾缓释片 0.5g bid 盐酸氨溴索 30mg tid	鱼精蛋白 25mg iv prn 立止血 2kU iv bid 10%GS 500ml / 维生素 C 2.0g / 10%氯化钾 20ml　ivgtt 乳酸钠林格注射液 500ml / 维生素 K_1 20mg　ivgtt 输血 输血浆 10%GS 至 50ml / 多巴胺 150mg　iv 微泵 2～10ml/h 10%GS 至 50ml / 硝普钠 150mg　iv 微泵 1～6ml/h 10%GS 20ml / 毛花苷 C 0.2mg　iv 电解质正常 血常规 尿常规 心肌酶学 肾功能 肝功能 凝血功能

注：

1. 以上数据均假设患者体重为 50kg 计算，如为小儿需按千克体重计算！以下各部分亦为同样假设。

2. 术后患者送回 ICU，给予人工机械通气辅助呼吸，并进行严密的生命体征、血气及水电解质监护。

3. 患者麻醉清醒后，呼吸恢复，血容量补充足够，生命体征正常、平稳，引流量不多，四肢末梢温暖，可予拔除气管插管。

输血指征：一般可参照 HCT，如 HCT<25%，输浓缩红细胞。

输血浆指征：参照 CVP 水平及生命征是否平稳决定。

血管活性药物使用主要看患者术后心功能情况及血压水平决定使用 α、β 受体兴奋剂、血管扩张剂及强心剂等。血管活性药物使用方法，（患者体重×3）mg 加入溶媒至 50ml，以微泵推注，1ml/h＝1μg/(kg·min)。

术后当天晶体入量计算：晶体量＝（体重第一个 10kg×2ml+体重第二个 10kg×1ml+其余千克数×0.5ml）×24，如患者体重为 50kg，则：

术后当天晶体量＝（10×2ml＋10×1ml＋30×0.5ml）×24＝1080ml。

先天性心脏病

（室间隔缺损、房间隔缺损、动脉导管未闭，肺动脉高压）术前医嘱

长期医嘱	临时医嘱
按先天性心脏病，室间隔缺损（房间隔缺损、动脉导管未闭），肺动脉高压心外科常规护理	血常规+血型
	尿常规
	便常规
一级护理或二级护理	肾功能
普食	肝功能
吸氧 30min bid	凝血功能
地高辛 0.25mg qd	乙肝两对半
氢氯噻嗪 12.5mg tid	肝炎系列
10%氯化钾 10ml tid	HIV 抗体
卡托普利 12.5mg tid 或硝苯地平 10mg tid	梅毒抗体
	胸部正侧位平片
西地那非 25~50mg bid~tid	心电图
或伐地那非 10mg qd	超声心动图
或他达拉非 10mg qd	经皮血氧饱和度（必要时）
辅酶 Q_{10} 10mg tid	动脉血气分析（必要时）
	心血管造影（必要时）

注：

1. 肺动脉高压往往是左向右分流心脏病发展到较严重程度的表现，肺动脉高压对近远期的手术效果均有显著影响。此类患者需严格掌握手术指征、手术条件和手术时机。

2. 对于已是艾森曼格综合征患者，没有行简单房、室间隔缺损矫治术及动脉导管结扎术的手术指征。

3. 对于存在肺高压，尚未至发绀的患者，术前应给予吸氧、磷酸二酯酶-5 抑制剂及卡托普利、硝苯地平等降肺动脉压力药物，短期内不能手术者还可给予阿司匹林。

4. 纠正患者营养状态，特别是发育较差的患儿，给予易消化、高热量饮食。

5. 纠正贫血、水电解质失衡的状态。

6. 改善心功能和控制感染，对于因为分流造成反复呼吸

道感染的患儿应积极控制感染，使用静脉抗生素，结合化痰、强心、增强体液免疫等治疗，待感染完全痊愈再行手术治疗。

术后医嘱

长期医嘱	临时医嘱
按体外循环，室间隔缺损/房间隔缺损修补术（或动脉导管结扎术）后常规护理 特级护理 禁食（拔气管插管后改半流质饮食） 记 24 小时出入量 心包纵隔引流管接水封瓶负压吸引 尿管接袋 头孢拉定 2. 0g iv q6h 或头孢呋辛 0. 75g iv q12h 沐舒痰 120mg iv q8h 拔气管插管后： 吸氧 NO 吸入（40ppm） 常规喷喉 tid 地高辛 0. 25mg qd 氢氯噻嗪 25mg tid 10%氯化钾 10ml tid 或螺内酯 20mg qd 或氯化钾缓释片 0. 5g bid 盐酸氨溴索 30mg tid 铵远合剂 10ml tid 西地那非 25~50mg bid~tid 或伐地那非 10mg qd 或他达拉非 10mg qd 波生坦 62. 5~125mg bid 辅酶 Q_{10} 10mg tid	鱼精蛋白 25mg iv prn 立止血 2KU iv bid 10%GS 500ml / 维生素 C 2. 0g / 10%氯化钾 20ml ivgtt 乳酸钠林格注射液 500ml / 维生素 K_1 20mg ivgtt 输血 输血浆 10%GS 至 50ml / 多巴胺 150mg iv 微泵 2~10ml/h 10%GS 至 50ml / 硝普钠 150mg iv 微泵 1~6ml/h 10%GS 20ml / 毛花苷 C 0. 2mg iv 电解质正常 10%GS 至 50ml / 罂粟碱 150mg iv 微泵 1~6ml/h 10%GS 至 60ml / 前列地尔 180μg iv 微泵 10~30 ml/h 咪达唑仑 5 mg iv 必要时 万可松 4mg iv 必要时 芬太尼 0. 2~0. 5mg/h iv 微泵 必要时 血常规 尿常规 心肌酶学 肾功能 肝功能 凝血功能

注：

1. 该类患者术后容易出现的一种严重并发症是动脉肺高压危象，尤其是术前已有中度以上的肺动脉高压患者更易发生。

2. 术后当出现缺氧、疼痛、烦躁、吸痰等刺激时，患者可出现明显的血氧和血压下降，心律紊乱，严重者可出现心跳呼吸骤停，其原因主要是由于肺动脉痉挛。处理肺动脉高压危象的原则是：①彻底镇痛镇静，必要时可以联合肌松药，芬太尼对予此类患者有较好效果；②机械通气，保证供氧，过度换气，使 CO_2 排除增加；③去除诱发因素；④扩肺血管，主要有低选择性的硝普钠、罂粟碱等以及高选择性的前列地尔和 NO 吸入。

3. 糖皮质激素由于抑制全身炎症反应综合征（SIRS），对减少肺高压的发生也有一定作用，但应用时需注意应激性溃疡的发生，多与 H_2 受体拮抗剂或质子泵抑制剂联用。一旦出现肺动脉高压危象，由于左心前负荷不足，要注意补足血容量，CVP 有时可升高至 15～20cmH_2O 水平甚至更高才能维持循环稳定。

4. 新一代治疗肺动脉高压的持续皮下或静脉前列环素合成成分商品名为瑞莫杜林注射液（曲前列尼尔），用于严重的肺动脉高压术后患者，可从术前即皮下埋泵连续使用或使用静脉连续微泵输注，规格为 20mg/20ml，可维持使用 1 个月，用法从 1.25ng/(kg·min)。如果由于全身效应不能耐受初始剂量，应将注射速率降低至 0.625ng/(kg·min)，逐渐加大剂量，可至 20ng/(kg·min)，大于 40ng/(kg·min) 临床经验很少。

先天性心脏病

（法洛四联症）
术前医嘱

长期医嘱	临时医嘱
按先天性心脏病，法洛四联症心外科常规护理	血常规+血型
一级护理或二级护理	尿常规
普食	便常规
吸氧 30min bid	肾功能
地高辛 0.125mg qd	肝功能
	凝血功能
	乙肝两对半
	肝炎系列
	HIV 抗体
	梅毒抗体
	胸部正侧位平片
	心电图
	超声心动图
	经皮血氧饱和度
	乳酸钠林格注射液 500ml ivgtt qd×3
	维生素 K_1 20mg iv bid
	立止血 2kU iv bid
	吗啡 5mg im 或 iv st!

注：

1. 对于发绀型先天性心脏病患者，术前由于代偿性红细胞增多，故不需利尿。

2. 如患者心功能较差，可酌情给予强心治疗，但由于流出道梗阻，量要小。

3. 对于由于侧支循环丰富，迂曲血管破裂应给予止血治疗。

4. 如出现缺氧大发作、晕厥，立即给予吗啡解除痉挛效果理想。

5. 术前根据 HCT 可初步判断流出道梗阻严重程度，当

HCT>65%，提示病情较重，术前可给予血液稀释。

术后医嘱

长期医嘱	临时医嘱
按体外循环，法洛四联症矫治	鱼精蛋白 25mg iv prn
术后常规护理	立止血 2kU iv bid
特级护理	维生素 K_1 20mg iv bid
禁食（拔气管插管后改半流质饮食）	10%GS 500ml 维生素 C 2.0g　ivgtt 10%氯化钾 20ml
记 24 小时出入量	输血
心包纵隔引流管接水封瓶负压吸引	输血浆
尿管接袋	20%清蛋白 50ml ivgtt
头孢拉定 2.0g iv q6h 或头孢呋辛 0.75g iv q12h	10%GS 至 50ml 多巴胺 150mg　iv 微泵 2~10ml/h
沐舒痰 120mg iv q8h	10%GS 至 50ml 多巴酚丁胺 150mg　iv 微泵 2~8ml/h
拔气管插管后：	10%GS 至 50ml 硝普钠 150mg　iv 微泵 1~6ml/h
常规喷喉 tid	10%GS 20ml 毛花苷 C 0.2mg　iv 电解质正常
地高辛 0.25mg qd	呋塞米 10mg iv prn
氢氯噻嗪 25mg tid	血常规
10%氯化钾 10ml tid 或 螺内酯 20mg qd 或 氯化钾缓释片 0.5g bid	尿常规
盐酸氨溴索 30mg tid	心肌酶学
25%GS 300ml RI 16U　ivgtt qd 10%氯化钾 9ml	肾功能
或 FDP（二磷酸果糖）10g ivgtt qd	肝功能
	凝血功能

注：

1. 法洛四联症术后可根据 HCT 及血氧饱和度决定是否输浓缩红细胞。

2. 术后胶体需要量往往较大，CVP 有时需提高到

20cmH_2O 水平。

3. 晶体量要严格限制。

4. 足够时间的机械通气和血管活性药物维持是必需的，有时强心和扩血管药物同时应用，一般需根据当时的血容量、心功能情况和周围血管张力决定。

5. 维持足够的尿量非常重要，要求尿量最好在 2ml/(kg · h) 以上，间断使用利尿剂是必需的。需要时甚至可以用利尿合剂维持。如出现尿少甚至无尿，往往提示心功能差特别是右心功能不全，小儿需要腹膜透析，成人需要血液透析治疗。

6. 法洛四联症患者术后 2 周内都会有右心功能不全表现，临床观察到腹胀、肝大、尿少应及时予强心、利尿等处理。

风湿性心脏病

（二尖瓣狭窄、关闭不全；主动脉瓣狭窄、关闭不全）术前医嘱

长期医嘱	临时医嘱
按风湿性心脏病，二尖瓣狭窄（二尖瓣关闭不全；主动脉狭窄、关闭不全）心外科常规护理	血常规+血型
一级护理或二级护理	尿常规
普食	便常规
记 24 小时尿量	肾功能
地高辛 0.25mg qd *1	肝功能
氢氯噻嗪 12.5mg tid **2	凝血功能
10%氯化钾 10ml tid 或 螺内酯 20mg qd 或 氯化钾缓释片 0.5g bid	乙肝两对半
辅酶 Q_{10} 10mg tid	肝炎系列
25%GS 300ml RI 16U 10%氯化钾 9ml 门冬氨酸钾镁 20ml　ivgtt qd	HIV 抗体
或 FDP（二磷酸果糖）10g ivgtt qd	梅毒抗体
	红细胞沉降率
	风湿指标
	胸部正侧位平片
	心电图
	超声心动图或经食管超声心动图（TEE）

注：

1. 对于严重的以二尖瓣或主动脉瓣狭窄为主的患者，由于术前梗阻因素没有解除，因此应用洋地黄类药物的时候要非常小心，在确实需要使用的情况下，一般剂量以正常剂量的 1/3～1/2 为好。

2. 对于术前需要调整心功能的患者，利尿剂应用可增加，或联用呋塞米、螺内酯，以及改为静脉使用；必要时可输以蛋白后再利尿。利尿需要注意尿量变化以及水电解质平衡。

3. 术前使用极化液（GIK 液）或果糖对于增加心肌能量储备有确实作用。

术后医嘱

长期医嘱	临时医嘱
按体外循环，二尖瓣置换（主动脉置换、双瓣置换）术后常规	鱼精蛋白 25mg iv prn
特级护理	立止血 2kU iv bid
禁食（拔气管插管后改半流质饮食）	10%GS 500ml 维生素 C 2.0g 10%氯化钾 20ml　ivgtt
记 24 小时出入量	乳酸钠林格注射液 500ml 氨甲环酸　1g　ivgtt
心包纵隔引流管接水封瓶负压吸引	输血
尿管接袋	输血浆
头孢拉定 2.0g iv q6h 或头孢呋辛 0.75g iv q12h	20%清蛋白 50ml ivgtt
沐舒痰 120mg iv q8h	呋塞米 10mg 或托拉塞米 10mg iv prn
拔气管插管后：	10%GS　至　50ml 多巴胺　150mg　iv 微泵 2~10ml/h
常规喷喉 tid	10%GS　至　50ml 多巴酚丁胺　150mg　iv 微泵 2~8ml/h
地高辛 0.25mg qd	10%GS　至　50ml 硝普钠　150mg　iv 微泵 1~6ml/h
氢氯噻嗪 25mg tid	10%GS 20ml 毛花苷 C 0.2mg　iv 电解质正常
10%氯化钾 10ml tid 或螺内酯 20mg qd 或氯化钾缓释片 0.5g bid	10%GS 50ml 新活素 0.5mg　iv 微泵 0.0075μg/(kg·min)[*6]
华法林 3mg qd	10%GS 50ml 左西孟旦 12.5mg　iv 微泵 2ml/h[*7]
盐酸氨溴索 30mg tid	血常规
铵远合剂 10ml tid	尿常规
25%GS 300ml RI 16U 10%氯化钾 9ml 门冬氨酸钾镁 20ml　ivgtt qd	心肌酶学
或 FDP（二磷酸果糖）10g ivgtt qd	肾功能
	肝功能
	凝血功能

注：

1. 换瓣术后要求抗凝治疗，对于置换机械瓣的患者更是要求终身抗凝。抗凝目前选用药物为华法林，中国成年人起始剂量可为2～3mg qd，根据凝血功能结果调整。二尖瓣置换后要求国际标准化比值（INR）在1.8～2.5，主动脉瓣置换后要求可稍微降低。需调整华法林剂量时每次以加/减0.5mg为宜。换瓣手术后一定要让患者明确知道抗凝治疗的重要性和华法林使用方法。

2. 因K族维生素对抗华法林作用，故换瓣患者禁止用K族维生素作术后早期止血用途，除非由于明确的华法林过量原因致出血倾向，需要K族维生素对抗时。

3. 术后输血及血浆指征同前。

4. 清蛋白用于需要短时间补足血容量或需要增加胶体渗透压增加尿量时。

5. 术后由于机械瓣膜有破坏血细胞易致血栓形成，在抗凝治疗尚未达到平稳时一般要求心率在80bpm以上，可使用β受体兴奋剂。

6. 新活素为冻干重组人脑利钠肽，可用于急性失代偿心功能衰竭的静脉治疗，扩血管作用，如果没有显著低血压表现，一般首剂先使用1.5μg/kg负荷剂量iv，再予静脉微泵维持。

7. 左西孟旦为Ca^{2+}增敏剂，用于传统治疗（利尿剂、血管紧张素转换酶抑制剂和洋地黄类）疗效不佳，并且需要增加心肌收缩力的急性失代偿心功能衰竭的短期治疗，与正性肌力药物协同使用时，首剂先使用6μg/kg负荷剂量iv，再予0.1μg/(kg·min)速度静脉微泵推注至结束。

冠状动脉粥样硬化性心脏病

术前医嘱

长期医嘱	临时医嘱
按冠心病心外科常规护理	血常规+血型
一级护理或二级护理	尿常规
低盐低脂饮食	便常规
阿司匹林 0.1g qd	肾功能
或波立维 75mg qd	肝功能
单硝酸异山梨酯（异乐定）	凝血功能
50mg qd	心肌酶学（包括肌钙蛋白）
卡托普利 12.5mg tid	乙肝两对半
盐酸曲美他嗪片 20mg tid	肝炎系列
辅酶 Q10 10mg tid	HIV 抗体
美托洛尔 25mg bid	梅毒抗体
阿托伐他汀钙片 20mg qd	胸部正侧位平片
高龄患者：	心电图
复方甲氧那明 2 片 tid	超声心动图
盐酸氨溴索 30mg tid	术前晚：地西泮 5mg 或思诺思 10mg HS
	术晨：地西泮 5mg 美托洛尔 25mg 地尔硫䓬 10mg （以上）po

注：

1. 阿司匹林及氯吡格雷等抗血小板类药物在术前 1 周左右停用较合适，如有明确指征不能停用者，术中需要注意止血。

2. 除异乐定外也可选用其他的硝酸酯类药物。

3. 术前清晨再加用一次镇静催眠药物以及 β 受体和钙离子通道阻滞剂可有效增强术前用药作用，减轻心脏氧耗，减少围术期心肌梗死的发生。

术后医嘱

长期医嘱	临时医嘱
按体外循环，冠状动脉旁路移植术后常规护理 特级护理 禁食（拔气管插管后改半流质饮食） 记 24 小时出入量 心包纵隔引流管接水封瓶负压吸引 尿管接袋 头孢拉定 2. 0g iv q6h 或头孢呋辛 0. 75g iv q12h 沐舒痰 120mg iv q8h 0. 9%NS 100ml / 磷酸肌酸 2. 0g ivgtt qd FDP（二磷酸果糖） 10g ivgtt qd 拔气管插管后： 常规喷喉 tid 阿司匹林 0. 1g qd 或波立维 75mg qd 单硝酸异山梨酯（异乐定） 50mg qd 卡托普利 12. 5mg tid 美托洛尔 25mg bid 阿托伐他汀钙片 20mg qd 地高辛 0. 25mg qd 氢氯噻嗪 25mg tid 10%氯化钾 10ml tid 或螺内酯 20mg qd 或氯化钾缓释片 0. 5g bid 盐酸氨溴索 30mg tid	鱼精蛋白 25mg iv prn 立止血 2kU iv bid 10%GS 500ml / 维生素 C 2. 0g / 10%氯化钾 20ml ivgtt 乳酸钠林格注射液 500ml / 氨甲环酸 1g ivgtt 输血[*1] 输血浆[**2] 或 20%清蛋白 50ml ivgtt[**2] 呋塞米 10mg 或托拉塞米 10mg iv prn 10%GS 至 50ml / 硝酸甘油 150mg iv 微泵 1～6ml/h 或 10%GS 至 50ml / 异舒吉 20mg iv 微泵 1～6ml/h 10%GS 至 50ml / 多巴胺 150mg iv 微泵 2～10ml/h 10%GS 至 50ml / 多巴酚丁胺 150mg iv 微泵 2～8ml/h 10%GS 20ml / 毛花苷 C 0. 2mg iv 电解质正常 10%GS 至 24ml / 米力农 25mg iv 微泵 1ml/h 血常规 / 尿常规 / 心肌酶学 / 肌钙蛋白 / 肾功能 / 肝功能 / 凝血功能 / 心电图 术后当晚及次日晨

注：

1. 根据血细胞比容和血氧饱和度决定是否输血。

2. 注意补足血容量。

3. 血管活性药物使用同其他心脏病，但要注意心脏氧耗情况，在使用正性肌力药物时，使收缩压×心率≤12000。

4. 减少应激情况的发生，注意镇静和镇痛处理，可使用咪达唑仑、芬太尼、吗啡等药物。糖皮质激素用法同前。

5. 监测心电图和心酶变化，有条件时作连续心排量监测。

6. 注意并发症的发生，如心包填塞，一旦发现即刻作探查减压；出现心律失常时注意体温、电解质等内环境改变，排除后可使用洋地黄（室上性）、利多卡因（室性）或胺碘酮（广谱）等处理；如出现围术期心梗致低心排综合征，应及早使用主动脉内球囊反搏（IABP）等处理。

胺碘酮用法：首剂 150mg iv，10 分钟后可重复，胺碘酮 450mg + NS 45ml iv 微泵，1mg/(kg · h) 6 小时后改为 0.5mg/(kg · h)。

7. 口服药物如当晚不能拔管可从胃管内注入。

（中山大学附属第一医院胸外科　熊　迈　张　希）

十四、显微、整形

手外伤

（以“右手虎口部电锯伤”为例，
第二掌骨骨折并示指伸、屈肌腱，桡侧指总神经断裂）
术前医嘱

长期医嘱	临时医嘱
按右手虎口部电锯伤第二掌骨骨折并示指伸、屈肌腱，桡侧指总神经断裂骨科常规护理	右手 X 线正、斜位摄片 st
一级护理	血常规+血型 st
禁食禁饮	尿常规分析+尿沉渣定量
	出凝血常规 st
	术前筛查组合Ⅰ st
	基础代谢生化组合Ⅰ st
	基础代谢生化组合Ⅱ st
	5%葡萄糖氯化钠溶液 500ml ivgtt st
	TAT 1500U 皮试阴性后 im
	通知手术室急诊于臂丛麻醉下行右手清创探查第二掌骨复位钢板（或克氏针等）内固定肌腱、神经探查修复术
	与患者本人及家属谈话并签字
	备皮
	术前常规禁食、禁水
	苯巴比妥 0.1g 术前 30 分钟 im
	5%葡萄糖氯化钠注射液 500ml / 头孢拉定 2.0g /
	带入手术室静脉滴注用

术后医嘱

长期医嘱	临时医嘱
按臂丛麻醉下右手清创探查第二掌骨复位钢板（或克氏针等）内固定肌腱、神经修复术后骨科常规护理	血常规　必要时 基础代谢生化组合Ⅱ　必要时 5%葡萄糖氯化钠注射液 500ml / 止血敏 2.0g　ivgtt qd
一级护理	
术后 6 小时后饮食	右手复查正、斜位 X 线摄片
患肢抬高制动	
迈之灵　2 片　po　bid	
甲钴胺 500μg　po　tid	
复合维生素 B　2 片　po　tid	
5%葡萄糖注射液 500ml / 头孢拉定 2.0g　ivgtt bid	
甲硝唑 100ml　ivgtt　bid	
生理盐水 20ml / 帕瑞昔布 40mg　iv bid	
生理盐水 500ml / 维生素 C 2.0g　ivgtt qd	

注：

1. 复杂手外伤或估计手术时间可能超过 3 小时，术前应留置尿管。

2. 手外伤术后不伴有组织血循环障碍者，24~48 小时内不主张应用活血药物，以避免增加伤口出血和血肿形成的机会。

3. 手外伤术后引流物以胶片和半胶管为主，应在术后 24~48 小时内拔除。

4. 处理手外伤过程中易忽略的几个问题：①认为手外伤病情简单而忽略全身情况的检查，造成漏诊。这些漏诊不仅可引起医疗纠纷，严重者以至延误治疗造成患者死亡。②尽早交代患者禁食、禁水，与之相对应的应该尽早给患者建立静脉通道。否则，患者可能会在等待手术的时间里进食进水，而致手术时间推迟。③忘记给患者行 TAT 注射。④不住院治疗的手外伤患者忽略交代患者按期换药，特别是未交代手部引流物的情况。

5. 进入21世纪以来，围手术期疼痛的管理逐步延伸出“无痛病房”的理念，而其实施的主体也由麻醉师，发展成为麻醉师、医护患共同参与的模式，该理念以消除围手术期疼痛为目的，从而减少与疼痛相关的并发症，以期加强现代外科医学中的人文关怀。本医嘱中推荐使用目前唯一的静脉用COX-2抑制剂帕瑞昔布，常规术后使用3天后停药，亦可选用其他的口服或静脉用镇痛药物。儿童则可选用对乙酰氨基酚替代。

断肢（指）再植

术前医嘱

长期医嘱	临时医嘱
按断肢（指）再植骨科常规护理	断肢（指）X线正、侧位摄片　st
一级护理	血常规+血型　st
禁食禁饮	尿常规分析+尿沉渣定量
	出凝血常规　st
	术前筛查组合Ⅰ　st
	基础代谢生化组合Ⅰ st
	基础代谢生化组合Ⅱ st
	离断肢（指）体4℃低温保存
	5%葡萄糖氯化钠注射液 500ml ivgtt st
	TAT 1500U 皮试阴性后 im
	通知手术室急诊于臂丛或硬膜外麻醉下行断肢（指）再植备截肢（指）术
	与患者本人及家属谈话并签字
	备皮
	术前常规禁食、禁水
	留置尿管
	配同型血 400~1000ml
	苯巴比妥 0.1g　术前30分钟　im
	5%葡萄糖氯化钠注射液 500ml 头孢拉定 2.0g　｜带入手术室静脉滴注用
	低分子右旋糖酐 500ml 带入手术室静脉滴注用

术后医嘱

长期医嘱	临时医嘱
按臂丛或硬膜外麻醉下断肢（指）再植术后骨科常规护理	血常规
一级护理	尿常规　st
术后6小时后半流质饮食	肝功能检查
绝对卧床	5%葡萄糖氯化钠注射液500ml 肌苷0.2g　/ ivgtt qd
患肢（指）抬高制动	
测血压、脉搏（1次/2小时）×4次	
观察再植肢（指）端血运情况1次/2小时	
患肢（指）照灯保暖或维持室温28℃	
尿管接袋记量	
伤口引流管接袋记量	
5%布比卡因5ml　每6小时于留置臂丛管推入或留置镇痛泵护理	
肠溶阿司匹林50mg　po　qd	
双嘧达莫25 mg　po　tid	
罂粟碱30 mg　im　qid	
低分子右旋糖酐500ml　ivgtt　bid	
5%葡萄糖注射液500ml 头孢拉定2.0g　/ ivgtt bid	
甲硝唑100ml　ivgtt　bid	
生理盐水500ml 维生素C 2.0g　/ ivgtt qd	

注：

1. 在准备再植手术的过程中，一般可先给予患者静滴补液500~1500ml，提高患者的有效血容量，改善四肢微循环，以减少术中发生血管痉挛及血管危象的机会。

2. 术中在充分扩容的基础上，为减少吻合口血栓形成的机会，可在吻合小血管前10分钟，开始静滴低分子右旋糖酐；若发生血管痉挛，可肌注罂粟碱30 mg，或1%利多卡因局麻药物湿敷痉挛的血管。

3. 断肢（指）再植术后的“四抗”治疗措施包括：“抗炎”“抗凝”“抗痉挛”“抗痛”。“四抗”治疗的目的均为减少或避免血管危象的发生，保证再植指体的成活。其中抗小血管痉挛的罂粟碱，应逐渐减量，避免在突然停药后吻合血管痉挛发生。如成人，可按术后 3 天、5 天、7 天及 12 天，每天用药次数由 4 次、3 次、2 次至 1 次递减。臂丛或硬膜外镇痛管可在术后 3~5 天根据患者患肢（指）疼痛情况拔除。对于断指情况比较简单者（如断端整齐、污染轻等），镇痛管并非要求常规留置，可应用口服镇痛药物，如曲马多 100mg bid。

4. 再植术后发生动脉危象的机会，远小于静脉危象的发生机会。术后发生血管危象除早期急诊行血管探查术外，亦可行再植指体末端切开放血，必要时结合全身肝素化抗凝。末端切开放血常用的方法有：①拔甲后甲床作小切口；②末节指腹侧切至真皮层的小切口；③末节指腹尖端作切至真皮层的片状切面；并以肝素溶液湿敷创口，避免创口血痂形成，每小时搔刮创口一次保证创面渗血，一般维持 5 日以后，可完全改善静脉危象。使用肝素抗凝比较安全有效的方法为：1/8 支肝素+5%葡萄糖注射液 500ml，15~20 滴/分钟，维持 24 小时。

5. 术后制动要保证切实有效的执行，特别在术后 1 周内。制动包括全身制动和患肢制动两部分，都不可忽视。否则，很容易诱发血管危象发生。

6. 对高位肢体离断，术前应充分评估再植手术的风险；再植术后应密切观察肾功能的变化，通过保证有效血容量、碱化尿液、尽早行筋膜切开引流等，避免肾功能衰竭的发生。

臂丛损伤

（以“右臂丛上、中干完全损伤”为例）

术前医嘱

长期医嘱	临时医嘱
按右臂丛上、中干损伤骨科常规护理	血常规+血型
二级护理	尿常规分析+尿沉渣定量
普食	出凝血常规
维生素 B_1 10mg po tid	术前筛查组合Ⅰ
维生素 B_6 10mg po tid	基础代谢生化组合Ⅰ
甲钴胺 500μg po tid	基础代谢生化组合Ⅱ
谷维素 10mg po tid	心电图
地巴唑 10mg po tid	胸部 X 线透视（了解损伤侧膈肌活动度）
	颈椎正、侧位 X 线照片
	右臂丛肌电图检查
	臂丛磁共振检查
	拟第 2 日 8AM 于气管内麻醉下行右臂丛探查松解备左腓肠神经移植或同种异体神经移植桥接健侧颈 7 神经根椎体前转位修复右臂丛上干、膈神经修复肩胛上神经术（备术中电生理检测）
	与患者及其家属谈话并签字
	备皮（双上肢、肩腋部和颈部）
	术前 12 小时禁食，4 小时禁饮
	配同型红细胞 400ml 备术中用（必要时）
	术前留置尿管
	苯巴比妥 0.1g 阿托品 0.5mg 术前 30 分钟 im
	头孢拉定 2.0g 5%葡萄糖氯化钠注射液 500ml 带入手术室静脉滴注用

术后医嘱

长期医嘱	临时医嘱
按气管内麻醉下右臂丛探查左膈神经转位修复肩胛上神经、同种异体神经移植桥接健侧颈7神经根椎体前转位修复右臂丛上干后	吸氧　必要时
骨科常规护理	5%葡萄糖氯化钠注射液500ml / 肌苷0.2g　ivgtt　qd
一级护理	
术后6小时后半流质饮食	
绝对卧床	
常规喷喉　bid　每次15分钟	
右头颈肩上肢环形石膏制动	
测血压、脉搏（1次/2小时）×4次	
尿管接袋记量	
双侧颈部伤口引流管接袋记量	
维生素 B_1 10mg　po　tid	
维生素 B_6 10mg　po　tid	
谷维素 10mg　po　tid	
地巴唑 10mg　po　tid	
甲钴胺 500μg　im qd	
生理盐水 20ml / 帕瑞昔布 40mg　iv bid	
生理盐水 500ml / 维生素C 2.0g　ivgtt　qd	

注：

1. 为提高臂丛损伤的诊断率和指导术者术中决策，术中常采用方波直流脉冲电刺激神经观察有无靶肌肉收缩反应，近些年来逐渐有更多的单位开展了术中电生理检测。因此，为了减少麻醉药物对术中电检测的影响，需术前向麻醉操作者说明，以配合术中电检测。

2. 由于多种B族维生素参与神经组织营养代谢过程，因此神经组织损伤后B族维生素可作为神经修复过程的营养药物辅助应用。为减少单次口服药物的数量，患者住院期间可采用维生素3B针肌注，每次一支，每日一次，以替代多种B族维生素的口服；出院后亦可用复合维生素B、金施尔康或善存片替代。甲钴胺作为存在于血液、骨髓液中的辅酶维生素B_{12}钴宾酰胺制剂，通过甲基转换反应可促进核酸-蛋白-脂质代谢，修复被损害的神经组织，目前常用的该类商品制剂有弥可保和泛敏补。谷维素和地巴唑可改善神经组织的微循环。

3. 由于采取了神经移植和修复操作，术后根据神经移植修复后的松紧程度，给予患者适当的颈、肩和上肢制动，并维持2~3周，以避免修复神经被牵拉断裂的危险。近年来，健侧颈7神经根椎体前转位修复患侧臂丛已逐渐成为臂丛根性损伤的重要手术治疗方式，术后亦需要修复侧的头颈肩上肢环形石膏保护神经修复口无张力，一般需要6周才能去除环形石膏，期间需要加强石膏的院外家庭护理，以防头部、肘部等部位的皮肤压疮。

4. 若患者合并有神经痛症状，可口服钠离子通道阻滞剂，如卡马西平300~1200mg/d，分2~4次服用，或口服利多卡因制剂美西律，400~1200mg/d；三环类抗抑郁药，如阿米替林，剂量范围12.5~150mg/d。臂丛神经阻滞多只有短期疗效。2010年，全球第一个治疗神经病理性疼痛的药物普瑞巴林在中国上市，但在治疗臂丛疼痛方面尚无确切的临床经验，如病情需要，可以75mg bid为开始剂量，最大剂量可达300mg/d。

游离皮瓣移植修复四肢软组织缺损

（以“左股前外侧皮瓣移植修复右小腿创面”为例）

术前医嘱

长期医嘱	临时医嘱
按右小腿外伤后皮肤缺损骨科常规护理	血常规+血型
二级护理	尿常规分析+尿沉渣定量
普食	出凝血常规
	术前筛查组合Ⅰ
	基础代谢生化组合Ⅰ
	基础代谢生化组合Ⅱ
	心电图
	胸部X线透视
	右胫骨、腓骨正、侧位X线照片
	右下肢动脉造影（必要时）
	拟第2日8AM于腰硬（或气管内）麻醉下行右小腿清创血管探查左股前外侧皮瓣游离移植左腹部取皮供瓣区游离植皮术
	与患者及其家属谈话并签字
	备皮
	术前12小时禁食，4小时禁饮
	配同型红细胞400ml备术中用
	术前留置尿管
	苯巴比妥0.1g 阿托品0.5mg 术前30分钟 im
	头孢拉定2.0g 5%葡萄糖氯化钠注射液500ml 带入手术室静脉滴注用

术后医嘱

长期医嘱	临时医嘱
按气管内或腰硬外麻醉下右小腿清创左股前外侧皮瓣游离移植修复左下腹取皮左大腿游离植皮术后骨科常规护理	5%葡萄糖氯化钠注射液 500ml / 肌苷 0.2g ivgtt qd
一级护理	血常规　必要时
完全清醒后半流质饮食	基础代谢生化组合Ⅱ 必要时
绝对卧床	
测血压、脉搏（1 次/2 小时）×4 次	
双下肢抬高制动	
观察皮瓣血运情况　1 次/2 小时	
患肢照灯保暖或维持室温 28℃	
尿管接袋记量	
左大腿伤口引流管接袋记量	
右小腿伤口引流管接袋记量	
腹部伤口引流管接袋记量	
肠溶阿司匹林 50mg　po　qd	
双嘧哒莫 25mg　po　tid	
罂粟碱 30mg　im　qid	
低分子右旋糖酐 500ml ivgtt　bid	
5%葡萄糖注射液 500ml / 头孢拉定 2.0g ivgtt bid	
甲硝唑 100ml ivgtt　bid	
生理盐水 20ml / 帕瑞昔布 40mg iv　bid	
生理盐水 500ml / 维生素 C 2.0g ivgtt qd	

注：

1. 术前若存在创面感染，需行创面脓液细菌培养+药敏试验，则术中和术后选用敏感的抗生素；并在术前加强创面换药，控制或改善局部的感染，经常需在术前 1 天和送手术前 1 小时换药。

2. 术前可根据股前外侧皮瓣体表标志的设计，应用超声多普勒听诊器检查出该皮瓣轴行血管旋股外动脉降支第一、第二肌皮穿支及横支的体表投影，并作出标记，了解皮肤穿支的情况，为术中皮瓣的设计作准备。同时皮瓣受区的血管情况也应有充分的评估，必要时可行血管造影或 MRA（磁共振血管摄影术）。

3. 游离皮瓣术后要保证每日的输入液体量≥3000ml，维持 5~7 天。

痉挛性脑瘫

(以“双下肢小腿三头肌肌张力增高伴踝阵挛行选择性腰脊神经后根切除术”为例)

术前医嘱

长期医嘱	临时医嘱
按痉挛性脑瘫骨科常规护理	血常规+血型
二级护理	尿常规分析+尿沉渣定量
普食	出凝血常规
	术前筛查组合Ⅰ
	基础代谢生化组合Ⅰ
	基础代谢生化组合Ⅱ
	心电图
	胸部X线透视
	腰椎正、侧位X线照片
	膀胱B超了解残余尿量
	双下肢肌电图检查
	拟第2日8AM于气管内麻醉下行选择性腰4～骶1脊神经后根切除术
	与患儿家属谈话并签字
	备皮
	术前12小时禁食，4小时禁饮
	配同型红细胞400ml备术中用
	术前留置尿管
	苯巴比妥50mg / 阿托品0.25mg / 术前30分钟 im
	头孢拉定1.0g
	5%葡萄糖氯化钠注射液250ml / 带入手术室静脉滴注用

术后医嘱

长期医嘱	临时医嘱
按气管内麻醉下行选择性腰 4～骶 1 脊神经后根切除术后骨科常规护理	吸氧　必要时
一级护理	5%葡萄糖氯化钠注射液 250ml / 止血敏 1.0g / 维生素 K_1 10mg　ivgtt qd
术后 6 小时后半流质饮食	
绝对卧床	
常规喷喉　bid　每次 15 分钟	
测血压、脉搏（1 次/2 小时）×4 次	
尿管接袋记量	
5%葡萄糖注射液 250ml / 地塞米松 5mg　ivgtt　qd	
生理盐水 250ml / 维生素 C 1.0g　ivgtt　qd	

注：

1. SPR 的选择性包含了 3 个方面的选择：①选择合适的病例；②拟切断的神经节段的选择；③在术中电刺激后根诱发肢体痉挛，根据诱发阈值选择所要切除的后根及其比例。

2. 根据我院的经验，术中充分止血，认真修复硬膜，术后大多数患者可不放置胶管引流。

3. 术后即可了解双小腿三头肌肌张力改善的情况，同时密切观察双下肢感觉、运动及尿便的情况。

4. 术后应用激素的目的是减轻切除神经根断端的水肿，一般仅用 3 天。

5. 术后卧床 3 周坐起，4 周戴腰围保护下床活动。

肾功能衰竭尿毒症期动静脉造瘘

（以“左前臂桡动脉-头静脉端侧吻合术”为例）

术前医嘱

长期医嘱	临时医嘱
按尿毒症常规护理	血常规+血型
二级护理	尿常规分析+尿沉渣定量
高热量、低蛋白饮食	出凝血常规
	术前筛查组合 I
	基础代谢生化组合 I
	基础代谢生化组合 II
	心电图
	胸部 X 线透视
	拟第 2 日 8AM 于局部麻醉下行左前臂桡动脉-头静脉端侧吻合造瘘术
	与患者及其家属谈话并签字
	备皮
	苯巴比妥 50mg　术前 30 分钟　im
	头孢拉定 1.0g / 5%葡萄糖注射液 100ml　带入手术室 静脉滴注用

术后医嘱

长期医嘱	临时医嘱
按局部麻醉下行左前臂桡动脉-头静脉端侧吻合造瘘术后骨科常规护理	吸氧　必要时
一级护理	
高热量、低蛋白饮食	
绝对卧床	
患肢抬高制动	
测血压、脉搏（1 次/2 小时）×4 次	
人工内瘘瘘道听诊/触诊　q4h	
罂粟碱 30 mg　im　bid	

十四、显微、整形

注：

1. 血管选择的基本要求是所用血管连接通道必须装卸简便，能够耐受频繁使用，分流通路能够保证200ml/min以上的血流量，对循环影响小和不妨碍患者活动。一般常用的血管为：桡动脉-头静脉、桡动脉-贵要静脉、胫后动脉-伴行静脉、足背动脉-大隐静脉等远离心脏的血管，以减轻心脏负担，必要时亦可选用腹壁下动、静脉。但以桡动脉-头静脉为首选。

2. 术前2~4周内应避免左侧前臂浅静脉穿刺操作。

3. 造瘘术后建议3~5天后再行血透治疗，过早易导致皮下血肿，但术后血透并非绝对禁忌，应根据患者全身情况决定。

4. 内瘘制成后，应在静脉动脉化1个月后方可用于血透。

5. 若患者全身情况差，且前臂浅静脉细且硬时，可采用自体大隐静脉移植或人造血管桥接在桡动脉和肘静脉间造瘘。此时，需采用臂丛+硬膜外麻醉，术前准备需要配血备用及常规禁食、水。

6. 由于内瘘形成后，回心血量增加，心脏前负荷增加，可诱发急性心功能衰竭。因此，此类患者术后应严格控制补液量。

（中山大学附属第一医院显微、整形外科　戚　剑）

十五、外科感染

软组织急性化脓性感染

长期医嘱	临时医嘱
普通外科常规护理	血、尿、便常规
二级护理	降钙素原检测
普通饮食	肝、肾功能检查
炎症局部热敷	心电图
复方新诺明　1g　po　bid	青霉素皮试
或 5%葡萄糖溶液　100 ml / ivgtt	脓液细菌培养
青霉素 400 万 U / q12h	
5%葡萄糖溶液 500 ml / ivgtt	
维生素 C 2. 0g / qd	

注：

1. 炎症局部应用硫酸镁湿敷，也可以进行红外线或超短波理疗。

2. 炎症局部有波动感或穿刺有脓，应尽早手术切开引流。

3. 手术切开或穿刺抽取的脓液，送细菌培养并作药敏试验，根据结果选择有效抗菌药物。

破伤风

长期医嘱	临时医嘱
普通外科常规护理	血、尿、便常规
特级护理	肝、肾功能检查
流质饮食或鼻饲（必要时）	血气分析
病危	心电图
隔离、安静、避光病房	青霉素皮试
5%葡萄糖溶液　250 ml / 青霉素 400 万 U　ivgtt q12h	TAT 皮试
5%甲硝唑 100ml　ivgtt　q8h	破伤风抗毒素 1 万～6 万 U肌注或静滴（早期）
地西泮 10mg　iv　bid　（必要时）	破伤风人体免疫球蛋白 3000～6000 U（早期）
5%葡萄糖溶液　500 ml / TAT　2 万～5 万 U　ivgtt（首日）	清创术（有伤口者）
5%葡萄糖溶液　500 ml / TAT　1 万～2 万 U　ivgtt qd（第二天起）	乳酸钠林格注射液 500 ml / 维生素 C 2.0g　ivgtt
	10%葡萄糖溶液 500ml / 10%氯化钾 10 ml / 维生素 B_6　0.2g　ivgtt

注：

1. 有伤口者及时行清创术，充分引流，局部用 3%过氧化氢或 1∶1000 高锰酸钾溶液冲洗、湿敷伤口。

2. 床边备吸痰机、人工呼吸机等急救设备。

3. 病情严重者，应作气管切开并停留胃管进行鼻饲。

4. 解除痉挛采用的药物有：10%水合氯醛 20～40 ml 保留灌肠，或苯巴比妥 0.1～0.2g 肌内注射，严重者应用冬眠Ⅰ号合剂持续静脉滴注。

5. 第 2 天起 TAT 减量至 1 万～2 万 U，连用 5 天。

气性坏疽

长期医嘱	临时医嘱
普通外科常规护理	伤口切开引流
特级护理	3%过氧化氢溶液冲洗
隔离病房，避光	分泌物涂片检查
气管切开护理	分泌物细菌培养
鼻导管吸氧 3~5L/min	破伤风抗毒素皮试
雾化喷喉 bid	破伤风抗毒素 1 万~6 万 U / ivgtt
停留胃管鼻饲	5%葡萄糖溶液 250ml /
肠内营养液 1500kcal qd	血、尿、便常规
5%葡萄糖氯化钠溶液 500 ml / ivgtt	肝、肾功能检查
维生素 C 2.0g / qd	出凝血时间
	乙型肝炎两对半血型
	患处肢体 X 线摄片
	心电图
	气管切开术

注：广泛切开、敞开伤口，局部用 3% 过氧化氢或 1∶1000高锰酸钾溶液冲洗创口并湿敷。

1. 尽早紧急进行局部手术处理，广泛、多处切开伤口，彻底清除病变组织，如果整个肢体广泛感染，应截肢以挽救生命。

2. 病房应严格隔离，用过的敷料、衣物、器械等，应单独进行消毒或焚烧。

（中山大学附属第一医院外科 ICU　陈敏英）

（中山大学附属第一医院胆胰外科　陈　伟）

十六、外科休克

低血容量性休克

长期医嘱	临时医嘱
按外科休克常规护理	血常规+血型
特级护理	尿、便常规
禁食	血气分析、血乳酸
深静脉穿刺常规护理	配血（必要时）
测 CVP q2~4h	电解质测定
动脉穿刺管护理	凝血功能检查
有创压监测	中心静脉穿刺术
停留尿管	动脉穿刺术
记每小时尿量	胸、腹腔诊断性穿刺（必要时）
记 24 小时出入量	胸、腹腔 B 超（必要时）
吸氧 3~5 L/min	乳酸钠林格注射液 1000~2000ml ivgtt
	5%清蛋白 200~500ml ivgtt（必要时）
	去甲肾上腺素 10mg / iv pump （必要时） 生理盐水 50ml / 根据血压调节
	PiCCO 监测（必要时）

注：

1. 低血容量休克患者首先建立中心静脉通路，保证液体快速输入，并监测中心静脉压（CVP），保证 CVP 8~12mmHg，MAP≥65 mmHg，尿量≥0.5ml/(kg·h)。

2. 补充血容量需要同时应用晶体液与胶体液，胶体液可选择人工胶体、清蛋白，根据临床患者情况选择。在 Hb≤70g/L时，酌情输注红细胞。

3. 大量丢失凝血因子时，补充新鲜冰冻血浆及其他凝血因子（冷沉淀、凝血酶原复合物、纤维蛋白原）。

4. 补充血容量的同时，适当应用血管活性药物，可选择去甲肾上腺素、血管升压素（必要时），根据血压调节。去甲肾上腺素，0.5μg/(kg·min) 开始，维持 MAP≥65 mmHg 以上。

5. 若保守治疗无效，可疑有胸腹腔活动性出血者，应该及早进行手术探查。

感染性休克

长期医嘱	临时医嘱
按外科休克常规护理	血、尿、便常规
特级护理	血气分析
禁食	肝、肾功能检查
深静脉穿刺常规护理	电解质测定
动脉穿刺管护理	细菌培养+药敏（使用抗感染药物前）
有创压监测	降钙素原
停留尿管	中心静脉穿刺术
记每小时尿量	动脉穿刺术
记 24 小时出入量	心电图
吸氧 3~5L/min	乳酸钠林格注射液 1000~2000ml ivgtt
质子泵抑制剂	5%清蛋白 200ml ivgtt（必要时可重复）
抗感染药物使用（1 小时内）	PiCCO 监测（必要时）

注：

1. 休克患者首先建立中心静脉通路，监测中心静脉压（CVP），保证 CVP 8~12mmHg，平均动脉压（MAP）≥65 mmHg，尿量≥0.5ml/(kg·h)。

2. 补充血容量需要同时应用晶体液与胶体液，根据临床患者情况选择。

3. 适当应用血管活性药物，去甲肾上腺素，维持 MAP≥65 mmHg 以上，酌情加用血管升压素。

4. 革兰阴性菌感染抗生素选择三代头孢菌素和（或）喹诺酮类，必要时应用碳青霉烯类，革兰阳性菌感染可应用青霉素类，耐药菌感染选用糖肽类万古霉素（1.0g ivgtt q12h）、替考拉宁（0.2~0.4g ivgtt qd）或者利奈唑胺 0.6g ivgtt q12h。真菌感染考虑白色念珠菌选择氟康唑 0.8g ivgtt 首剂，维持 0.4g qd；非白色念珠菌可选择卡泊芬净 70mg 首剂，维持 50mg qd ，曲霉菌或毛霉菌感染选择棘白菌素或伏立康唑；致命性真菌感染选用两性霉素 B，0.02～0.1mg/(kg·h) 开始，每天加量 5 mg，逐步加量至 0.6mg/(kg·h)。溶剂使用注射用水，再加入 5%葡萄糖溶液中，使用药物时要避光，用药期间注意有无不良反应：寒战高热、低钾血症、肝肾毒性。用药前 30 分钟给异丙嗪减轻全身性反应。

5. 顽固性休克可补充生理剂量氢化可的松 200mg/d，至血流动力学稳定后停用。

6. 动态监测降钙素原指导抗感染药物使用。

7. 有明确感染病灶者，在抗休克的同时应尽早手术治疗，清除感染灶。

（中山大学附属第一医院外科 ICU　陈敏英）

（中山大学附属第一医院胆胰外科　陈　伟）

十七、重症监护

心肺脑复苏

长期医嘱	临时医嘱
按心肺脑复苏常规护理	血常规+血型
特级护理	尿、便常规
停留胃管	血气分析
鼻饲流质	电解质测定
气管插管护理	凝血功能检查
呼吸机辅助呼吸	胸外心脏按压
病危	人工呼吸
观察瞳孔 q2~4h	紧急气管插管
头部降温治疗	肾上腺素 0.5~1mg iv（必要时重复）
20%甘露醇 125~250 ml ivgtt q8h（必要时）	阿托品 0.5~1mg iv（必要时重复）
呋塞米 20 mg iv q6h	10%氯化钙 2.5~5ml iv 慢
20%清蛋白 50ml ivgtt q8h	利多卡因 1~1.5mg/kg iv
质子泵抑制剂 q6h	电除颤（必要时）
	心电图
	碳酸氢钠 100 ~ 150ml ivgtt（pH<7.2）

注：

1. 初期复苏主要任务是迅速有效地恢复生命器官的血液供应和供氧，建立有效的人工循环、保持呼吸道通畅，进行有效的人工呼吸和建立有效的人工循环。

2. 胸外心脏按压：按压频率至少 100 次/分。心脏按压：人工呼吸=30：2。

3. 电除颤能量：胸外除颤成人 200J，小儿 2J/kg；胸内除颤成人 20~80J，小儿 5~50J。

4. 维持血压使用去甲肾上腺素和多巴胺。

急性肾功能衰竭（少尿期）

长期医嘱	临时医嘱
急性肾功能衰竭常规护理	血、尿、便常规
流质饮食	肝、肾功能检查
特级护理	尿渗透压测定
病危	电解质测定
记每小时尿量	24 小时尿肌酐测定
记 24 小时出入量	血气分析
连续血液净化治疗	腹平片或腹部 B 超（必要时）
	心电图
	25%葡萄糖溶液 100 ml / 胰岛素 6U ivgtt
	10%葡萄糖酸钙 20 ml iv 慢
	5%碳酸氢钠 100 ml ivdrip

急性肾功能衰竭（多尿期）

长期医嘱	临时医嘱
急性肾功能衰竭常规护理	血、尿、便常规
流质饮食	肝、肾功能检查
一级护理	电解质测定
记每小时尿量	血气分析
记 24 小时出入量	尿渗透压测定
5%葡萄糖溶液 500 ml / 维生素 C 2.0g ivgtt qd	
10%葡萄糖溶液 1000 ml / 10%氯化钾溶液 15 ml ivgtt qd	

注：

1. 外科急性肾功能衰竭多与手术、创伤、休克、严重感染等疾病密切相关，及时治疗原发病非常重要。

2. 避免应用有肾功能损害的药物。

3. 严格记录出入量，少尿期每日补液量=显性失水+非显性失水-内生水；多尿期补液量以前 1 天尿量的 2/3 或 1/2 计算。

4. 无尿期达到透析指征时应及时进行血液净化治疗。

急性呼吸窘迫综合征

长期医嘱	临时医嘱
急性呼吸窘迫综合征常规护理	血、尿、便常规
鼻饲流质	肝、肾功能检查
特级护理	电解质测定
病危	血气分析
记每小时尿量	胸片
记 24 小时出入量	心电图
中心静脉导管护理	中心静脉穿刺术
气管插管护理	纤维支气管镜检查
呼吸机辅助呼吸	
预防呼吸机相关性肺炎 bundle	
保护性肺通气策略	
PiCCO 监测	
或 SWAN-GANZ 导管监测	
俯卧位通气（必要时）	

注：

1. 要注重对原发病的治疗，控制全身感染以及组织低灌注状态。

2. 积极补充血容量，维持组织灌注，但需要注意观察肺间质水肿有无加重，必要时可加用利尿剂，有条件者可放置 PiCCO 或 Swan-Ganz 导管监测血流动力学参数以指导治疗。

3. 机械通气，呼吸机模式采用压力控制，应用小潮气量（4~6ml/kg），并根据临床监测结果确定最佳呼气末正压（PEEP）。

4. 尽早开始营养支持，尽可能应用肠内营养。

（中山大学附属第一医院外科 ICU　陈敏英）
（中山大学附属第一医院胆胰外科　陈　伟）

十八、微创外科手术

胆囊结石、胆囊息肉

术前医嘱

长期医嘱	临时医嘱
按胆囊结石或胆囊息肉术前外科护理常规	血常规+血型
二级护理	尿常规
低脂普食	便常规
	血生化
	肝代谢组合、肝酶学组合
	出、凝血功能
	乙肝两对半
	肝炎系列
	梅毒二项
	Anti-HIV
	常规心电图检查
	全胸（心脏）正侧位片
	肝胆胰脾普通彩超检查

术后医嘱

长期医嘱	临时医嘱
按气管内麻醉下腹腔镜胆囊切除术后常规护理	乳酸钠林格注射液　500ml　ivgtt
一级护理	10%葡萄糖注射液　1000ml　ivgtt
禁食	
吸氧	
常规喷喉　bid	
雷尼替丁　0.15g　iv　bid	

注：

1. 预防性抗生素可选用一、二代头孢菌素。

2. 术后第1天或第2天肛门排气后可进食流质或半流质食物。

3. 处理并发症：术后若出现腹痛并低热者注意有无膈下积液或胆漏，有黄疸者注意有无胆道损伤或胆总管残余结石。

胆总管结石

术前医嘱

长期医嘱	临时医嘱
按胆总管结石术前外科常规护理	血常规+血型
二级护理	尿常规
低脂普食	便常规
	血生化
	肝代谢组合、肝酶学组合
	出、凝血功能
	乙肝两对半
	肝炎系列
	梅毒二项
	Anti-HIV
	常规心电图检查
	全胸（心脏）正侧位片
	肝胆胰脾普通彩超检查

术后医嘱

长期医嘱	临时医嘱
按气管内麻醉下腹腔镜胆囊切除、胆总管切开取石、T管引流术后常规护理	乳酸钠林格注射液 1000ml ivgtt 10%葡萄糖注射液 1000ml ivgtt
一级护理	
禁食	
吸氧	
常规喷喉 bid	
胃管接负压吸引	
尿管接袋	
腹腔引流管接负压吸引	
T管接袋	
记24小时出入量	
雷尼替丁 0.15g iv bid	

注：

1. 预防性抗生素可选用一、二代头孢菌素。

2. 术后肛门排气后可拔除胃管、进食流质或半流质食物。

3. 处理并发症：术后若出现腹痛并低热者注意有无膈下积液或胆漏，术后 11 天行 T 管造影了解有无胆总管残余结石。

慢性阑尾炎

术前医嘱

长期医嘱	临时医嘱
按慢性阑尾炎术前外科常规护理	血常规+血型
二级护理	尿常规
普食	便常规
	血生化
	肝代谢组合、肝酶学组合
	出、凝血功能
	乙肝两对半
	肝炎系列
	梅毒二项
	Anti-HIV
	常规心电图检查
	全胸（心脏）正侧位片
	阑尾钡剂造影

术后医嘱

长期医嘱	临时医嘱
按气管内麻醉下腹腔镜阑尾切除术后常规护理	乳酸钠林格注射液 500ml ivgtt
	10%葡萄糖注射液 1000ml ivgtt
一级护理	
禁食	
吸氧	
常规喷喉 bid	

注：

1. 预防性抗生素可选用一、二代头孢菌素。

2. 术后第1天或第2天肛门排气后可进食流质或半流质食物。

3. 处理并发症：术后仍有腹痛、发热、白细胞计数升高者，可行超声波检查了解有无右下腹炎性包块或脓肿形成，根据超声波结果予以相应处理。

结直肠癌

术前医嘱

长期医嘱	临时医嘱
按结直肠癌术前外科常规护理	血常规+血型
二级护理	尿常规
半流质饮食（术前 1 天流质饮食）	便常规
	血生化
	肝代谢组合、肝酶学组合
	出、凝血功能
	乙肝两对半
	肝炎系列
	胃肠肿瘤标志物
	Anti-HIV
	常规心电图检查
	全胸（心脏）正侧位片
	结肠镜检查
	钡灌肠检查
	肝胆胰脾普通彩超检查
	上下腹、盆腔 CT 平扫+增强
	卡那霉素 0.5g tid×1（术前 1 天始）
	甲硝唑 0.2g tid×1（术前 1 天始）
	和爽 1 包（加温水 2000 ml）po 术前当晚 8 时起

术后医嘱

长期医嘱	临时医嘱
按气管内麻醉下腹腔镜辅助下结直肠癌切除术后常规护理	乳酸钠林格注射液　1000ml　ivgtt
一级护理	10%葡萄糖注射液　1000ml　ivgtt
禁食	
吸氧	
常规喷喉　bid	
人工肛护理（造口手术者）	
胃管接负压吸引	
尿管接袋	
腹腔引流管接负压吸引	
记24小时出入量	

注：

1. 预防性抗生素可选用一、二代头孢菌素。

2. 术后肛门排气后可拔除胃管、进食流质或半流质食物。

3. 处理并发症：术后腹膜炎严重者应注意有无吻合口瘘的可能性。若证实为吻合口瘘，必要时开腹引流。若出现肠梗阻表现，应注意有无内疝形成可能，必要时再次手术。进行造口手术者应注意有无出现造口狭窄、回缩或缺血坏死等情况，并做相应处理。

食管裂孔疝、胃食管反流病

术前医嘱

长期医嘱	临时医嘱
按食管裂孔疝、胃食管反流病术前外科常规护理	血常规+血型
二级护理	尿常规
半流质饮食（术前 1 天流质饮食）	便常规
	血生化
	肝代谢组合、肝酶学组合
	出、凝血功能
	乙肝两对半
	肝炎系列
	梅毒二项
	Anti-HIV
	常规心电图检查
	全胸（心脏）正侧位片
	钡餐检查
	胃镜检查
	24 小时 pH 值检测
	食管下段括约肌测压

术后医嘱

长期医嘱	临时医嘱
按气管内麻醉下腹腔镜食管裂孔疝修补、胃底折迭术后常规护理	乳酸钠林格注射液　1000ml　ivgtt
一级护理	10%葡萄糖注射液　1000ml　ivgtt
禁食	24 小时 pH 值检测（术后 7 天）
吸氧	食管下段括约肌测压（术后 7 天）
常规喷喉　bid	
胃管接负压吸引	
尿管接袋	
记 24 小时出入量	

注：

1. 术后肛门排气后可拔除胃管，进食流质或半流质食物。

2. 处理并发症：术后仍有腹痛、发热、白细胞计数升高者，应口服水溶性造影剂以排除食管穿孔。术后出现吞咽困难者，应行钡餐检查了解梗阻部位及原因，复查食管下段括约肌测压以排除食管动力不良和胃底折迭过紧；可先行食管扩张术，若吞咽困难持续2个月以上，须考虑再次手术。

原发性免疫性血小板减少症（特发性血小板减少性紫癜）

术前医嘱

长期医嘱	临时医嘱
按特发性血小板减少性紫癜术前外科常规护理	血常规+血型
一级或二级护理	尿常规
普食	便常规
泼尼松 30~60 mg qd	血生化
法莫替丁 20mg bid	肝代谢组合、肝酶学组合
	出、凝血功能
	乙肝两对半
	肝炎系列
	梅毒二项
	Anti-HIV
	常规心电图检查
	全胸（心脏）正侧位片
	肝胆胰脾普通彩超检查
	血小板悬液 30 U ivgtt（血小板计数 $<30\times10^9$ 者，术前1天用）
	丙种球蛋白 0.4 g/kg 体重 ivgtt qd×5 天

术后医嘱

长期医嘱	临时医嘱
按气管内麻醉下腹腔镜辅助下脾切除术后常规护理	乳酸钠林格注射液　1000ml　ivgtt
一级护理	10%葡萄糖注射液　1000ml　ivgtt
禁食	生理盐水　100 ml / 氢化可的松　200~400 mg　ivgtt（术后1天）
吸氧	
常规喷喉　bid	
胃管接负压吸引	
尿管接袋	
腹腔引流管接负压吸引	
记24小时出入量	
泼尼松 30~60 mg qd　（术后2天起，逐渐减量）	
查血常规 qd	

注：

1. 术后肛门排气后可拔除胃管、进食流质或半流质食物。

2. 处理并发症：术后仍有腹痛、发热、白细胞计数升高者，可行B超检查了解有无脾窝积液或脓肿，必要时行B超引导下膈下置管引流。对术后血小板计数>600×10^9者，需给予口服抗凝药物。

3. 术后查血或引流液淀粉酶，如出现胰腺炎或胰腺损伤，进行相应治疗。

手汗症

术前医嘱

长期医嘱	临时医嘱
按手汗症术前外科常规护理	血常规+血型
二或三级护理	尿常规
普食	便常规
	血生化
	肝代谢组合、肝酶学组合
	出、凝血功能
	乙肝两对半
	肝炎系列
	梅毒二项
	Anti-HIV
	常规心电图检查
	全胸（心脏）正侧位片
	肺功能检查（年龄>50 岁者）

术后医嘱

长期医嘱	临时医嘱
按气管内麻醉下胸腔镜下胸交感神经切断术后常规护理	乳酸钠林格注射液　500ml　ivgtt
	10%葡萄糖注射液　1000ml　ivgtt
一级护理	
禁食	
吸氧	
常规喷喉　bid	
胸腔引流管接水封瓶闭式引流（必要时）	

注：

1. 术后第 1 天或第 2 天肛门排气后可进食流质或半流质食物。

2. 处理并发症：术后出现胸闷、胸痛或呼吸困难者须立即行胸片检查，如出现气胸表现者可行胸腔穿刺抽气。另外，应注意观察有无出现 Horner 综合征。

腹股沟疝

术前医嘱

长期医嘱	临时医嘱
按腹股沟疝术前外科常规护理	血常规+血型
二或三级护理	尿常规
普食	便常规
	血生化
	肝代谢组合、肝酶学组合
	凝血功能
	乙肝两对半
	肝炎系列
	梅毒二项
	Anti-HIV
	常规心电图检查
	全胸（心脏）正侧位片

术后医嘱

长期医嘱	临时医嘱
按气管内麻醉下腹腔镜腹股沟疝修补术后常规护理	乳酸钠林格注射液　500ml　ivgtt
	10%葡萄糖注射液　1000ml　ivgtt
一级护理	
禁食	
吸氧	
常规喷喉　bid	

注：

1. 术后第 1 天或第 2 天肛门排气后可进食流质或半流质食物。

2. 处理并发症：术后若出现腹股沟血肿或积液，可行穿刺抽液引流。进行经腹腔的腹腔镜腹股沟疝修补术（TAPP）术式者应注意有无出现肠梗阻表现，必要时再次手术解除梗阻。

（中山大学附属第一医院胆胰外科　郑朝旭）

ISBN 978-7-5679-0436-1

定价：34.00元